JN426668

Clinical Guide Book for Radiological technologist

방사선영상진단기술

「General Radiography」

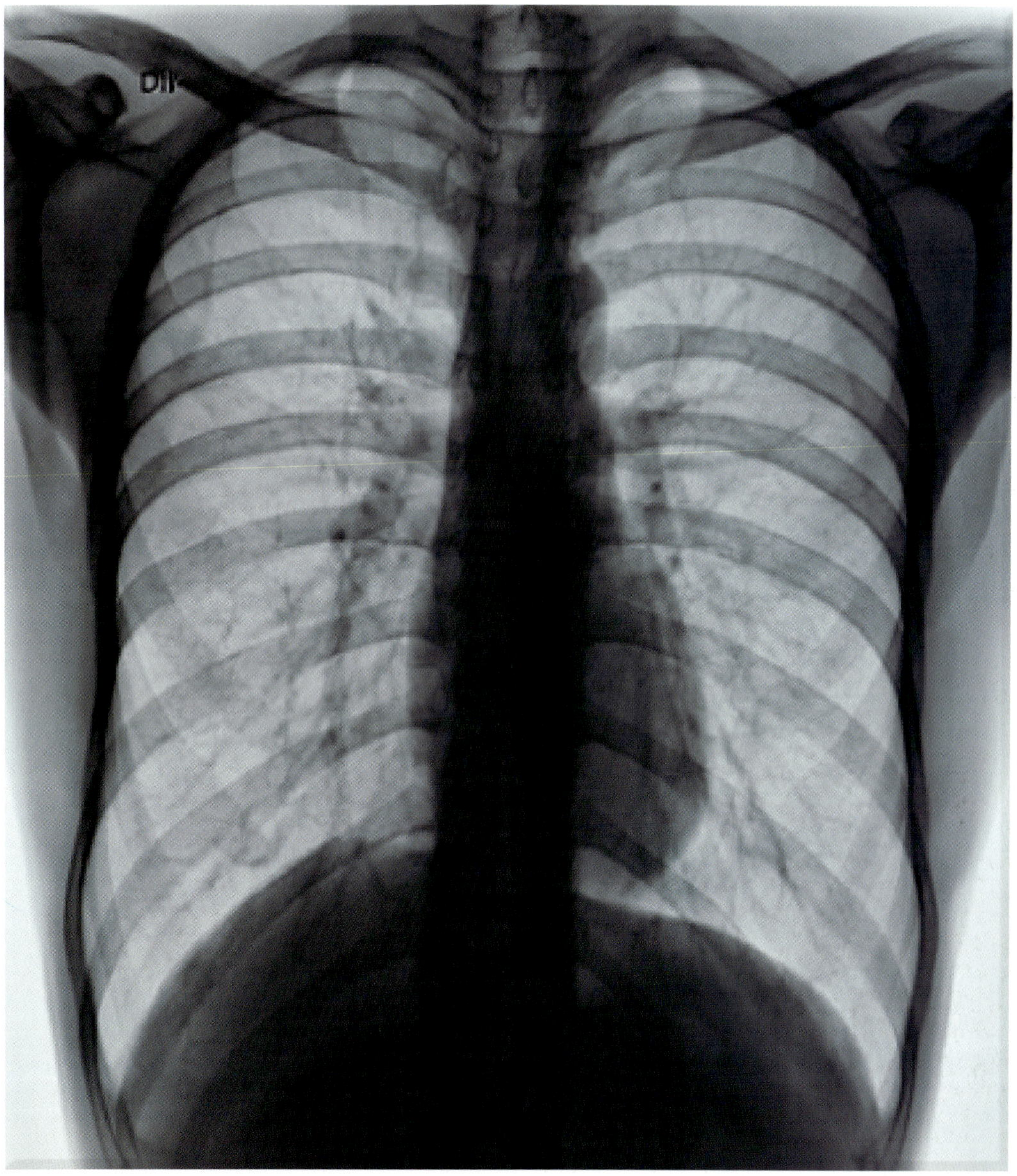

PREFACE

방사선을 이용한 의료영상은 반도체와 정보통신기술의 도움으로
디지털화 되었으며 최근에는 인공지능(AI)의 접목으로 급격히 변화하고 있다.
이러한 최신 기술들로 인해 짧은 시간에 고해상도의 영상과 기능적이고
생화학적인 정보까지 제공이 가능한 다양한 Fusion 영상장치가 개발되고
진단 및 치료가 가능하고 판독에 있어서도 인간의 한계를 뛰어넘고 있다.

이로 인해 X선을 이용하여 2차원영상을 획득하는 일반 X선촬영(General
Radiography)의 비중과 중요성이 감소하고 있는 실정이다. 하지만 경제적이고
신속하며 상대적으로 낮은 방사선 피폭으로 높은 정확도의 영상을 제공할 수 있다는
장점은 이를 대체할 다른 진단방법의 출현까지는 계속될 것으로 전망된다.
따라서 임상현장에서도 주요한 영상진단법으로 사용되고 있으며
방사선사 국가시험에서도 가장 높은 비중을 차지하고 있다.

이 교재는 일반 X선촬영 분야의 다양하고 우수한 저서들의 보완적인 수단으로
방사선사 국가시험을 준비하는 예비 방사선사와 임상현장에서 수월한 업무수행과
빠른 실무적응에 도움을 주고자 개발하였다.
좋은 교재를 개발하기 위하여 최선을 다하였지만 아직도 미흡함을 절감한다.
이러한 부분들은 여러 선배제현들의 지도편달을 받아 수정, 보완 해 나갈 것을 다짐하며,
부디 이 작은 책자가 많은 분들에게 작은 도움이라도 되기를 바란다.
끝으로 양서출간을 위해 물심양면으로 지원해 주신 청구문화사와
대구보건대학교 마이스터대학에 깊이 감사드린다.

2024년 초가을
의료융합방사선기술연구회 편집위원 일동

CONTENTS

I Introduction

1. 영상진단기술 관련 용어

인체 기준선

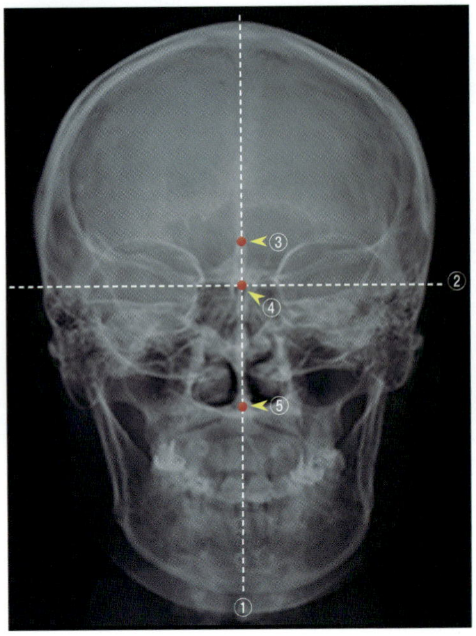

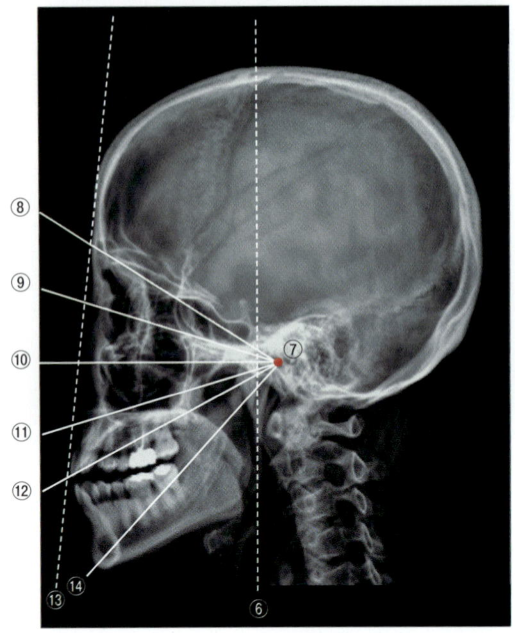

①	**정중시상면**	Mid-sagittal plane	MSP
②	**눈확사이선**	Interpupillary line	IPL
③	**눈썹활사이**	Glabella	
④	**코뿌리점**	Nasion	
⑤	**코끝점**	Acanthion	
⑥	**정중이마면**	Mid-coronal plane	MCP
⑦	**바깥귀길**	External acoustic meatus	EAM
⑧	**눈썹활귀구멍선**	Glabellomeatal line	GML > 8°
⑨	**눈확귀구멍선**	Orbitomeatal line	OML > 7°
⑩	**눈확아래귀구멍**	Infraorbitomeatal line	IOML
⑪	**코끝귀구멍선**	Acanthiomeatal line	AML
⑫	치아끝귀구멍선	Alveolarmeatal line	
	입술귀구멍선	Lips-meatal line	LML
⑬	**눈썹사이이틀선**	Glabelloalveolar line	GAL
⑭	턱끝귀구멍선	Mentomeatal line	MML

인체 표면 기준점

인체표면의 구조와 척추와의 관계

C1	꼭지돌기끝(Mastoid tip)	T9	칼돌기, 가로막 dome의 높이
C2-3	턱모서리점(Gonion)	L3	갈비뼈 하연
C7	솟을뼈(Prominens)	L3-4	배꼽(Umbilicus)의 높이
T1	복장뼈위패임의 약5cm 위 높이	L4-5	엉덩뼈능선 최상면의 높이
T2-3	복장뼈위패임, 어깨뼈위모서리 높이	S1-2	앞위엉덩가시뼈(ASIS)의 높이
T4-5	복장뼈각의 높이	Coccyx	두덩뼈 결합, 큰돌기의 높이

구분	분류	세부	
촬영 자세	선 자세(Erect position)	자연 선 자세(Fundamental standing 해부학적 선 자세(Anatomical standing position)	
	앉은 자세(Sitting position)		
	누운 자세 (Recumbent position)	바로 누운 자세(Supine position) 엎드린 자세(Prone position) 옆으로 누운 자세(Lateral recumbent position) 우측으로 누운 자세(Right recumbent position) 좌측으로 누운 자세(Left recumbent position)	
	사방향 자세 (Oblique position)	RAO 자세(Right anterior oblique position) LAO 자세(Left anterior oblique position) LPO 자세(Left posterior oblique position) RPO 자세(Right posterior oblique position)	
	Head down 자세 **Head up 자세**	**Trendelenburg**	바로 누운 자세에서 머리보다 발쪽을 더 높게 하는 자세
		Fowler	바로 누운 자세에서 머리보다 발쪽을 더 낮게 하는 자세
촬영 방향	정면촬영 (Frontal projection)	전후방향 촬영(AP(Anteroposterior) projection) 후전방향 촬영(PA(Posteroanterior) projection)	
	측방향 촬영 (Lateral projection)	좌측 측방향 촬영(Left lateral projection) 우측 측방향 촬영(Right lateral projection)	
	사방향 촬영 (Oblique projection)	우측 후전 사방향 촬영(Right PA oblique projection) 좌측 후전 사방향 촬영(Left PA oblique projection) 좌측 전후 사방향 촬영(Left AP oblique projection) 우측 전후 사방향 촬영(Right AP oblique projection)	
	수평방향 촬영 (Decubitus projection)	옆으로 누운 수평방향 촬영(Lateral decubitus projection) 바로 누운 수평방향 촬영(Dorsal decubitus projection) 엎드린 수평방향 촬영(Ventral decubitus projection)	
	접선방향 촬영 **(Tangential projection)**	**특정한 뼈 구조의 반측면상을 얻기 위하여 중심 X-선을 신체 표면에 입사시켜 겹침 없는 X-선상을 얻는 촬영법**	
	축방향 촬영 (Axial projection)	상・하 축방향 촬영(Supero-inferior axial projection) 하・상 축방향 촬영(Infero-superior axial projection) 반축방향 촬영(Semiaxial projection) 흉부 전후 축방향 촬영(Chest AP axial projection) : Lordotic position	

촬영 방향

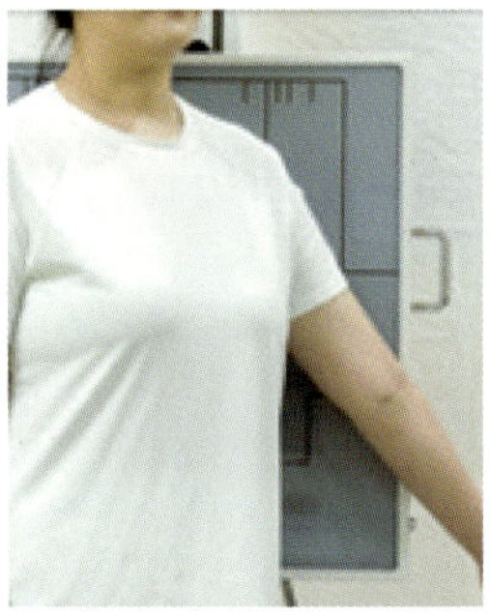	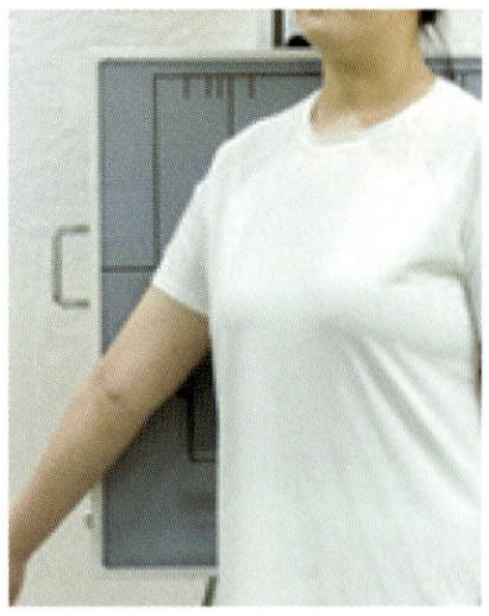	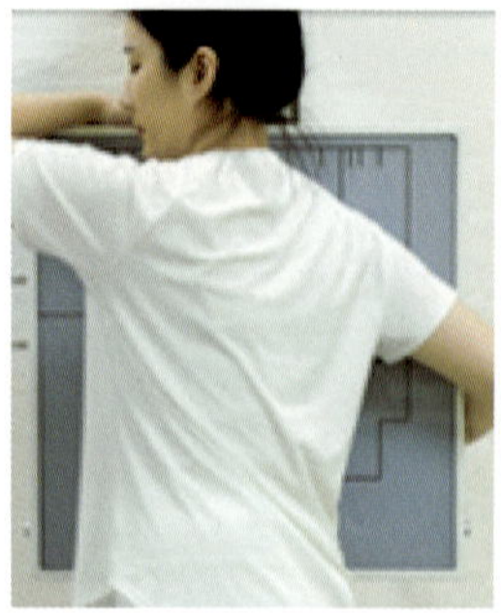	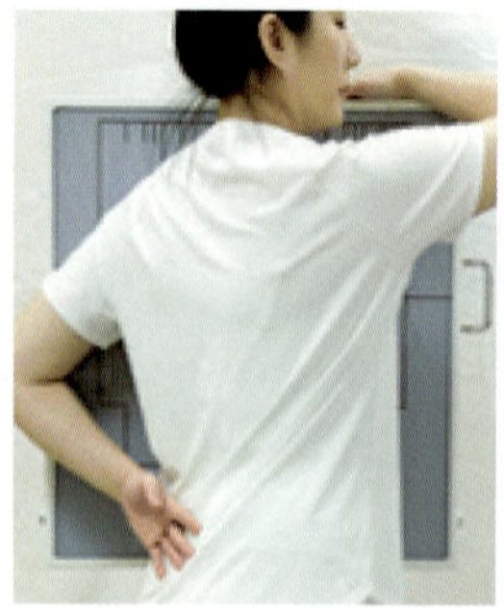
좌측전후사방향촬영 (LPO자세)	우측전후사방향촬영 (RPO자세)	우측후전사방향촬영 (RAO자세)	좌측후전사방향촬영 (LAO자세)

신체 운동

벌림(Abduction)	몸통에서 팔, 다리가 멀어지는 운동
모음(Adduction)	몸통으로 팔, 다리를 근접시키는 운동
폄(Extension)	관절 부위를 똑바로 펴는 운동
굽힘(Flexion)	관절의 각도를 작게하는 운동
엎침(Pronation)	손바닥이 아래 또는 뒤로 놓이게 손을 안으로 돌리는 운동
뒤침(Supination)	손바닥이 앞쪽 또는 위로 놓이게 손을 바깥쪽으로 돌리는 운동
가쪽번짐(Eversion)	발을 바깥쪽으로 비틀면서 돌리는 운동
안쪽번짐(Inversion)	발을 안쪽으로 비틀면서 돌리는 운동
가쪽돌림(Lateral rotation)	몸통에서 바깥쪽으로 돌리는 운동
안쪽돌림(Medial rotation)	몸통의 안쪽으로 돌리는 운동
올림(Elevation)	몸통에서 위쪽으로 올리는 운동
내림(Depression)	몸통에서 아래로 내리는 운동
자뼈굽힘(Ulnar flexion)	손목관절을 자뼈쪽으로 구부리는 운동
노뼈굽힘(Radial flexion)	손목관절을 노뼈쪽으로 구부리는 운동
자뼈편위(Ulnar deviation)	손바닥을 편채로 자뼈쪽으로 기울이는 운동
노뼈편위(Radial deviation)	손바닥을 편채로 노뼈쪽으로 기울이는 운동
등쪽굽힘(Dorsiflexion)	손등, 발등쪽으로 구부리는 운동
발바닥굽힘(Plantar flexion)	발바닥쪽으로 구부리는 운동

방사선 장애 방어

방사선 피폭선량 감소 노력(환자 및 종사자)

- 개인피폭선량계 착용
- 조사야의 최소화(조준기, 콘)
- 생식선 방어
- 재촬영률 감소
- 진단참고수준(DRL) 준수
- 적절한 방사선 방어용구 사용
  (납 앞치마, 납 고글, 이동식 납벽 등)
- 가임 여성의 임신 여부 확인(10day rule)
- X선 노출 조건의 최적화(ALARA)
- 고감도의 영상 수용체(IR) 사용

II Skull

1. 머리뼈(Skull)

수직 : ⊥ 평행 : =

1. 두개골 후전방향 촬영 Skull PA projection

목 적

- 머리뼈 및 얼굴뼈 골절, 바위능선, 볏돌기, PNS의 액체 저류, 머리덮개 뼈의 전벽과 측벽 관찰

자 세

- 엎드린 자세 또는 앉은 자세
- **IR 중심 : 코뿌리점(Nasion)**
- **정면 자세(True AP(PA) position) : MSP ⊥ IR OML ⊥ IR**

중 심 선

- **Nasion을 향해 – 수직 입사 : 이마뼈 검사**
  – 발쪽 15° 입사 : 일반적인 머리뼈 검사

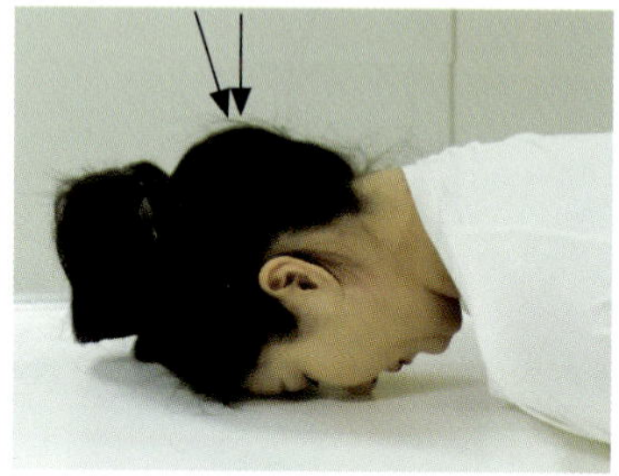

영상평가

- 전체 머리뼈가 포함되고 좌우대칭으로 관찰
- **수직 입사 : 이마뼈 관찰, 바위능선이 눈확과 겹쳐서 관찰**
- **발쪽 15° 입사 : 이마굴 관찰, 바위능선이 눈확 내 아래 1/3선에 위치**

* 발쪽 20~25° 입사 시 : 위눈확틈새 관찰 가능

* 발쪽 25~30° 입사 시 : 원형구멍 관찰 가능

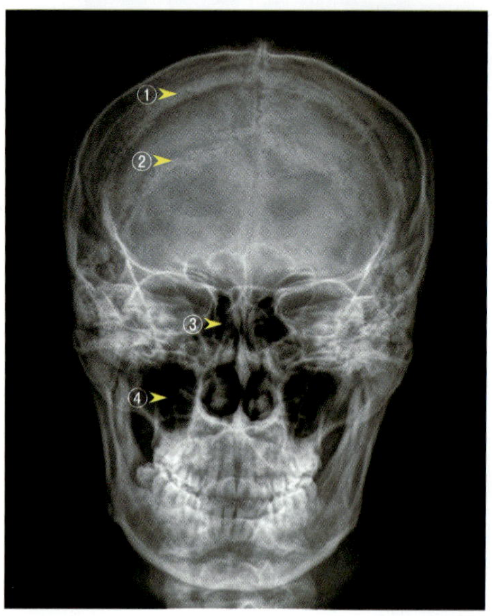

수직 입사

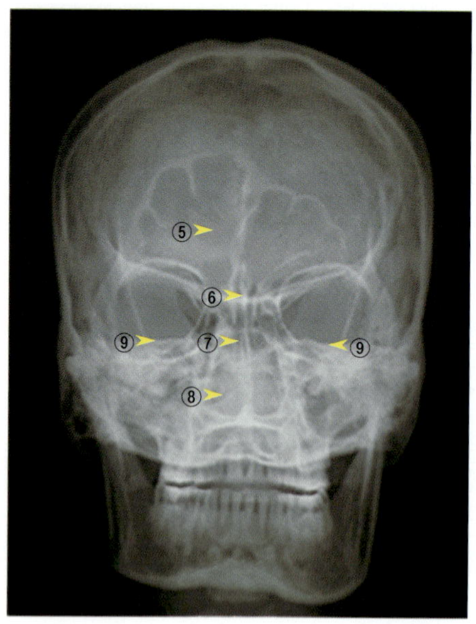

발쪽 15° 입사

① Coronal suture (관상봉합)	④ Maxillary sinus (위턱굴)	⑦ Nasal septum (코중격)
② Lamdoid suture (시옷봉합)	⑤ Frontal sinus (이마굴)	⑧ Nasal concha (코선반)
③ Ethmoid sinus (벌집굴)	⑥ Crista galli (볏돌기)	⑨ Petrous ridge (바위능선)

2. 두개골 전후방향 촬영 Skull AP projection

목 적

- 두개골 후전(축)방향 촬영과 동일

자 세

- 바로 누운 자세 또는 앉은 자세
- **IR 중심 : 눈썹사이(Glabella)**
- **정면 자세 : MSP ⊥ IR　OML ⊥ IR**

중심선

- Glabella를 향해 머리쪽 15° 입사(또는 수직 입사)

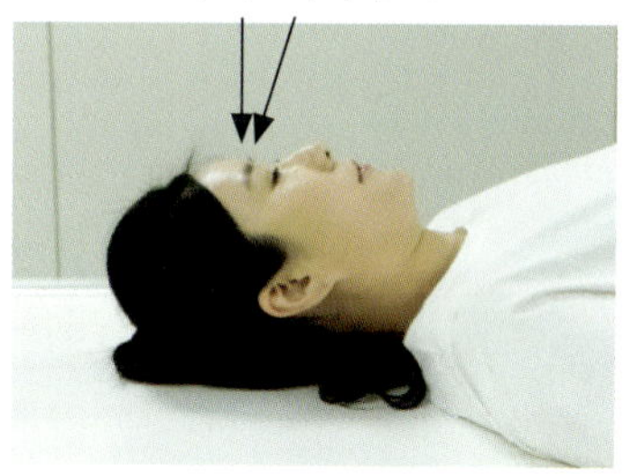

영상평가

- 전체 머리뼈가 포함되고 좌우대칭으로 관찰
- **수직 입사 : 바위능선이 눈확과 겹쳐 관찰**
- **머리쪽 15° 입사 : 바위능선이 눈확 내 아래 1/3선에 위치**
- **전후(AP) · 후전(PA)방향 영상 비교**

구분	AP 영상	PA 영상
☑ 눈확 크기	⇑	⇓
☑ 아래턱뼈 크기	⇑	⇓
☑ 관상봉합-시옷봉합의 간격	⇑	⇓

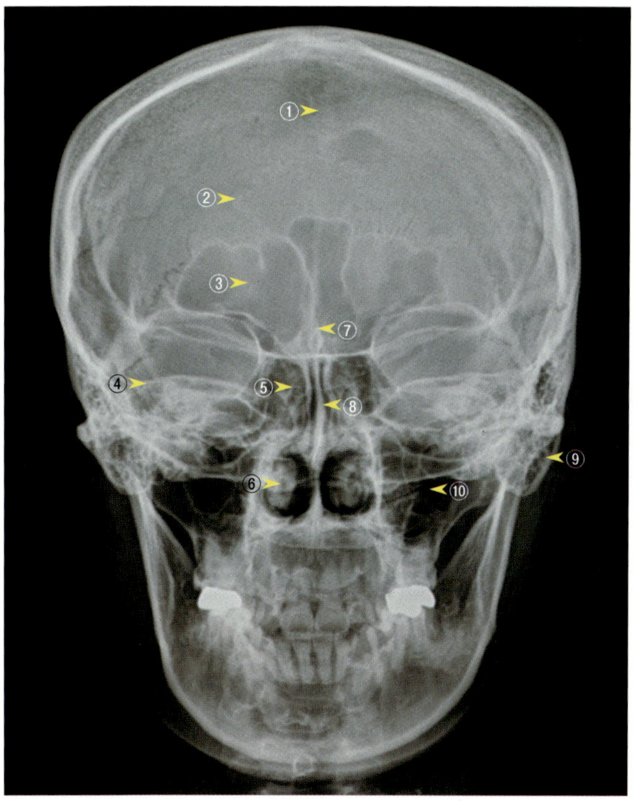

머리쪽 15° 입사

① Sagittal suture (시상봉합)

② Lamdoid suture (시옷봉합)

③ Frontal sinus (이마굴)

④ Petrous ridge (바위능선)

⑤ Ethmoid sinus (벌집굴)

⑥ Nasal concha (코선반)

⑦ Crista galli (볏돌기)

⑧ Nasal septum (코중격)

⑨ Mastoid air cell (꼭지벌집)

⑩ Maxillary sinus (위턱굴)

3. 두개골 측방향 촬영 Skull lateral projection

목 적

- 외상성 관자뼈 골절, 두개봉합의 분리, 안장의 변화, 석회화 등 병변의 유무 관찰

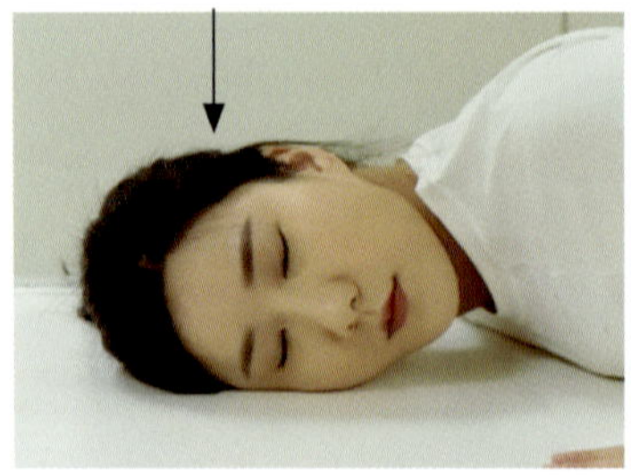

자 세

- 반 엎드린 자세 또는 앉은 자세
- **IR 중심 : 바깥귀길(EAM)**
- **정측면 자세(True lateral position)**
  : MSP = IR IOML = IR IPL = IR

중 심 선

- **EAM 위 5cm 지점을 향해 수직 입사**

영상평가

- 전체 머리뼈 포함
- **안장, 앞침대돌기, 뒤침대돌기, 안장등, 나비뼈날개 관찰**
- **양측의 턱뼈가지, 눈확위벽, 꼭지돌기, 바깥귀길, 턱관절은 겹쳐서 관찰**
- **안장은 회전되지 않고 관찰**

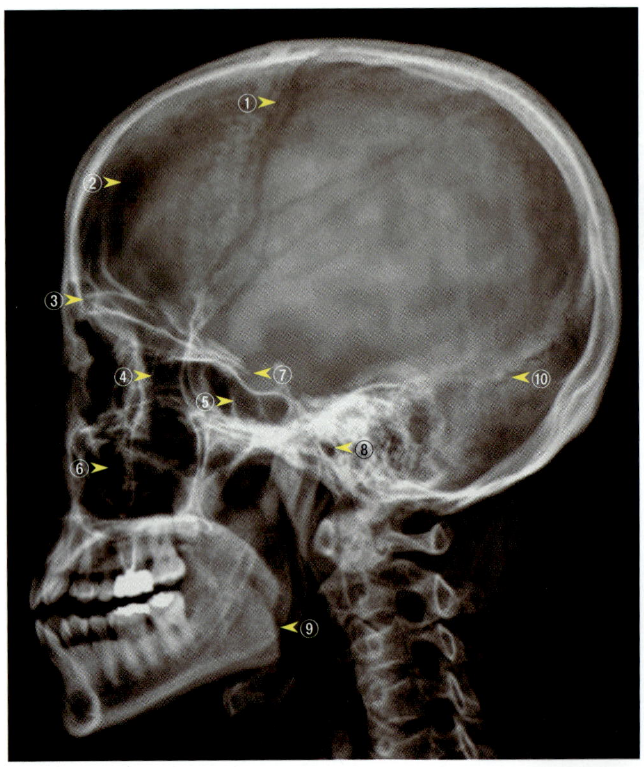

① Coronal suture (관상봉합)
② Frontal bone (이마뼈)
③ Frontal sinus (이마굴)
④ Ethmoid sinus (벌집굴)
⑤ Sphenoid sinus (나비굴)
⑥ Maxillary sinus (위턱굴)
⑦ Sella turcica (안장)
⑧ Extra auditory meatus (EAM, 바깥귀길)
⑨ Mandiblar angle (아래턱뼈각)
⑩ Lambdoid suture (시옷봉합)

MEMO

4. 두개골 전후축방향 촬영 Skull AP axial projection Towne법

목 적	• 외상성 머리뼈(뒤통수뼈) 골절, 바위능선 관찰 • 큰구멍 안에 안장등, 안장, 뒤침대돌기 관찰
자 세	• 바로 누운 자세 또는 앉은 자세 • **IR 중심 : 양쪽 바깥귀구멍 중심** • MSP ⊥ IR OML ⊥ IR
중 심 선	• **양쪽 바깥귀구멍 중심을 통해 발쪽 30° 입사** (IOML ⊥ IR 일 때는 발쪽 37° 입사 가능)
영상평가	• **큰구멍 안에 안장등, 뒤침대돌기 관찰** • **바위능선, 뒤통수뼈가 대칭적으로 관찰** * 발쪽 23° 입사 : 뒤통수뼈를 통해 안장등, 앞침대돌기 관찰 가능 * 발쪽 40~60° 입사 : 뒤통수뼈를 통해 큰구멍, 목정맥구멍 관찰 가능

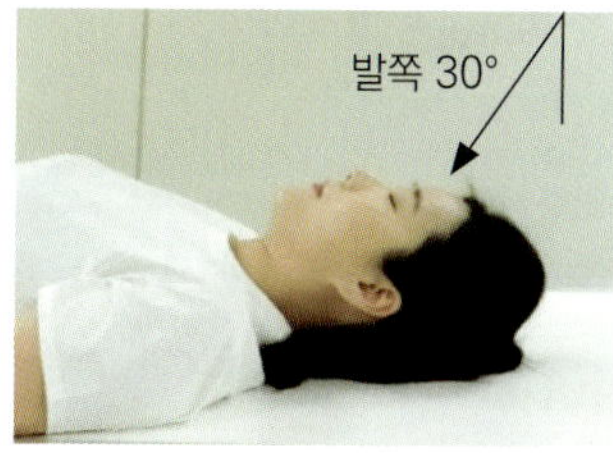

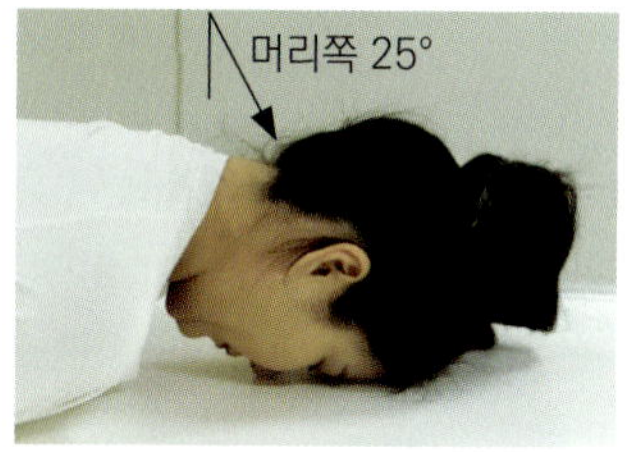

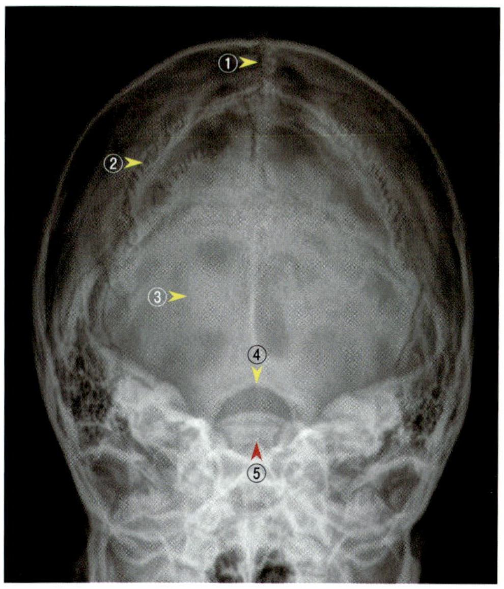

Towne법

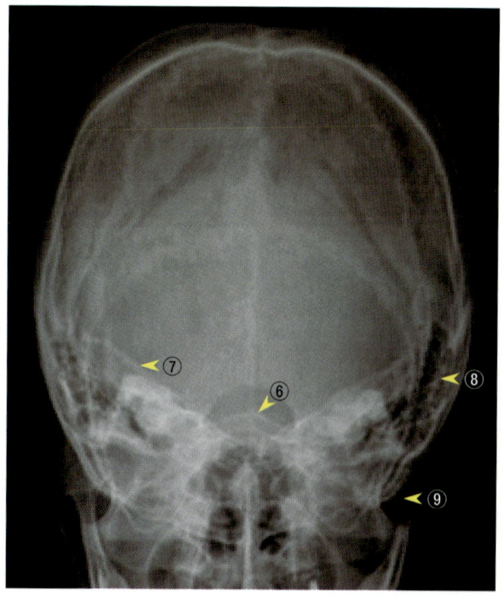

Haas법

① Sagittal suture (시상봉합)	④ Magnum foramen (큰구멍)	⑦ Petrous ridge (바위능선)
② Lamdoid suture (시옷봉합)	⑤ Dorsum sellae (안장등)	⑧ Ethmoid sinus (꼭지벌집)
③ Occipital bone (뒤통수뼈)	⑥ Posterior clinoid process (뒤침대돌기)	⑨ Condylar process (관절돌기)

5. 두개골 후전축방향 촬영 Skull PA axial projection Haas법

자 세	• 엎드린 자세 또는 앉은 자세 • **IR 중심 : Nasion 위 4 cm 지점** • MSP ⊥ IR OML ⊥ IR
중 심 선	• **뒤통수점(Inion) 아래 4 cm 지점에 머리쪽 25° 입사**
영상평가	• **비만 환자, 바로 누운 자세 유지가 어려운 환자에게 적용**

6. 두개골 하악두정방향 촬영
Skull submentovertical(SMV) projection   Skull base Schüller법

목 적

- 바위모뿔, 꼭지돌기, 이관, 타원구멍, 가시구멍, 나비굴, 뒤벌집굴, 아래턱뼈 치아돌기 관찰

자 세

- 바로 누운 자세 또는 앉은 자세
- IOML = IR MSP ⊥ IR
- 두정-하악방향 검사도 가능
- 외상성 목뼈 골절이나 아탈구 환자에 적용 불가

중심선

- **IOML에 대해 수직으로 안장을 향해 입사**
  (= 양 하악각 사이 MSP로 입사, EAM 전방 2 cm 지점 통과)

영상평가

- 광대활, 아래턱뼈관절돌기, 바위능선이 좌우대칭
- 타원구멍, 목정맥구멍, 가시구멍, 위턱굴, 나비굴, 벌집굴, 꼭지벌집 관찰(이마굴 관찰 X)
- 아래턱뼈관절돌기는 바위부 앞에서 관찰

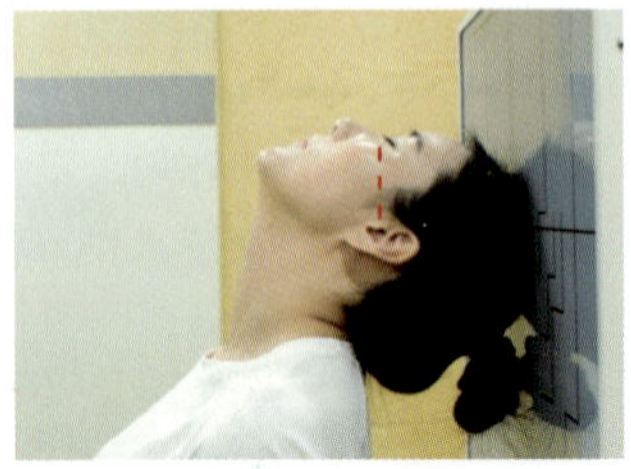

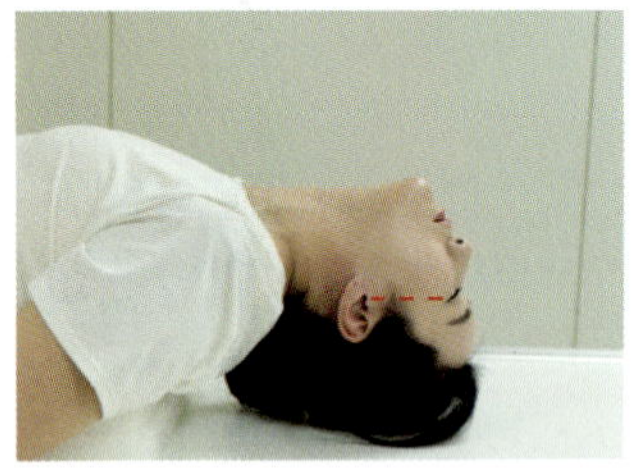

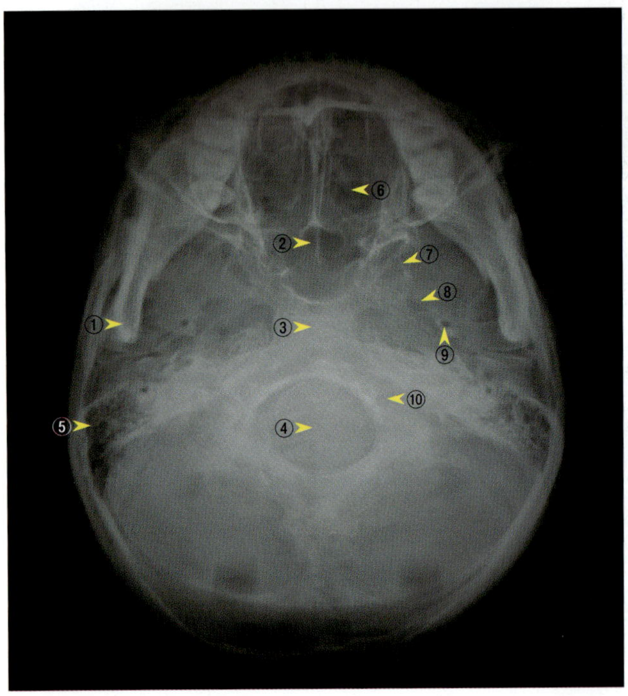

① Condylar process (관절돌기)
② Sphenoid sinus (나비굴)
③ Clivus (비스듬틀)
④ Magnum foramen (큰구멍)
⑤ Mastoid air cell (꼭지벌집)
⑥ Ethmoid sinus (벌집굴)
⑦ Rotundum foramen (원구멍)
⑧ Ovale foramen (타원구멍)
⑨ Spinosum foramen (가시구멍)
⑩ Jugular foramen (목정맥구멍)

MEMO

2. 안장(Sella turcica)

수직 : ⊥ 평행 : =

1. 안장 전후축방향 촬영 Sella turcica AP axial projection

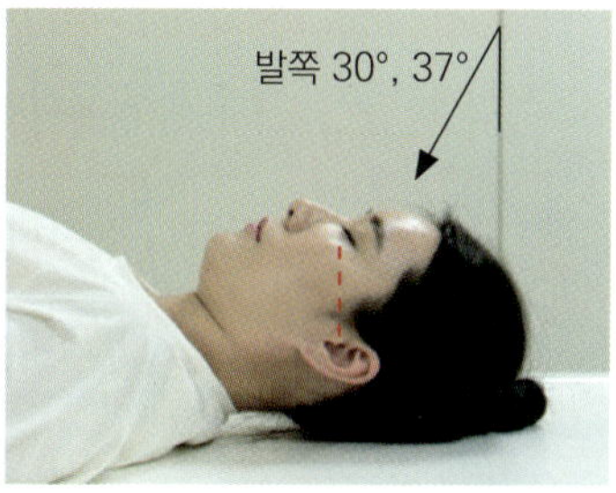

목 적	• 안장등, 앞·뒤침대돌기, 큰구멍, 뒤통수뼈 관찰 • 뇌하수체 및 시상의 종양, 뇌압항진, 안장 계측 및 석회화
자 세	• 바로 누운 자세 또는 앉은 자세 • 정중시상면을 IR면 중심선과 일치 • IR 중심 : 교합선(Occlusal line) • **MSP ⊥ IR IOML ⊥ IR**
중 심 선	• 양 EAM 중심을 향해 교합선 아래점을 따라 **발쪽 30~37° 입사**
영상평가	• **발쪽 30° 입사 : 큰구멍 바로 위에 뒤통수뼈를 통해 안장등, 바위능선, 앞침대돌기 관찰 (=OML에 23°)** • **발쪽 37° 입사 : 큰구멍 안에 안장등, 뒤침대돌기가 관찰(=OML에 30°)**

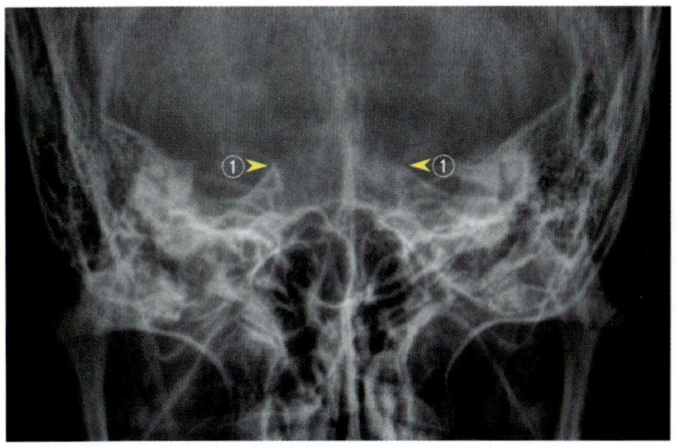

발쪽 30° 입사

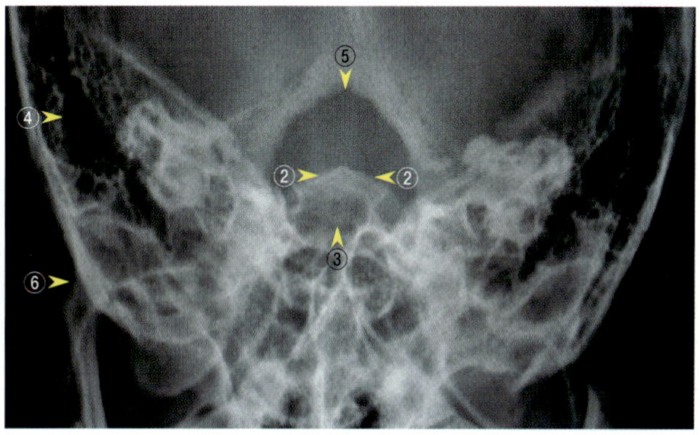

발쪽 37° 입사

① Anterior clinoid process (앞침대돌기)	④ Mastoid air cell (꼭지벌집)
② Posterior clinoid process (뒤침대돌기)	⑤ Magnum foramen (큰구멍)
③ Dorsum sellae (안장등)	⑥ Condylar process (관절돌기)

MEMO

2. 안장 측방향 촬영 Sella turcica lateral projection

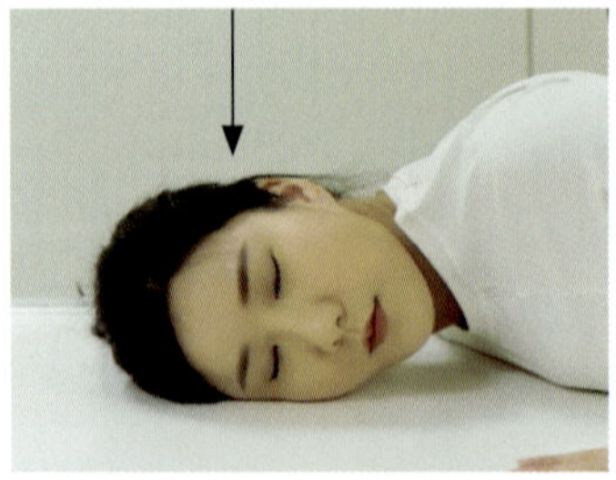

목 적	• 안장, 안장등, 앞·뒤침대돌기, 나비굴, 바위능선의 측방향 영상
자 세	• 반 엎드린 자세 또는 앉은 자세 • IR 중심 : 안장(EAM 앞으로 2 cm, 위로 2 cm 지점) • 정측면 자세 : MSP = IR IOML = IR IPL ⊥ IR
중심선	• EAM 앞 2 cm, 위 2 cm 지점을 향해 수직 입사
영상평가	• 안장이 회전되지 않고 관찰 • 좌·우 앞침대돌기가 겹치고 뒤침대돌기도 중복되어 관찰

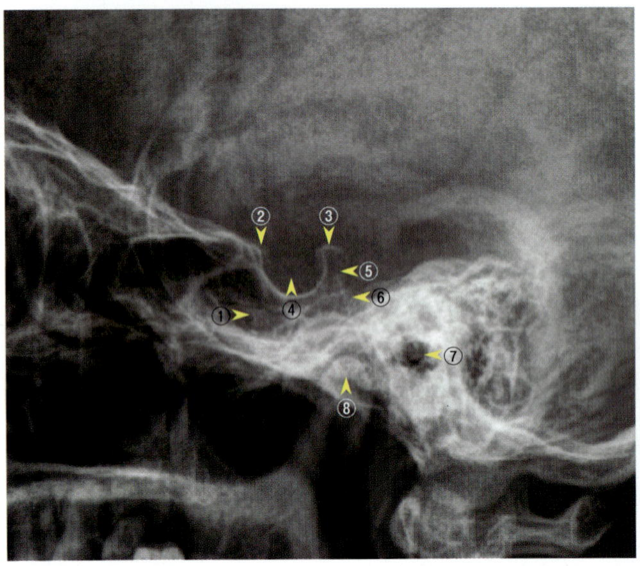

① Sphenoid sinus (나비굴)

② Anterior clinoid process (앞침대돌기)

③ Posterior clinoid process (뒤침대돌기)

④ Sella turcica (안장)

⑤ Dorsum sellae (안장등)

⑥ Clivus (비스듬틀)

⑦ Extra auditory meatus (EAM, 바깥귀길)

⑧ Condylar process (관절돌기)

MEMO

3. 눈확(Orbit)

수직 : ⊥ 평행 : =

1. 눈확 후전방향 촬영 Orbit PA projection

목 적

- 눈확의 골절, 이물질 유무, 염증, 종양 등에 의한 눈확주위, 위눈확틈새, 이마굴, 위턱굴 등의 병변 관찰

자 세

- 엎드린 자세 또는 앉은 자세
- **MSP⊥IR OML과 IR이 37° 되는 자세**
- **IR 중심 : 코뿌리점(Nasion)**

* PNS Waters법 : IR 중심이 코끝점(Acanthion)

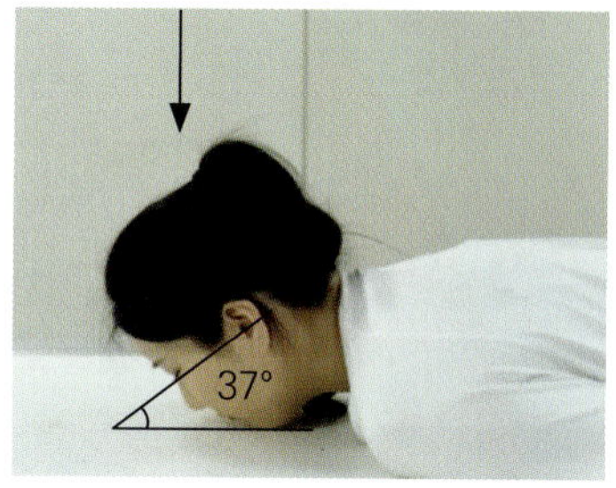

중 심 선

- **Nasion을 향해 수직 입사**

영상평가

- **눈확아래모서리에 바위모뿔 위모서리가 중복되지 않고 눈확이 관찰**
- 눈확뼈 : Frontal, Ethmoid, Sphenoid, Lacrimal, Palatine, Maxillary, Zygomatic bone(7개)

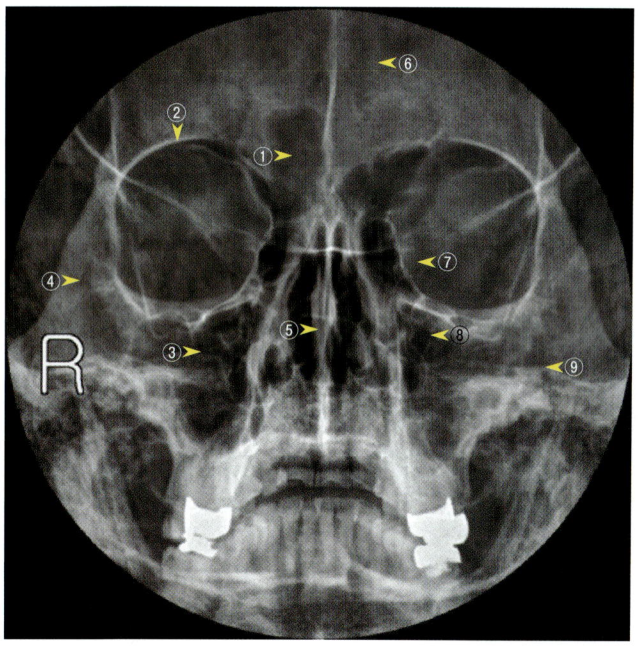

① Frontal sinus (이마굴)

② Orbit (눈확)

③ Maxillary sinus (위턱굴)

④ Zygomatic bone (광대뼈)

⑤ Nasal septum (코중격)

⑥ Frontal bone (이마뼈)

⑦ Superior orbital fissure (위눈확틈새)

⑧ Rotundum foramen (원형구멍)

⑨ Petrous ridge (바위능선)

MEMO

2. 눈확 측방향 촬영 Orbit lateral projection

목 적	• 눈확의 골절, 이물질 유무, 이마굴, 위턱굴 등의 병변 관찰
자 세	• 반 엎드린 자세 또는 앉은 자세 • **정측면 자세 : MSP = IR IOML = IR IPL ⊥ IR** • **IR 중심 : 가쪽 눈구석(Outer canthus)**
중 심 선	• 검사 반대 측 가쪽 눈구석으로 IR면에 대해 수직 입사
영상평가	• 눈확 위·아래모서리가 선명하게 관찰 • 눈확, 눈확주변을 잘 관찰할 수 있는 **Skull LAT 보다 낮은 검사 조건(50~60 kVp 정도)**

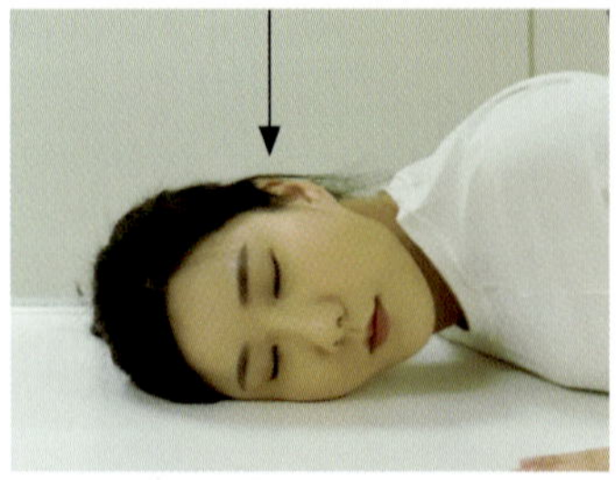

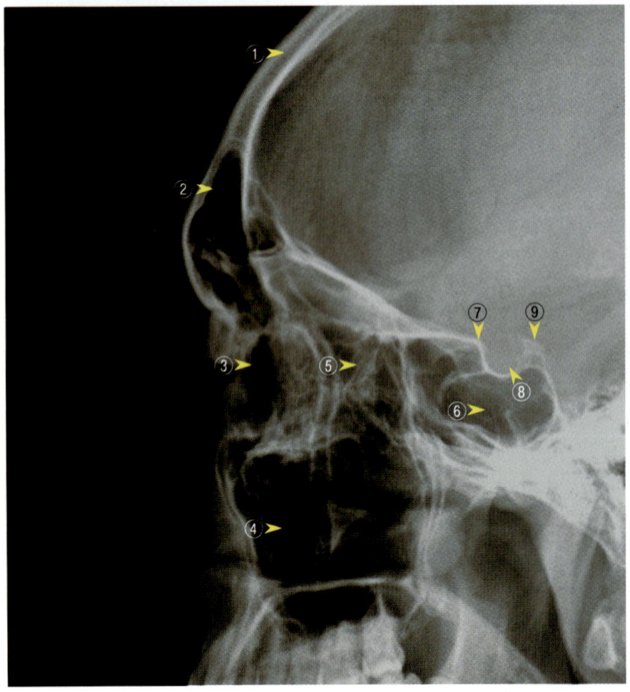

① Frontal bone (이마뼈)

② Frontal sinus (이마굴)

③ Orbit (눈확)

④ Maxillary sinus (위턱굴)

⑤ Ethmoid sinus (벌집굴)

⑥ Sphenoid sinus (나비굴)

⑦ Anterior clinoid process (앞침대돌기)

⑧ Sella turcica (안장)

⑨ Posterior clinoid process (뒤침대돌기)

MEMO

3. 시신경구멍 두정안와 사방향 촬영
Optic foramen parieto-orbital oblique projection Rhese법

목 적	• 외상성, 종양 등에 의한 시신경구멍의 병변 관찰 목적
자 세	• 엎드린 자세 또는 앉은 자세 • 검사 측으로 머리를 돌려 MSP와 IR이 53° • AML ⊥ IR • IR 중심 : 검사 측 눈확 중앙
중 심 선	• 검사 측 눈확 중앙을 향해 수직 입사
영상평가	• 시신경구멍 : 안와를 사등분한 외측하단에서 관찰 • 시신경구멍 측방변위 : 머리 회전각(53°)의 오류로 발생 • 시신경구멍 종축변위 : AML이 수직이 되지 않은 경우 • 눈의 피폭 경감을 위해 권고되는 방법

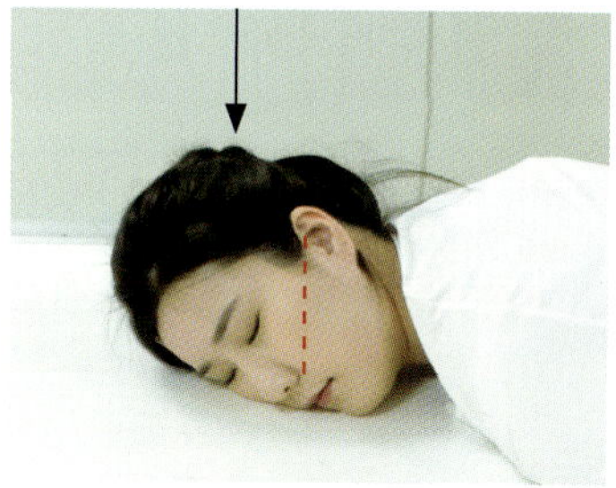

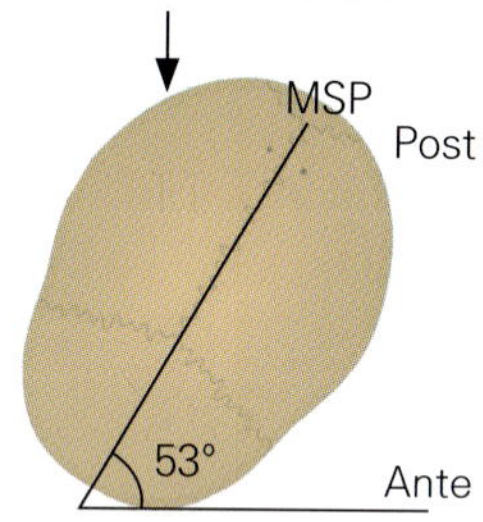

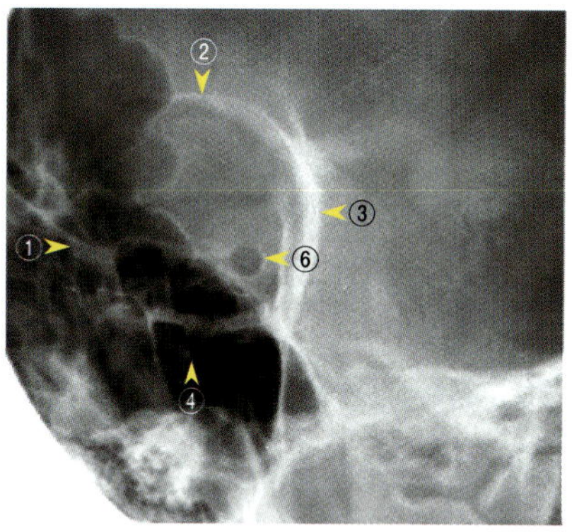

두정안와사방향

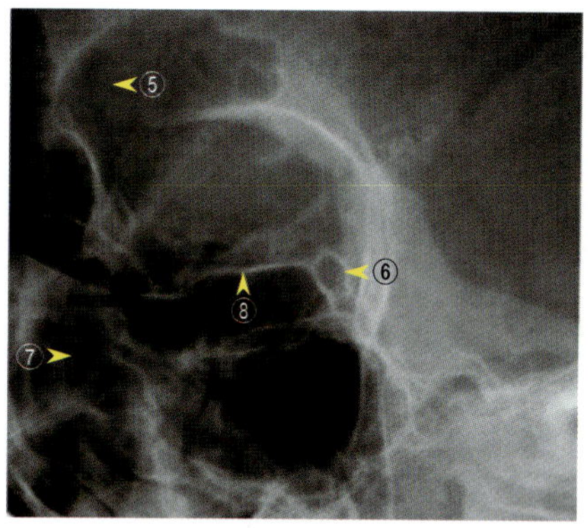

안와두정사방향

① Medial orbital margin (눈확 안쪽 모서리)	⑤ Frontal sinus (이마굴)
② Superior orbital margin (눈확 위 모서리)	⑥ Optic foramen (시신경구멍)
③ Lateral orbital margin (눈확 가쪽 모서리)	⑦ Ethmoid sinus (벌집굴)
④ Inferior orbital margin (눈확 아래 모서리)	⑧ Lesser sphenoid wing (나비뼈 작은날개)

4. 시신경구멍 안와두정사방향 촬영
Optic foramen orbito-parietal oblique projection Rhese법

자 세	• 바로 누운 자세 또는 앉은 자세 • 검사 반대 측으로 머리를 돌려 MSP와 IR이 53° • AML ⊥ IR • IR 중심 : 검사 측 눈확 중앙 • 그 외는 "시신경구멍 두정안와 사방향 촬영"과 동일

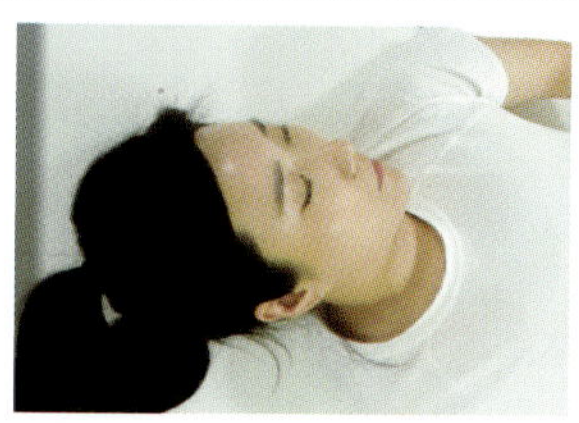

4. 얼굴뼈(Facial bones)

수직 : ⊥ 평행 : =

1. 얼굴뼈 측방향 촬영 Facial bones lateral projection

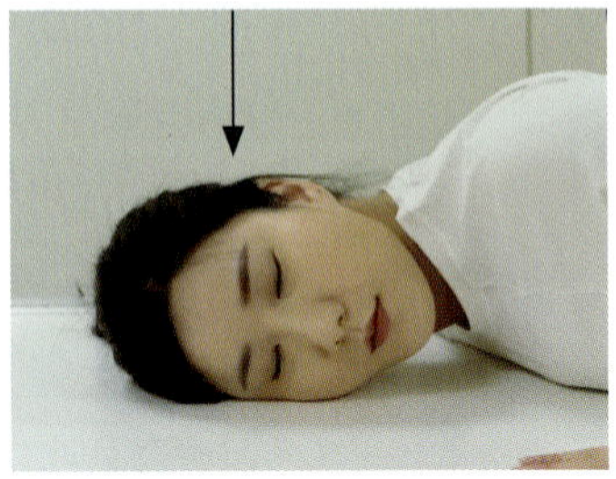

목 적	• 외상성 골절, 나비뼈큰날개, 광대뼈, 아래턱뼈, 염증, 종양 등에 의한 얼굴뼈 병변 관찰
자 세	• 반 엎드린 자세 또는 앉은 자세 • **IR 중심 : 검사 측 광대뼈** • **정측면 자세 :** MSP = IR IOML = IR IPL ⊥ IR
중 심 선	• 검사 반대 측 광대뼈 중심을 향해 수직으로 입사
영상평가	• 광대뼈를 중심으로 얼굴뼈 전체가 포함 • 양측 턱뼈가지, 양측 눈확위벽이 중복, 안장은 회전되지 않고 중복(겹침)되어 관찰

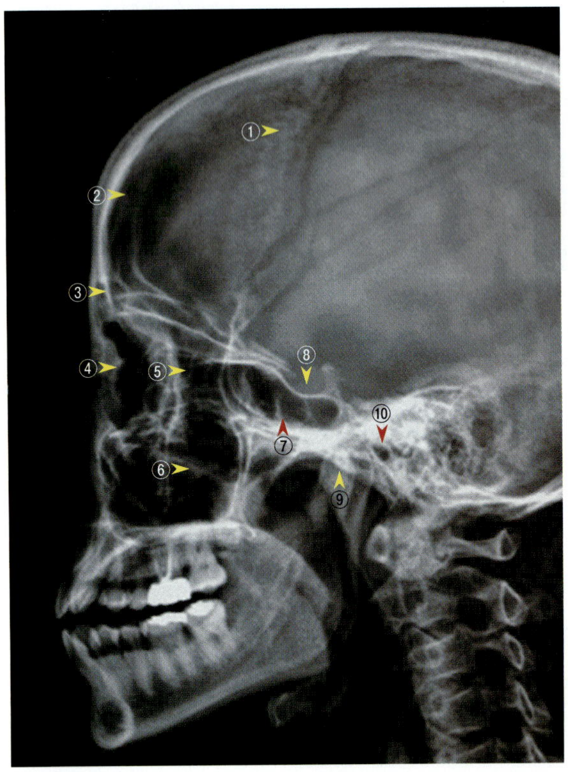

① Coronal suture (관상봉합)
② Frontal bone (이마뼈)
③ Frontal sinus (이마굴)
④ Orbit (눈확)
⑤ Ethmoid sinus (벌집굴)
⑥ Maxillary sinus (위턱굴)
⑦ Sphenoid sinus (나비굴)
⑧ Sella turcica (안장)
⑨ Condylar process (관절돌기)
⑩ Extra auditory meatus (EAM, 바깥귀길)

MEMO

2. 얼굴뼈 두정비극방향 촬영
Facial bones parietoacanthial projection   Facial bones Waters법

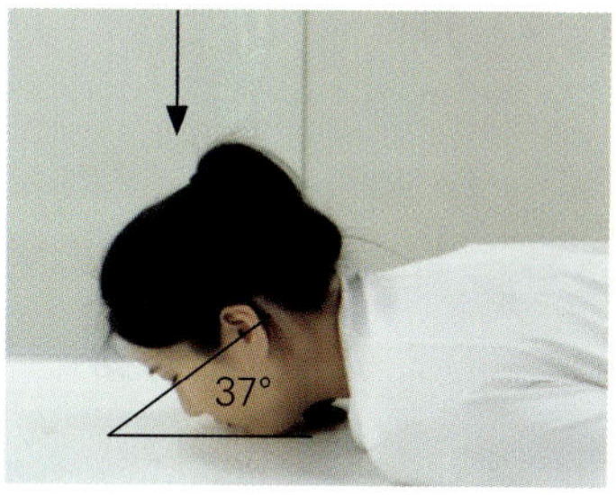

목 적	• **외상성 눈확아래, 코중격, 광대활의 골절 및 변위, 염증 등에 의한 얼굴뼈 변형 관찰**
자 세	• 엎드린 자세 또는 앉은 자세 • **IR 중심 : 코끝점(Acanthion)** • **MSP⊥IR OML과 IR이 37° 되는 자세**
중심선	• Acanthion을 향해 수직 입사
영상평가	• 머리뼈 좌우대칭으로 관찰 • 얼굴뼈 전체(머리뼈 바깥 부분과 아래턱뼈까지)가 영상에 포함 • 양측 눈확, 위턱뼈, 광대뼈가 선명하게 관찰(Cone사용 X) • 바위능선이 위턱굴 바로 아래에서 관찰되어야 됨

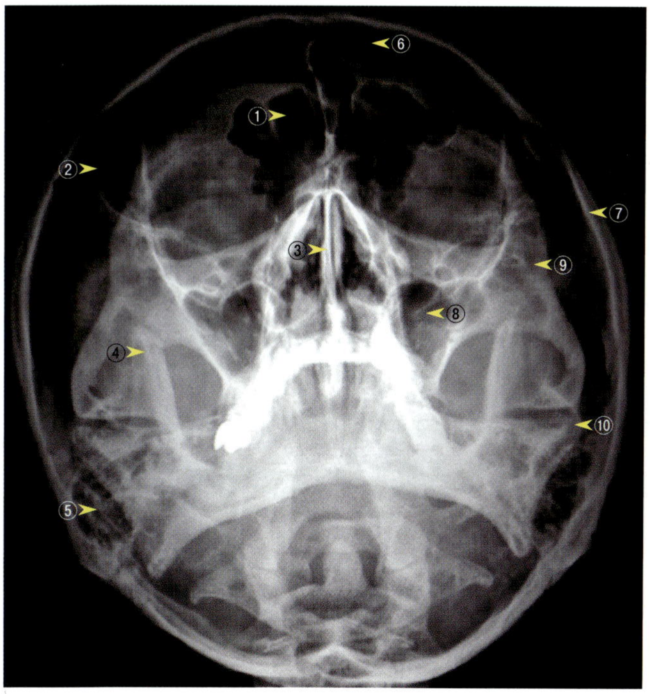

① Frontal sinus (이마굴)
② Orbit (눈확, 안와)
③ Nasal septum (코중격)
④ Coronoid process (갈고리돌기)
⑤ Mastoid air cell (꼭지벌집)
⑥ Frontal bone (이마뼈)
⑦ Parietal bone (마루뼈)
⑧ Maxillary sinus (위턱굴)
⑨ Zygomatic bone (광대뼈)
⑩ Condylar process (관절돌기)

MEMO

3. 얼굴뼈 후전축방향 촬영 Facial bones PA axial projection — Facial bones Caldwell법

목 적	• 외상성 골절, 눈확가장자리, 광대뼈, 코중격, 앞코뼈가시 등 얼굴뼈 병변 관찰
자 세	• 엎드린 자세 또는 앉은 자세 • **IR 중심 : 코뿌리점(Nasion)** • **MSP ⊥ IR OML ⊥ IR**
중심선	• **Nasion을 향해** **– 전체 얼굴뼈 검사 : 발쪽 15° 입사** **– 눈확바닥 검사 : 발쪽 30° 입사**
영상평가	• 얼굴뼈 회전이 없고 바깥 눈확가장자리까지 영상에 포함 • **발쪽 15° 입사 : 눈확음영의 아래 1/3선에 바위능선이 관찰** • 위턱뼈와 눈확바닥이 잘 관찰되는 노출 조건 적용

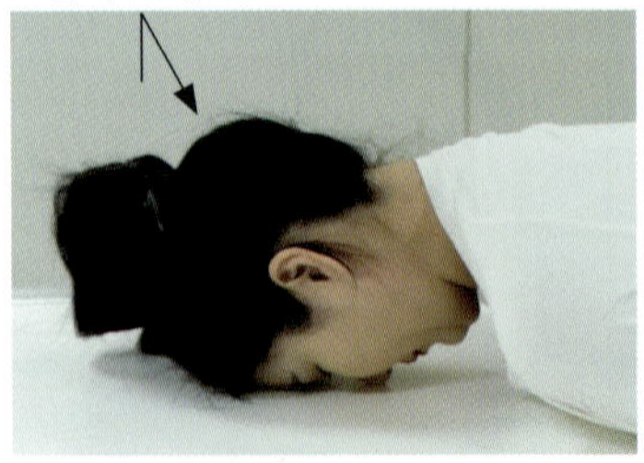

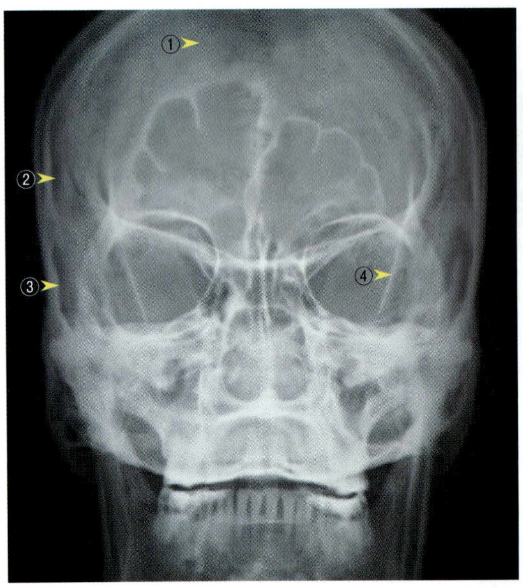

발쪽 15° 입사

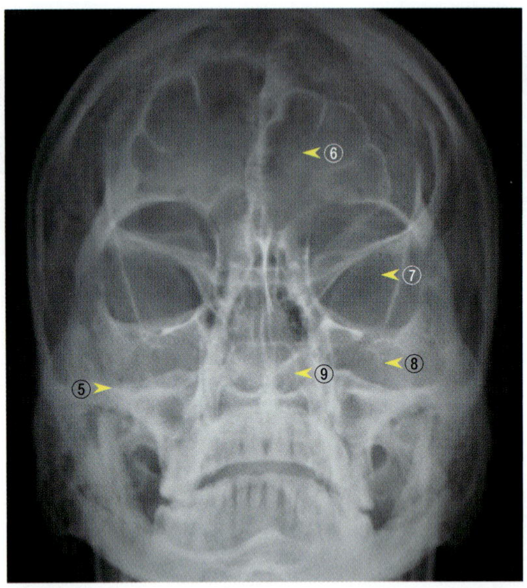

발쪽 30° 입사

① Frontal bone (이마뼈)	④ Innominate line (무명선)	⑦ Orbit (눈확, 안와)
② Parietal bone (마루뼈)	⑤ Petrous ridge (바위능선)	⑧ Maxillary sinus (위턱굴)
③ Zygomatic bone (광대뼈)	⑥ Frontal sinus (이마굴)	⑨ Nasal concha (코선반)

MEMO

5. 코뼈(Nasal bone)

수직 : ⊥ 평행 : =

1. 코뼈 측방향 촬영 Nasal bone lateral projection

목 적	• 코뼈의 외상성 골절, 상·하 변위 유무
자 세	• 반 엎드린 자세 또는 앉은 자세 • 검사 반대 측으로 머리를 돌려 검사 측 관자뼈를 IR면에 붙임 • **IR 중심 : 코뿌리점(Nasion) 아래 1~2 cm 지점** • **정측면 자세 : MSP = IR IOML = IR IPL ⊥ IR**
중심선	• **Nasion 아래 1~2 cm 지점을 향해 수직 입사**
영상평가	• 눈썹활사이에서 코끝점까지 영상에 포함되고 **코뼈와 연부 조직이 선명한 영상** • **Non-grid, 저관전압(45~50 kV), 소초점 적용** • **근거리촬영, Cone 사용, 양측 검사(비교)** • 좁은 조사야(코뼈 가장자리에서 5 cm 범위)

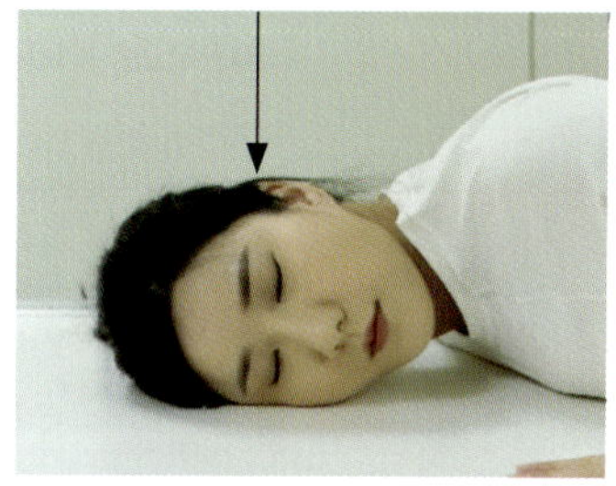

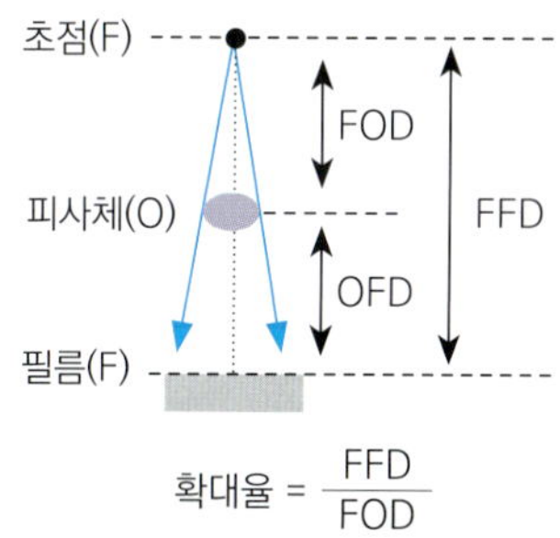

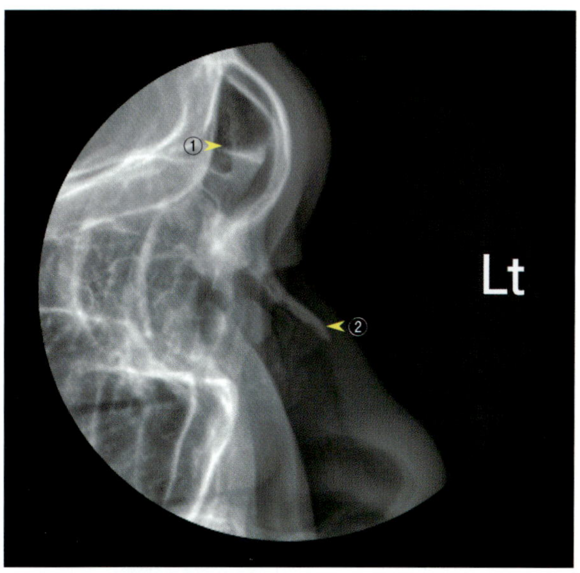

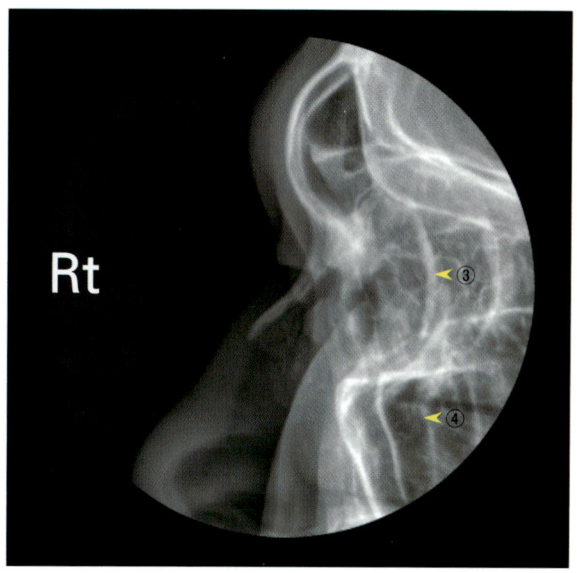

① Frontal sinus (이마굴) ③ Orbit (눈확)

② Nasal bone (코뼈) ④ Maxillary sinus (위턱굴)

2. 코뼈 접선방향 촬영 Nasal bone tangential projection

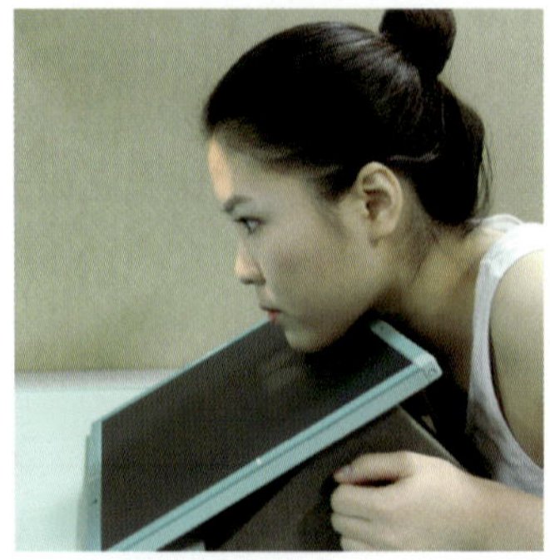

목 적	• **외상성 골절에서 내·외측 변위 관찰**
자 세	• 앉은 자세 • **미간이틀선(GAL) ⊥ IR MSP ⊥ IR**
중 심 선	• **GAL을 따라 IR면에 수직 입사**
영상평가	• 교합용 필름(Occlusal film) 사용 가능 • 코뼈, 연부조직의 선명한 영상 획득 • 납작한 코(돌출된 이마, 상부 치아와 겹침)에 적용 어려움

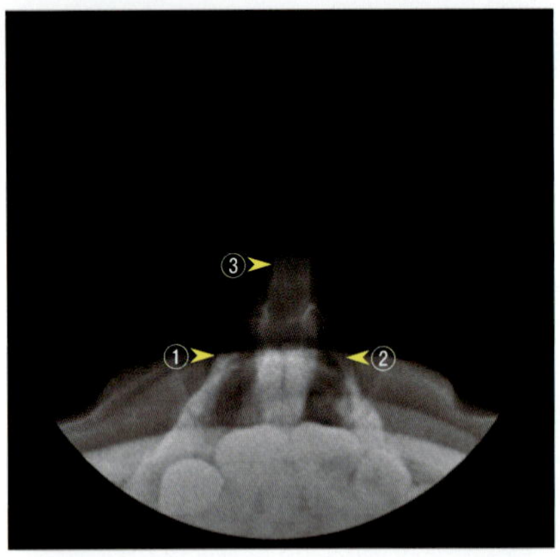

코뼈 접선방향 촬영

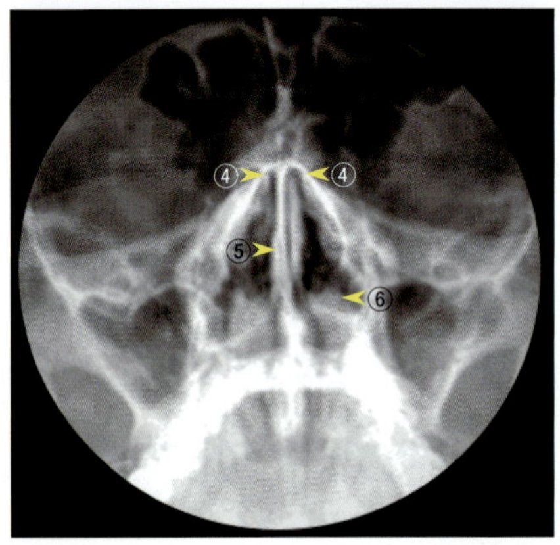

코뼈 후두비골방향 촬영

① Rt nasal bone (오른쪽 코뼈)	④ Nasal bone (코뼈)
② Lt nasal bone (왼쪽 코뼈)	⑤ Nasal septum (코중격)
③ Nasal septal cartilage (코중격연골)	⑥ Nasal concha (코선반)

3. 코뼈 후두비골방향 촬영 Nasal bone occipitonasal projection

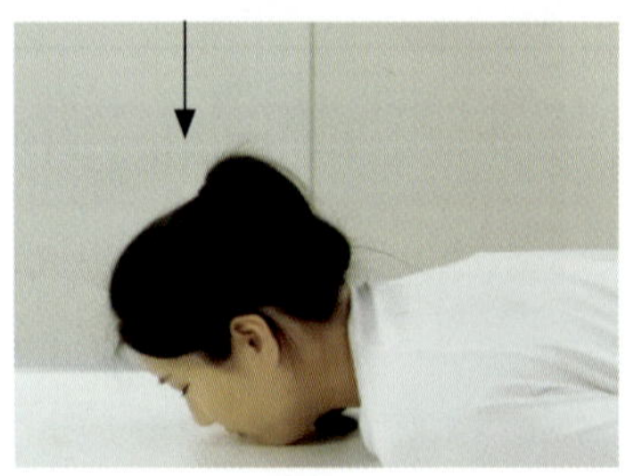

목 적	• 코중격의 변위, 코뼈 골절 및 내·외측 변위 관찰
자 세	• 엎드린 자세 또는 앉은 자세 • **IR 중심 : 코뿌리점(Nasion)** • **MSP ⊥ IR 코등 ⊥ IR**
중 심 선	• Nasion을 향해 IR면에 수직 입사
영상평가	• **코중격이 MSP상에 선명하게 영상화** • **접선방향 촬영이 불가능한 환자에 적용** • 이마를 충분히 들지 못하는 경우 : 발쪽으로 기울여 입사(중심선이 코등과 평행) 가능 (코뼈를 보기 위한 Waters법)

6. 광대뼈(Zygomatic bone), 광대활(Zygomatic arch)

수직 : ⊥　평행 : =

1. 광대활 하악두정방향 촬영　Zygomatic arch submentovertical projection

목　적	• **외상성 광대활의 골절 유무**
자　세	• 바로 누운 자세 또는 앉은 자세 • IOML = IR　MSP ⊥ IR
중 심 선	• 양측 광대활 사이 중앙을 향해 IOML에 수직 입사 • **턱뼈결합 아래 4 cm 지점에 입사, 턱뼈각 사이 중앙을 통과** • **접선방향 촬영 : 광대활 함몰, 골절 또는 편평한 뺨에 적용 검사 측으로 15° 돌린 후 한쪽씩 각각 검사**
영상평가	• **양측 광대활이 좌우대칭으로 관찰** • **광대활 과농도 촬영에 주의 (Skull base Schüller법보다 낮은 노출 조건 적용)**

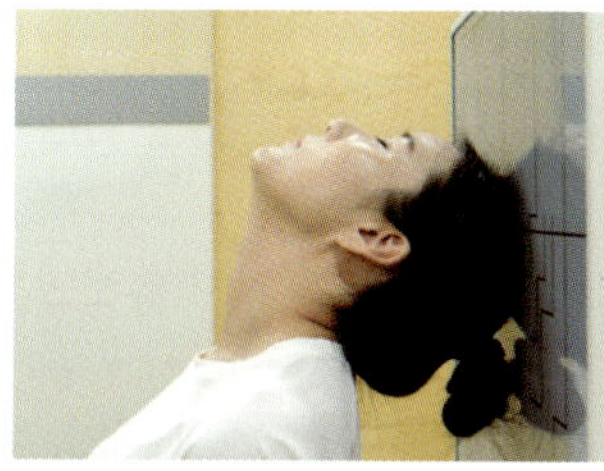

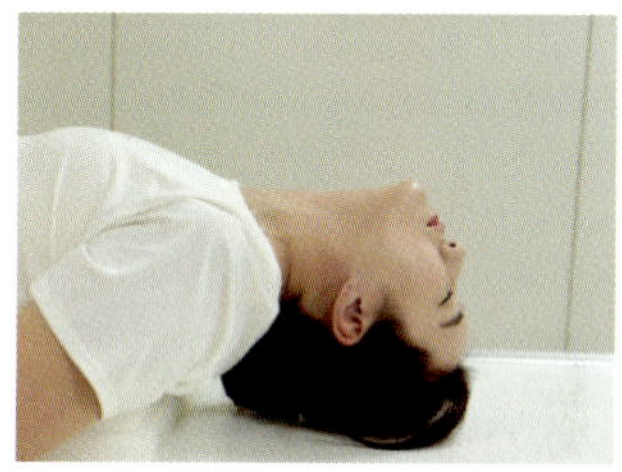

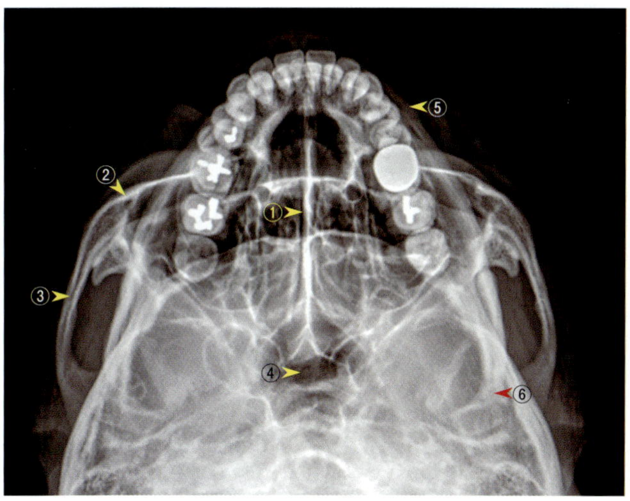

광대활 하악두정방향 촬영

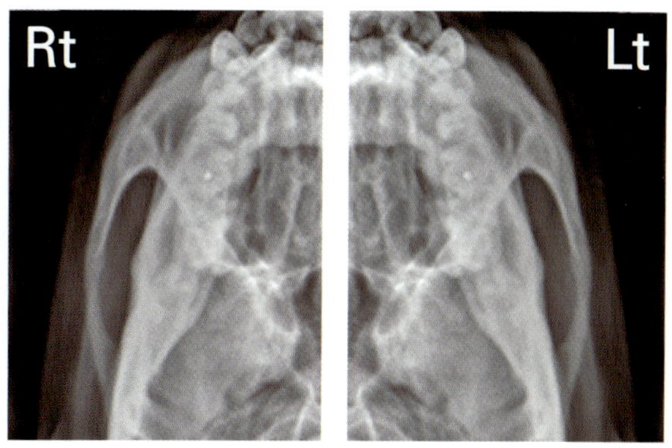

광대활 접선방향 촬영

① Vomer (보습뼈)	④ Sphenoid sinus (나비굴)
② Zygomatic bone (광대뼈)	⑤ Mandible (아래턱뼈)
③ Zygomatic arch (광대활)	⑥ Condylar process (관절돌기)

2. 광대활 전후축방향 촬영 Zygomatic arch AP axial projection 변형 Towne법

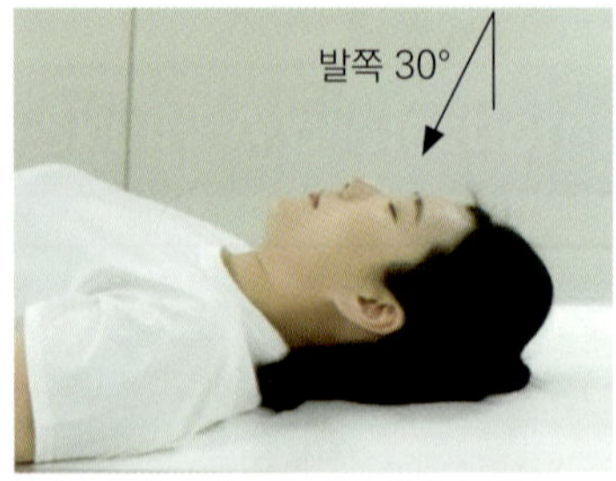

목 적	• 외상성 광대활 골절 유무, 눈확아래벽 골절 의심 환자
자 세	• 바로 누운 자세 또는 앉은 자세 • IR 중심 : 턱 • MSP와 IR을 일치시키고 **OML이 IR에 37°**
중 심 선	• **양쪽 광대활 사이 중앙을 통해 발쪽으로 30° 입사**
영상평가	• 양측 광대활이 좌우대칭으로 관찰 • 관자광대뼈봉합이 잘 관찰(바위모불과 중복을 피함) • 광대활의 함몰골절, 편평한 뺨을 가진 환자에 유용

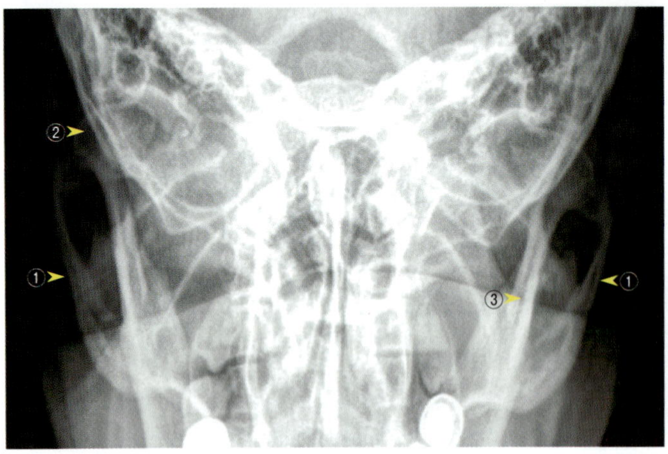

광대활 전후축방향 촬영

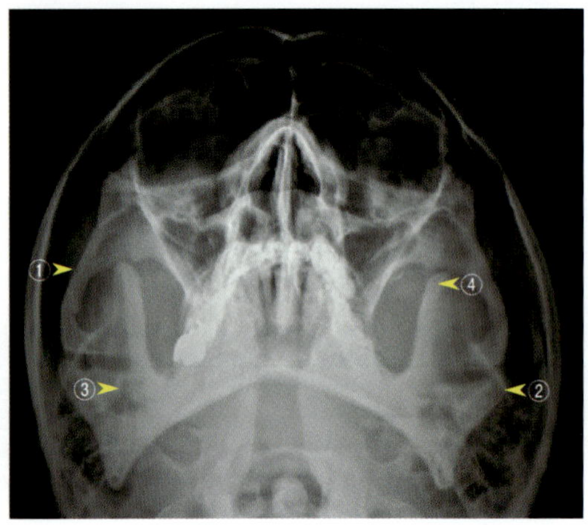

광대활 축방향 촬영

① Zygomatic arch (광대활)	③ Ramus of mandible (아래턱뼈가지)
② Condylar process (관절돌기)	④ Coronoid process (갈고리돌기)

3. 광대활 축방향 촬영 Zygomatic arch Axial projection Titterington 변형법

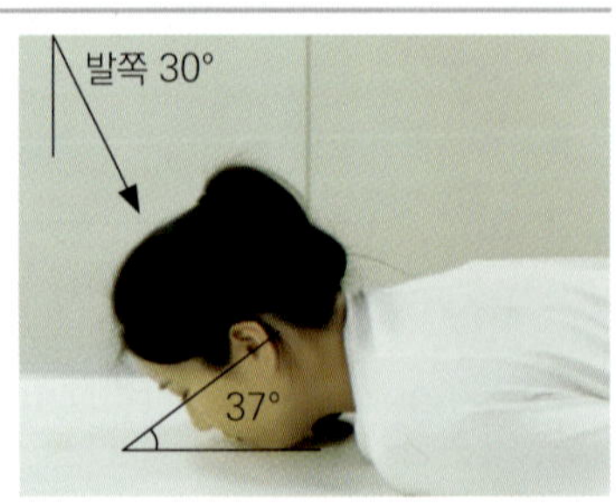

목 적	• 외상성 광대활의 골절 유무, 눈확아래벽 골절 의심 환자
자 세	• 엎드린 자세 또는 앉은 자세 • IR 중심 : 턱 • **MSP와 IR을 일치, OML이 IR에 37°**
중 심 선	• **양쪽 광대활 사이 중앙을 통해 다리쪽으로 30° 입사**
영상평가	• 양측 광대활이 좌우대칭으로 관찰 • 관자광대뼈봉합이 잘 관찰(바위모불과 중복을 피함) • 광대활의 함몰골절, 편평한 뺨을 가진 환자에 유용

7. 아래턱뼈(Mandible)

수직 : ⊥   평행 : =

1. 아래턱뼈 후전·후전축방향 촬영   Mandible PA/PA axial projection

목 적

- 턱뼈가지, 턱뼈몸통, 관절돌기 골절과 변병 유무 관찰

자 세

- MSP와 IR을 일치시키고 MSP ⊥ IR   AML ⊥ IR
- IR 중심
  - PA(턱뼈몸통 검사) : 입술
  - PA axial(턱뼈가지, 턱관절 검사) : 코끝

머리쪽 30° 수직

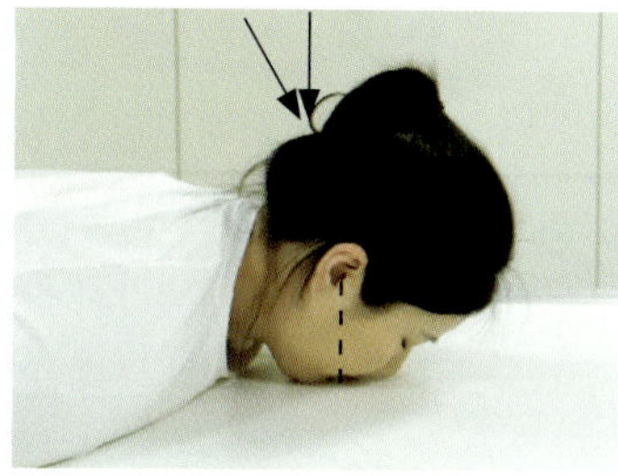

중 심 선

- PA : 입술에 수직 입사
- PA axial : 양턱관절의 중간점을 향해 머리쪽 30° 입사

영상평가

- 아래턱뼈, 턱뼈가지, 턱뼈몸통, 턱관절이 좌우대칭 관찰

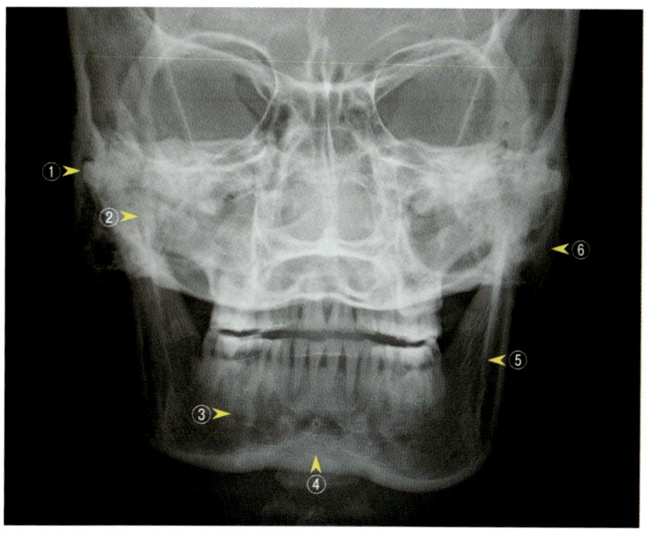

수직 입사

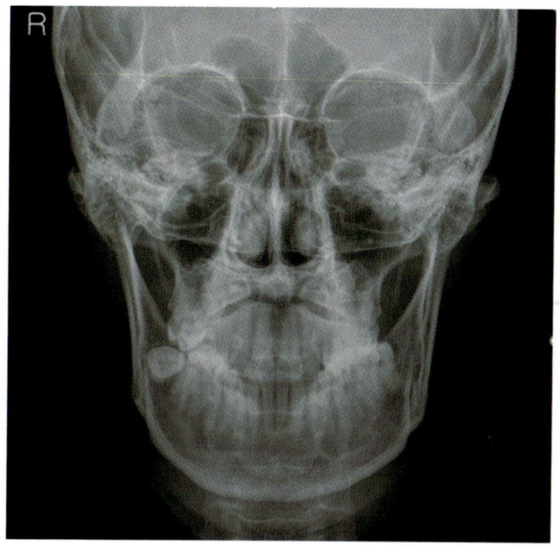

머리쪽 30° 입사

① Condylar process (관절돌기)	④ Mandible body (턱뼈몸통)
② Coronoid process (갈고리돌기)	⑤ Mandible ramus (턱뼈가지)
③ Mandible symphysis (턱뼈결합)	⑥ Mastoid air cells (꼭지벌집)

2. 아래턱뼈 후전·전후축측방향 촬영 Mandible PA/AP axiolateral projection

목 적

- 턱뼈가지, 턱뼈몸통의 축측방향 영상 획득 목적

자 세

- 엎드린 자세 또는 앉은 자세
- AML = IR의 횡축
- 턱뼈가지 관찰 : 정측면 자세
- 턱뼈몸통 관찰 : 정측면 자세에서 IR쪽으로 30° 돌림
- 턱뼈결합 관찰 : 정측면 자세에서 IR쪽으로 45° 돌림
- IR 중심
  - 턱뼈가지 관찰 : EAM 앞 1.3 cm, 아래로 2.5 cm 지점
  - 턱뼈몸통 관찰 : 제1 대구치

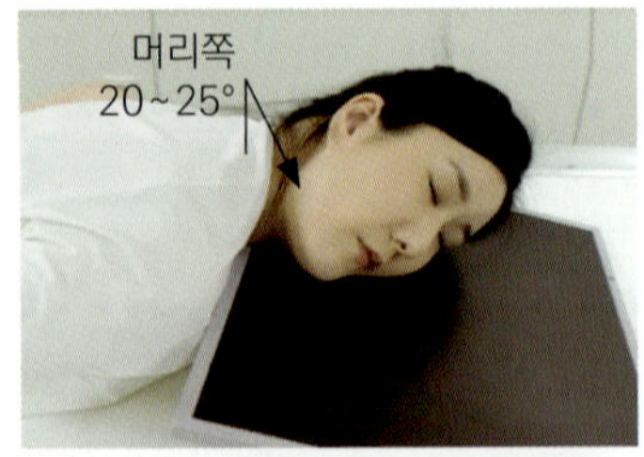

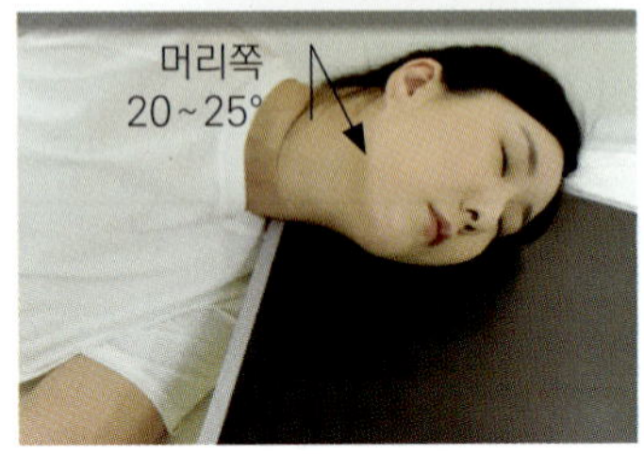

중 심 선

- 검사 측 턱뼈몸통의 중간점을 향해 머리쪽 20~25° 입사

영상평가

- 검사 측 턱뼈가지, 턱뼈몸통, 턱뼈각이 목뼈 또는 검사 반대 측 턱뼈와 중복되지 않게 검사

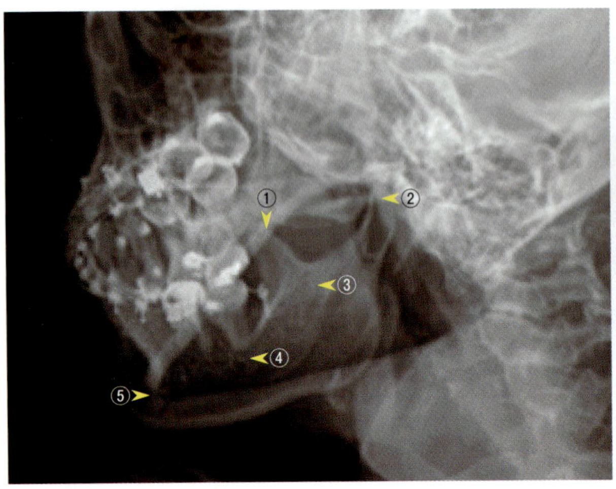

아래턱뼈 후전축측방향 촬영

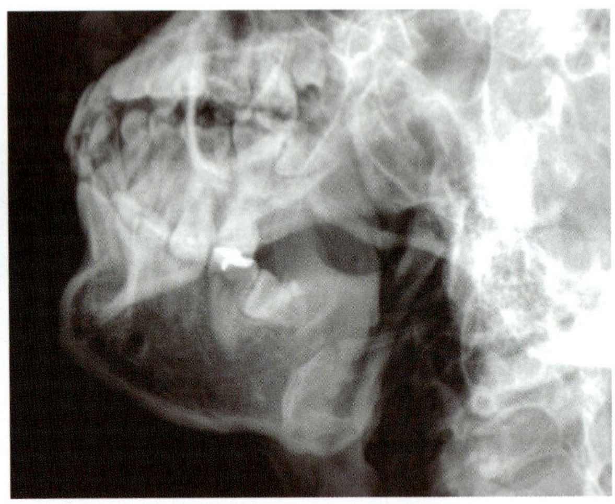

아래턱뼈 전후축측방향 촬영

① Coronoid process (갈고리돌기)
② Condylar process (관절돌기)
③ Mandible ramus (턱뼈가지)
④ Mandible body (턱뼈몸통)
⑤ Mandible symphysis (턱뼈결합)

MEMO

3. 아래턱뼈 하악두정방향 촬영 Mandible submentovertical projection

목 적	• 턱뼈가지, 갈고리돌기, 관절돌기 관찰
자 세	• 바로 누운 자세 또는 앉은 자세 • IOML = IR MSP ⊥ IR
중심선	• 양 턱뼈각 사이 중간지점을 향해 IOML에 수직 입사
영상평가	• 머리뼈 좌우대칭 검사 • 머리뼈 가쪽과 아래턱뼈 간 거리가 양쪽 모두 동일 • 턱관절돌기가 바위부 앞에 위치 • 아래턱뼈결합이 얼굴 앞에 위치, 변형이 없어야 함

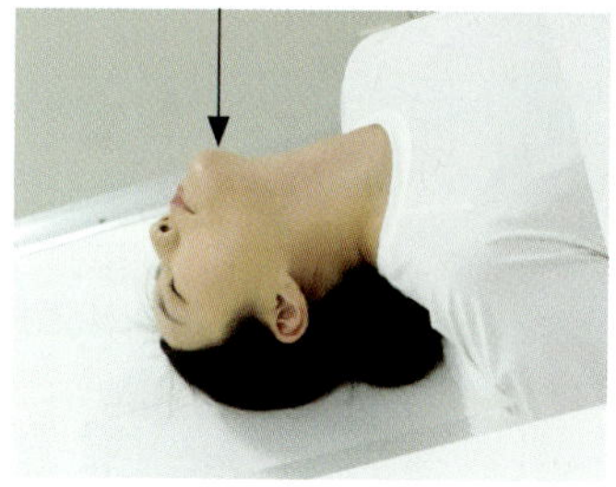

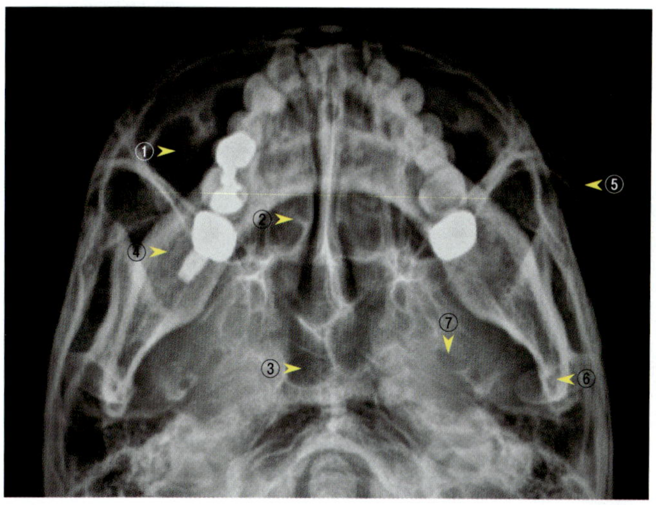

① Maxillary sinus (위턱굴)

② Ethmoid sinus (벌집굴)

③ Sphenoid sinus (나비굴)

④ Mandible (아래턱뼈)

⑤ Zygomatic arch (광대활)

⑥ Condylar process (관절돌기)

⑦ Ovale foramen (타원구멍)

MEMO

8. 턱관절(Temporomandibular joint)

수직 : ⊥ 평행 : =

1. 턱관절 전후축방향 촬영 T-M joint AP axial projection

목 적	• **턱관절의 기능 평가(Closed · Open mouth 촬영)**
자 세	• 바로 누운 자세 또는 앉은 자세 • MSP ⊥ IR OML ⊥ IR • **IR 중심 : 교합면의 중앙 지점**
중 심 선	• **입사점 : 코뿌리점(Nasion) 위 7.5 cm 지점** • **턱관절 사이 중간지점을 향해 발쪽으로 35° 입사** (IOML에 대해서는 42° 입사)
영상평가	• 턱뼈, 턱뼈가지, 턱관절이 좌우대칭으로 선명하게 관찰

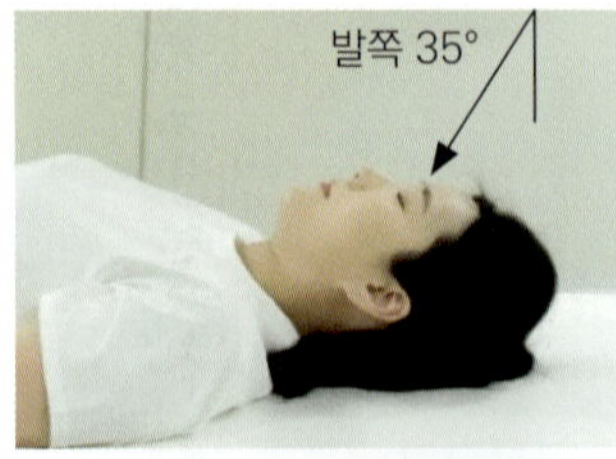

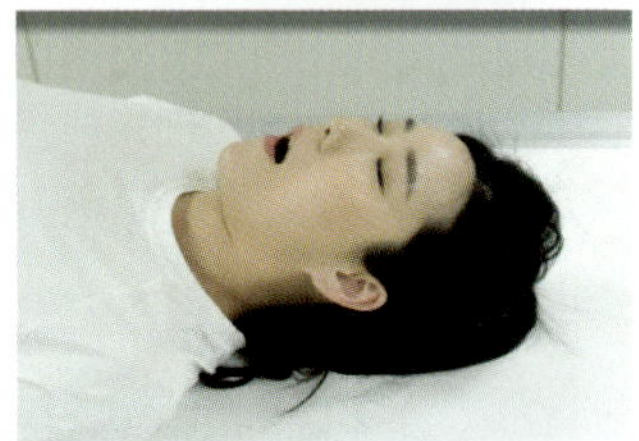

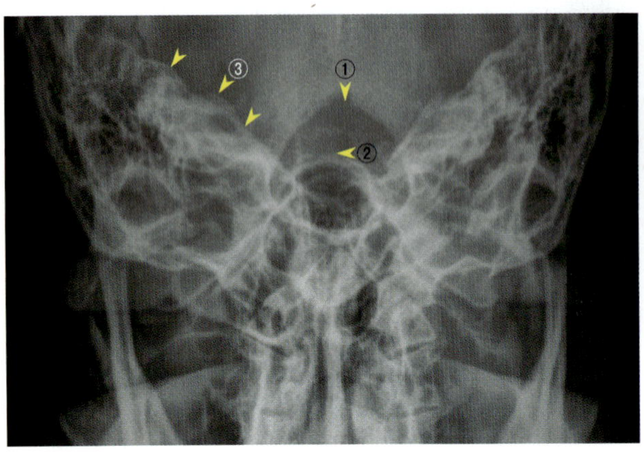

Closed mouth

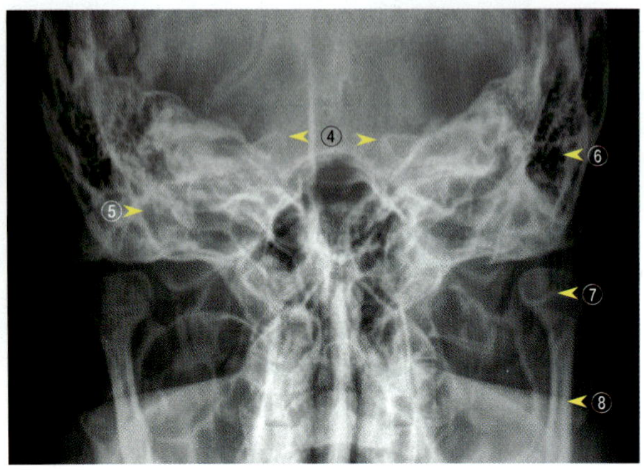

Open mouth

① Magnum foramen (큰구멍)	⑤ T-M jont (턱관절)
② Dorsum sellae (안장등)	⑥ Mastoid air cells (꼭지벌집)
③ Petrous ridge (바위능선)	⑦ Condylar process (관절돌기)
④ Anterior clinoid process (앞침대돌기)	⑧ Mandible ramus (턱뼈가지)

MEMO

2. 턱관절 축측방향 촬영
T-M joint axiolateral projection　T-M joint Schüller법

목 적	• 턱관절의 기능 평가(Both Closed · Open mouth 촬영)
자 세	• 반 엎드린 자세 또는 앉은 자세 • 정측면 자세(MSP = IR　IOML = IR　IPL ⊥ IR) • IR 중심 : 검사 측 EAM 앞 1.3 cm, 아래 2.5 cm 지점
중 심 선	• 검사 측 턱관절을 향해 발쪽으로 25~30° 입사
영상평가	• 검사 측과 반대 측 턱관절이 겹치지 않게 검사 • T-M joint가 EAM 앞에 선명하게 관찰 • Closed mouth : 턱관절돌기가 관절오목 내에 위치 턱뼈목과 관절돌기 골절 유무 관찰 • Open mouth : 턱관절돌기가 관절결절 아래에 위치 관절돌기와 턱관절오목의 관계 관찰

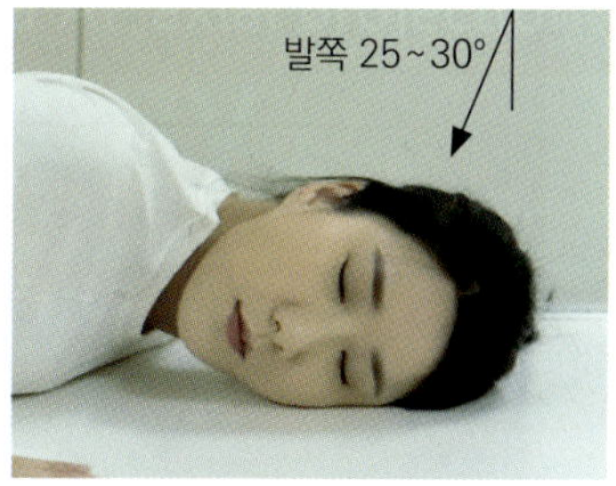

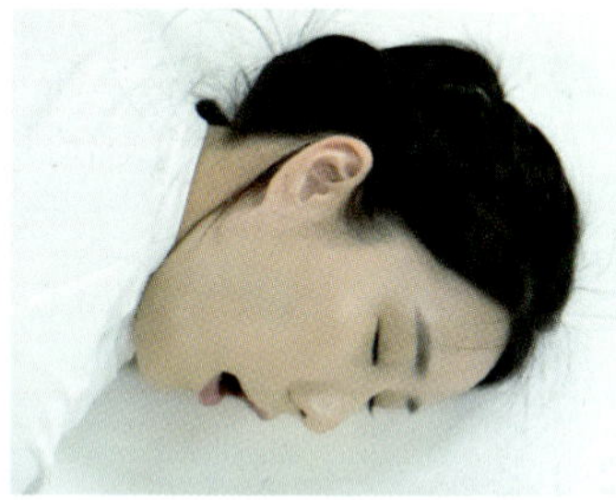

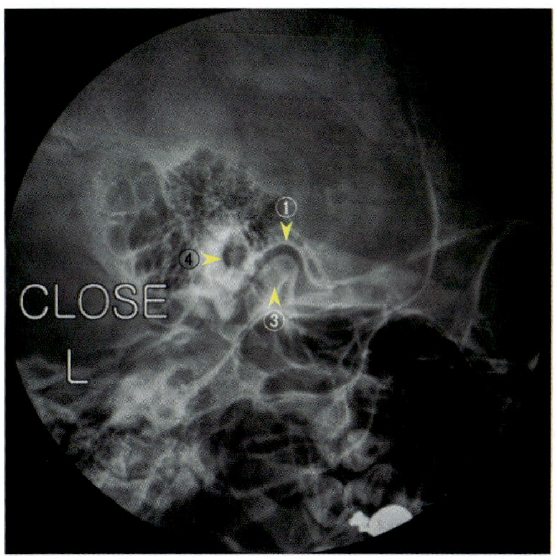

Closed mouth

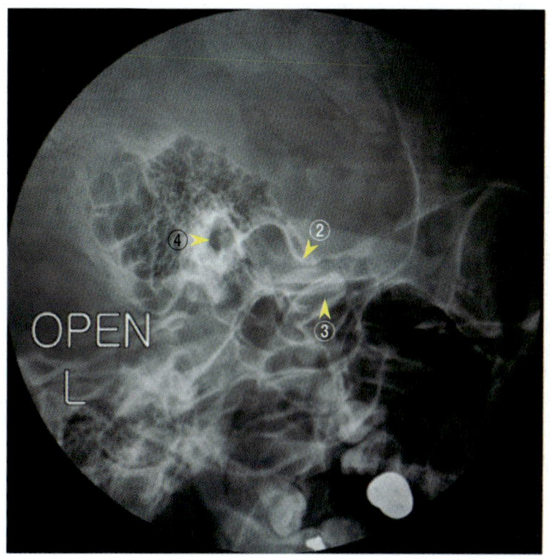

Open mouth

① Mandibular fossa (턱관절오목)	③ Condylar process (관절돌기)
② Articular tubercle (관절결절)	④ External auditory meatus (EAM, 바깥귀길)

MEMO

3. 턱관절 축측사방향 촬영 T-M joint axiolateral oblique projection 변형 Law법

목 적	• **턱관절의 기능 평가(Both Closed · Open mouth 촬영)**
자 세	• 반 엎드린 자세 또는 앉은 자세 • **IR 중심 : 검사 측 EAM 앞 1.3cm 지점** • **정측면 자세에서 MSP를 IR쪽으로 15° 돌림**
중 심 선	• **검사 측 EAM을 향해 발쪽으로 15° 입사** • 입사점 : 검사 반대 측 EAM 위 4cm 지점
영상평가	• T-M joint Schüller법과 동일

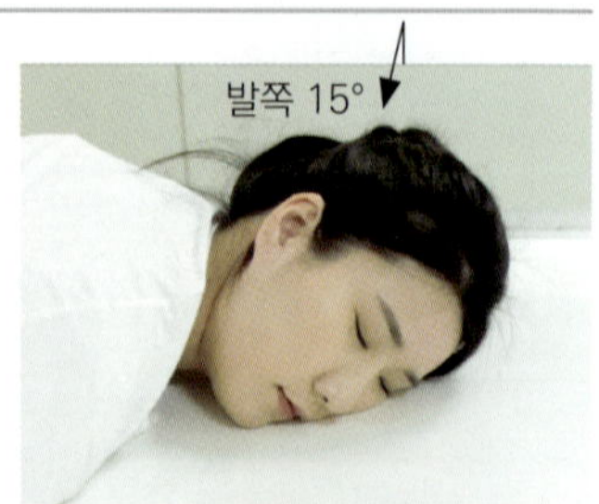

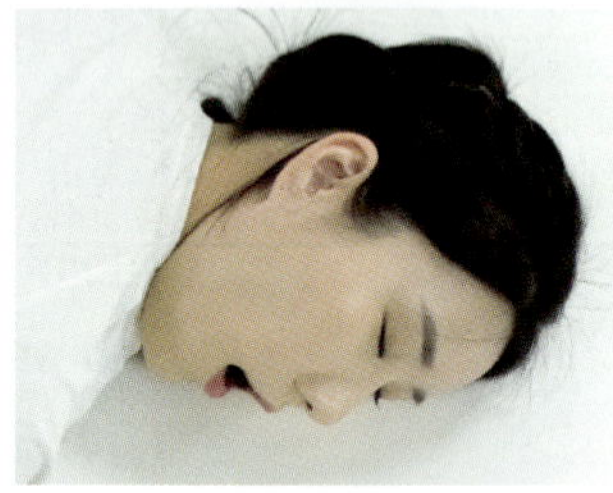

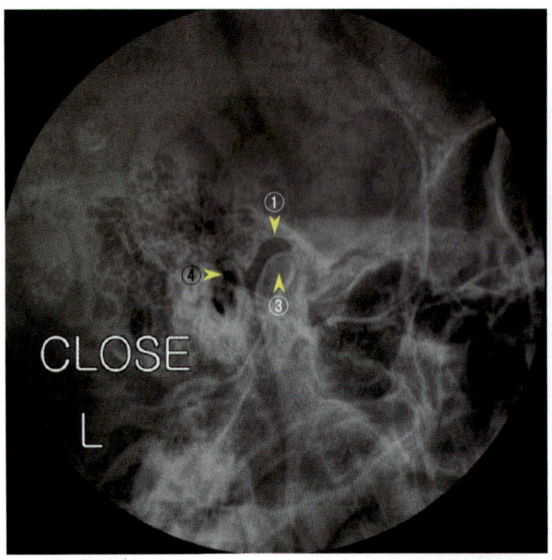

Closed mouth

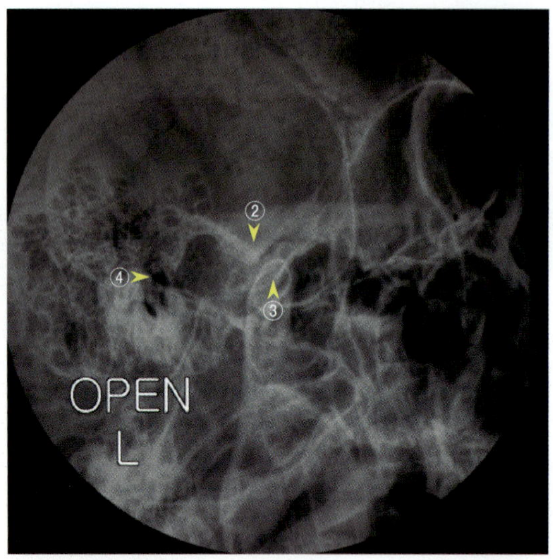

Open mouth

① Mandibular fossa (턱관절오목)	③ Condylar process (관절돌기)
② Articular tubercle (관절결절)	④ External auditory meatus (EAM, 바깥귀길)

MEMO

9. 코곁굴(Paranasal sinus)

수직 : ⊥ 평행 : =

1. 코곁굴 측방향 촬영 PNS lateral projection

목 적	• 전체 코곁굴(Frontal, Maxillary, Ethmoid, Sphenoid sinus)의 바른 측면상
자 세	• 엎드린 자세 또는 앉은 자세 • 정측면 자세 : MSP = IR IOML = IR IPL ⊥ IR • IR 중심 : 가쪽눈구석(외안각) 뒤 2 cm 지점
중 심 선	• 가쪽눈구석에서 뒤 2 cm 지점을 향해 수직 입사
영상평가	• 이마굴, 위턱굴, 벌집굴, 나비굴이 바른 측면상으로 관찰 • Air-fluid level 관찰 : 선 자세(5분 정도 후) 검사 • 수술 전 계측(확대, 왜곡의 최소)시 SID 180 cm에서 검사

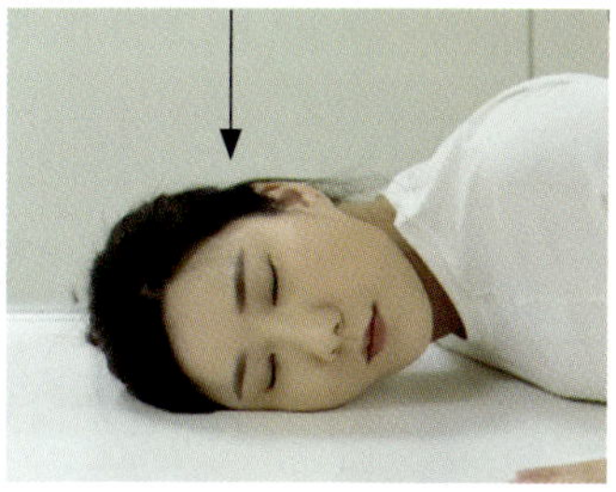

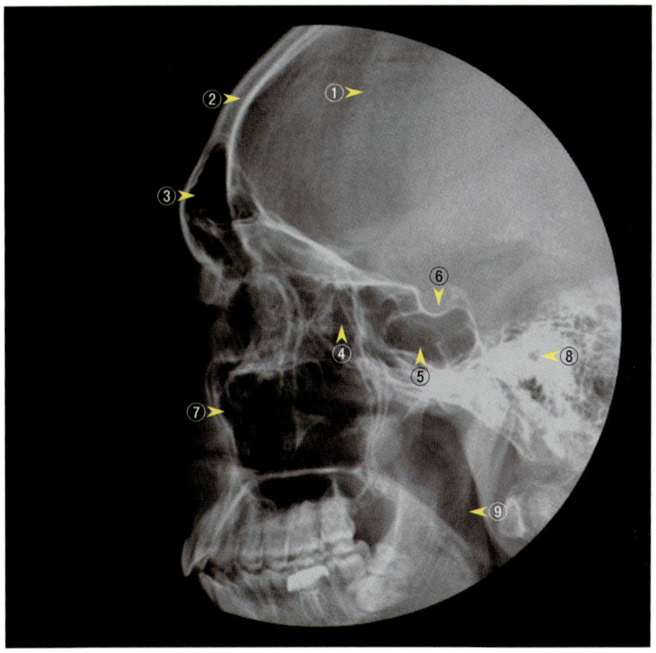

① Coronal suture (관상봉합)

② Frontal bone (이마뼈)

③ Frontal sinus (이마굴)

④ Ethmoid sinus (벌집굴)

⑤ Sphenoid sinus (나비굴)

⑥ Sella turcica (안장)

⑦ Maxillary sinus (위턱굴)

⑧ External auditory meatus (EAM, 바깥귀길)

⑨ Mandiblar ramus (턱뼈가지)

MEMO

2. 코결굴 두정비극방향 촬영 PNS parietoacanthial projection Waters법

목 적	• 위턱굴의 위치 및 안의 액체 등의 병변 유무 관찰
자 세	• 선 자세 또는 앉은 자세 • IR 중심 : Acanthion(코끝-IR면 간 1~1.5cm 거리) • MSP를 IR 중심과 일치시키고 OML과 IR이 37° (바위능선과 위턱굴의 겹침 방지)
중심선	• Acanthion을 향해 수평 입사
영상평가	• 위턱굴 바닥 아래에 바위능선이 위치 • 위턱굴 윤곽이 선명하게 관찰(나비굴은 관찰 X) • 이마굴, 코중격이 얼굴뼈 중앙에 위치 • 원형구멍 : 안와 아래와 위턱굴의 위 중간지점에서 관찰 • 37° 이상 : 바위모뿔과 위턱굴이 겹침 • 37° 이하 : 위턱굴의 축소 변형 • Air-fluid level 관찰 : 선 자세 검사 • Open-mouth Waters법(Pirie법) : 벌린 입 공간 내로 나비굴 관찰 목적

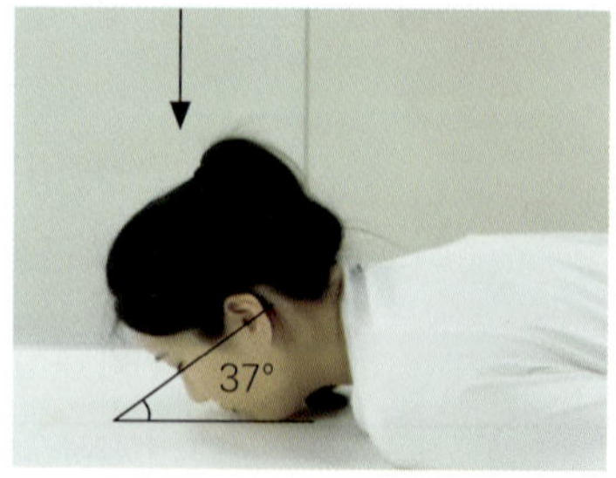

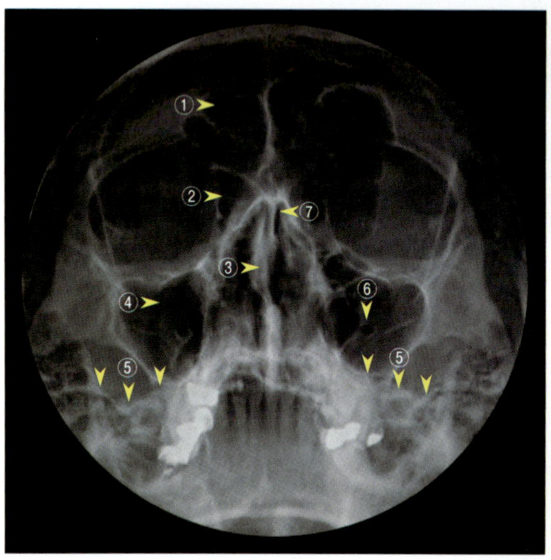

PNS Waters

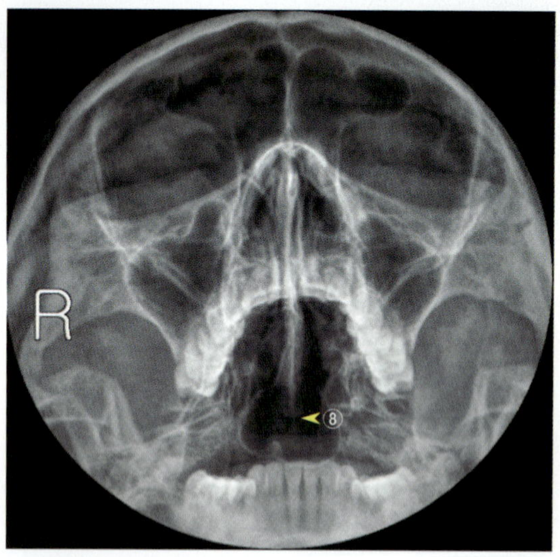

Open-mouth Waters

① Frontal sinus (이마굴)	⑤ Petrous ridge (바위능선)
② Ethmoid sinus (벌집굴)	⑥ Rotundum foramen (원형구멍)
③ Nasal septum (코중격)	⑦ Nasal bone (코뼈)
④ Maxillary sinus (위턱굴)	⑧ Sphenoid sinus (나비굴)

3. 코곁굴 후전축방향 촬영 PNS PA axial projection Caldwell법

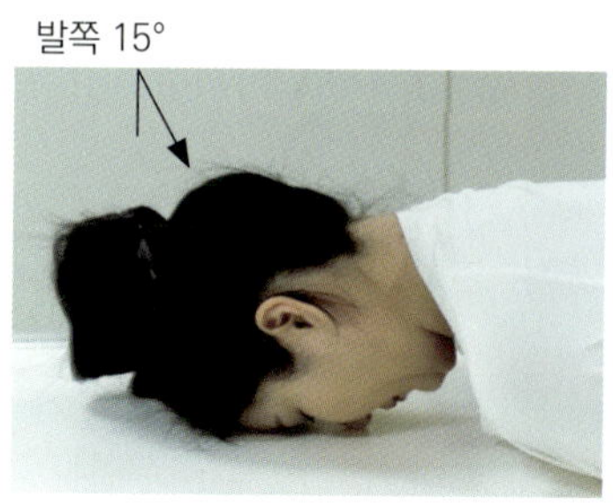

목 적	• 이마굴, 벌집굴의 병변 관찰
자 세	• 선 자세 또는 앉은 자세 • IR 중심 : Nasion(이마와 코를 촬영대에 위치) • MSP ⊥ IR OML ⊥ IR
중 심 선	• Nasion을 향해 OML ⊥ IR 경우 발쪽 15° 입사 (GML ⊥ IR 경우 발쪽 23° 입사, IR을 15° 기울여 수직 입사)
영상평가	• 이마굴, 앞벌집굴이 잘 관찰 • 눈확음영의 아래 1/3 부근에 바위능선이 관찰 • Air-fluid level 관찰 : 선 자세 검사

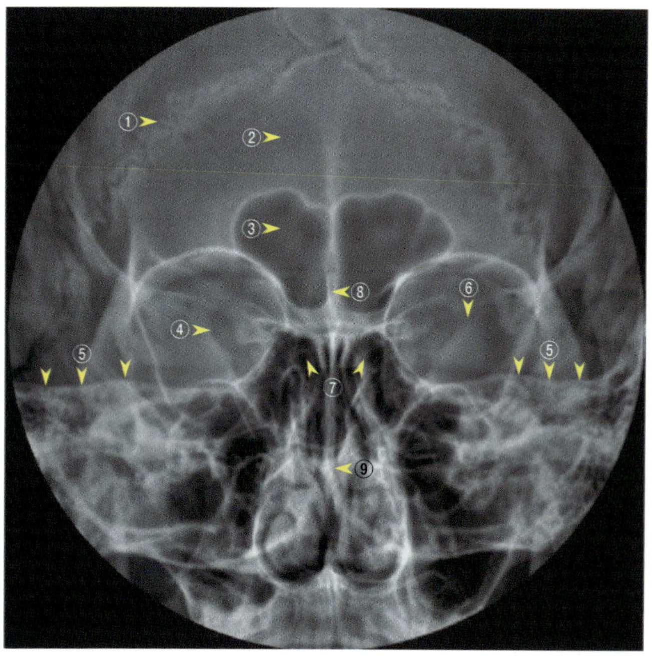

① Lambdoid suture (시옷봉합)

② Frontal bone (이마뼈)

③ Frontal sinus (이마굴)

④ Superior orbital fissure (위눈확틈새)

⑤ Petrous ridge (바위능선)

⑥ Orbit (눈확)

⑦ Ethmoid sinus (벌집굴)

⑧ Crista galli (볏돌기)

⑨ Nasal concha (코선반)

MEMO

4. 코결굴 하악두정방향 촬영
PNS submentovertical projection　　Schüller법

목 적	• **나비굴, 벌집굴, 위턱굴 병변 관찰**
자 세	• 바로 누운 자세 또는 앉은 자세 • IOML = IR　MSP ⊥ IR
중심선	• IOML에 대해 수직으로 양 하악각 사이 MSP로 수평 입사
영상평가	• 머리뼈 좌우대칭, 나비굴이 선명하게 관찰 • 턱 아래에 뒤벌집굴 · 위턱굴 · 코중격 관찰, 아래턱뼈 관절돌기는 바위능선 앞에 위치

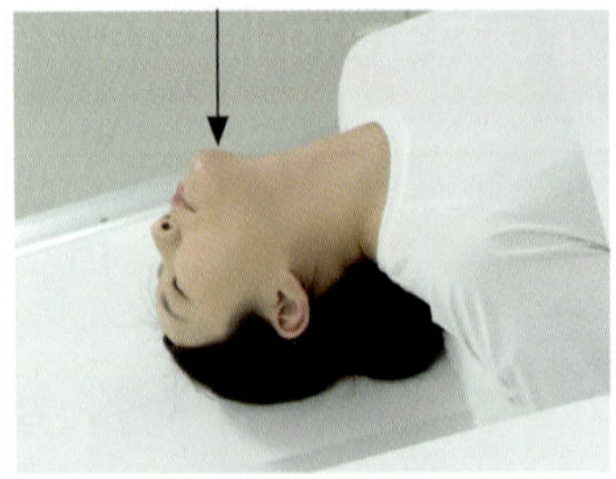

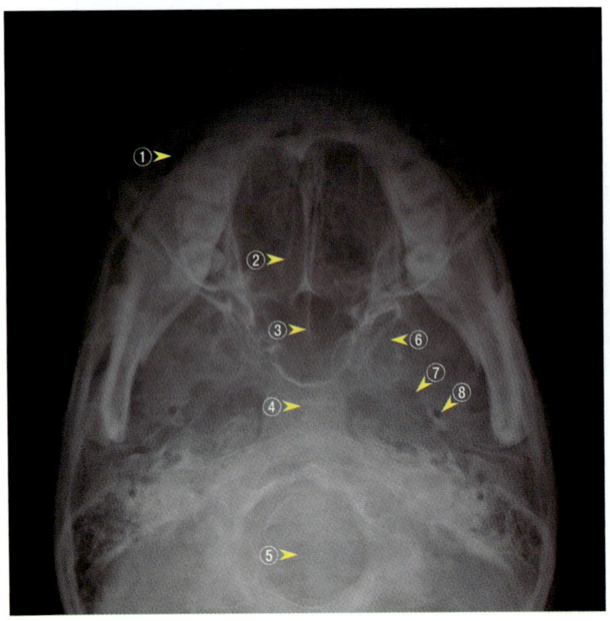

① Maxillary sinus (위턱굴)

② Ethmoid sinus (벌집굴)

③ Sphenoid sinus (나비굴)

④ Clivus (비스듬틀)

⑤ Magnum foramen (큰구멍)

⑥ Rotundum foramen (원구멍)

⑦ Ovale foramen (타원구멍)

⑧ Spinosum foramen (가시구멍)

MEMO

10. 꼭지돌기(Paranasal sinus), 바위부(Petrous portions)

수직 : ⊥ 평행 : =

1. 꼭지돌기 축측사방향 촬영
Mastoid process axiolateral oblique projection **Law법**

목 적	• 바위능선, 꼭지돌기, 고실부위, 속귀길 관찰 • 염증 및 종양 등에 의한 고실개, 바위모뿔 병변 관찰
자 세	• 반 엎드린 자세 또는 앉은 자세 • 정측면 자세(MSP = IR IOML = IR IPL ⊥ IR)에서 MSP를 IR쪽 (안면쪽)으로 15° 돌림 • IR 중심 : 검사 측 꼭지돌기(EAM과 머리가 만나는 부위)
중 심 선	• 검사 측 꼭지돌기를 향해 발쪽 15° 입사 • 입사점 : 검사 반대 측 EAM 뒤 5 cm, 위 5 cm 지점
영상평가	• 검사 측과 반대 측 꼭지돌기가 겹치지 않고 충분한 대조도로 관찰 • 바위부의 측면 · 고실개 관찰, 내 · 외이도는 겹쳐 관찰 • 앞에서부터 턱관절-바깥귀길-꼭지벌집 순서로 영상화 • 단일각도법 : 머리를 앞쪽으로 15°, 중심선을 발쪽으로 15° 부여 • 이중각도법 : X선 튜브로 발쪽으로 15°, 앞쪽으로 15°(격자 사용 시 Cut off 현상 발생)

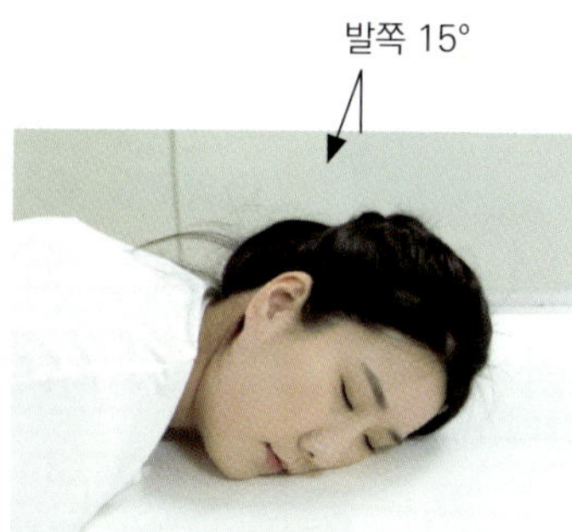

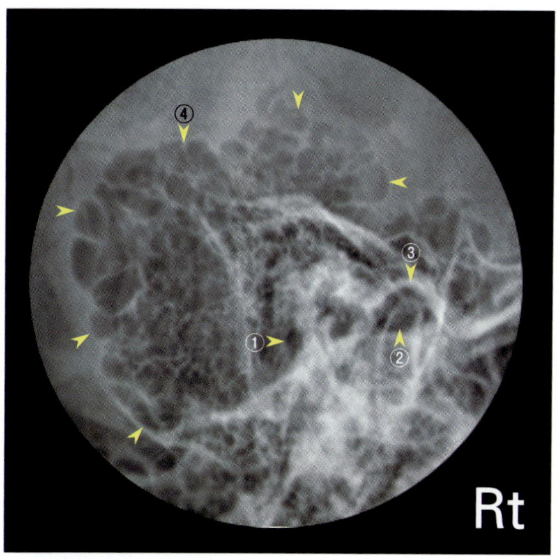

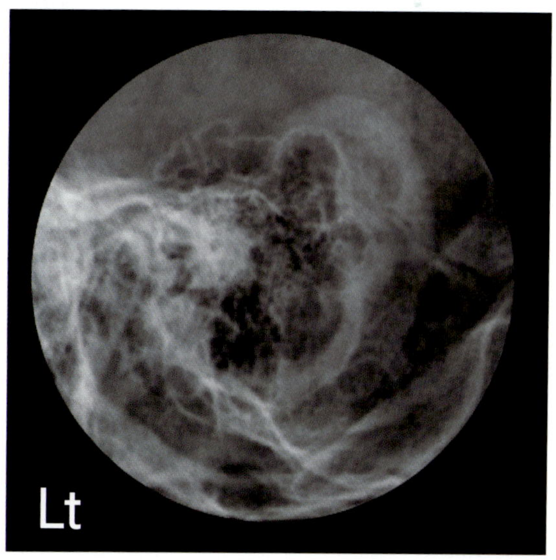

① External auditory meatus (EAM, 바깥귀길) ③ Mandibular fossa (턱관절오목)

② Condylar process (관절돌기) ④ Mastoid air cells (꼭지벌집)

2. 꼭지돌기 축측사방향 촬영 Mastoid process axiolateral oblique projection Stenvers법

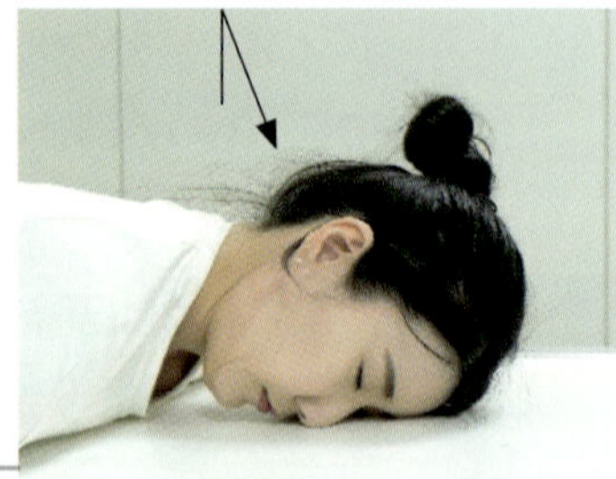

목 적	• Law법과 동일
자 세	• 엎드린 자세 또는 앉은 자세 • IR 중심 : 검사 측 EAM 앞 2.5cm 지점 • IOML ⊥ IR 이마, 코, 광대뼈를 IR에 붙임 • MSP를 검사 측으로 45° 회전(바위능선의 왜곡방지)
중심선	• IR 중심을 향해 머리쪽으로 12° 입사
영상평가	• 바위모뿔, 꼭지돌기(두개골 아래 위치)가 반측면상으로 관찰 • 바위모뿔, 꼭지벌집, 내이도가 선명하게 관찰(양측 촬영)

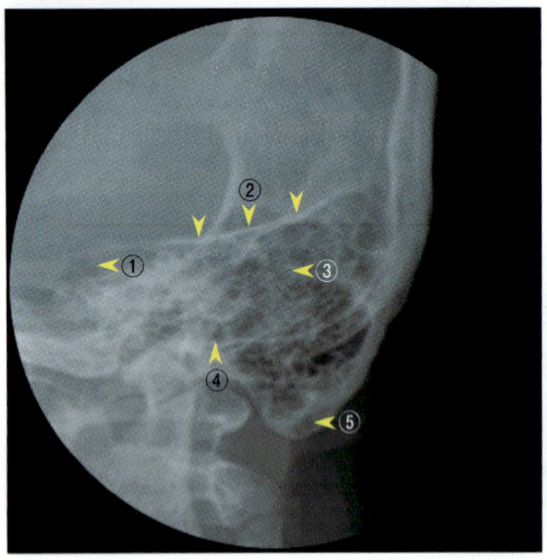

Stenvers법

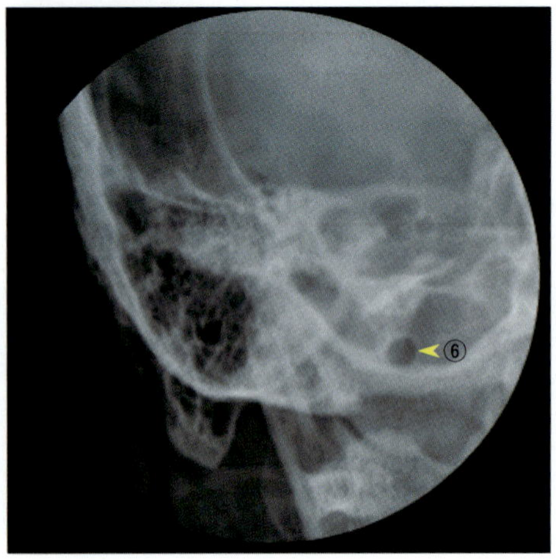

Arcelin법

① Internal auditory meatus (속귀길)	④ External auditory meatus (EAM, 바깥귀길)
② Petrous ridge (바위능선)	⑤ Mastoid process (꼭지돌기)
③ Mastoid air cells (꼭지벌집)	⑥ Hypoglossal canal (혀밑신경관)

3. 꼭지돌기 축측사방향 촬영 Mastoid process axiolateral oblique projection Arcelin법

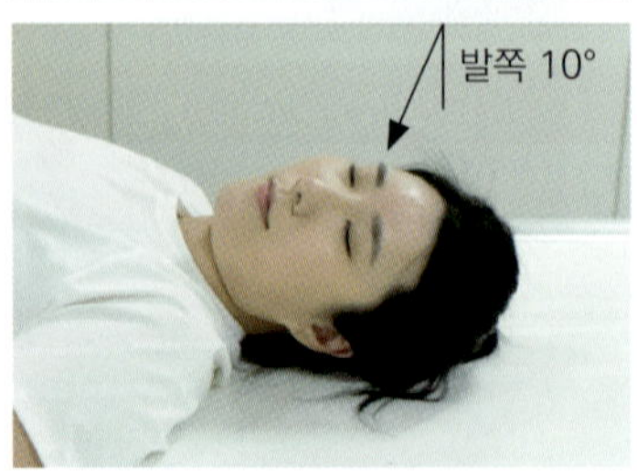

자 세	• 바로 누운 자세 또는 앉은 자세 • MSP를 검사 반대 측으로 45° 회전 • IR 중심 : 검사 측 EAM 앞 2.5cm
중심선	• EAM 앞 2.5cm, 위 2cm 지점을 향해 발쪽으로 10° 입사
영상평가	• Reverse Stenvers법 : Stenvers법 적용 불가 환자에 적용 • Miller법 : Arcelin 자세에서 발쪽 12° 입사, 혀밑신경관이 잘 관찰

4. 꼭지돌기 축측사방향 촬영 Mastoid process axiolateral oblique projection Mayer법

목 적	• Law법, Stenvers법, Arcelin법과 동일
자 세	• **바로 누운 자세** 또는 앉은 자세 • IR 중심 : 검사 측 EAM 바로 뒤 지점 • **MSP를 검사 측으로 돌려 IR과 45°**
중심선	• **검사 측 바깥귀길을 향해 발쪽 45° 입사** • 들어 올려진 눈썹 위 7.5cm 지점으로 입사하여 검사 측 EAM 앞 2.5cm 지점을 통과
영상평가	• EAM, 고실강, 귓속뼈, 고실위오목, 꼭지돌기 등이 잘 관찰 • **바위부는 꼭지벌집 아래에 관찰**

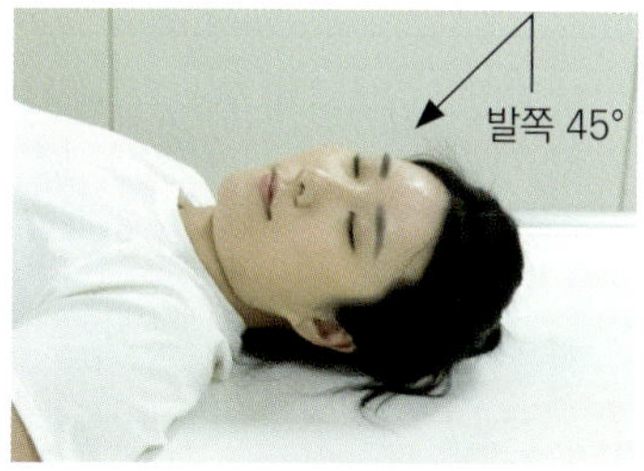

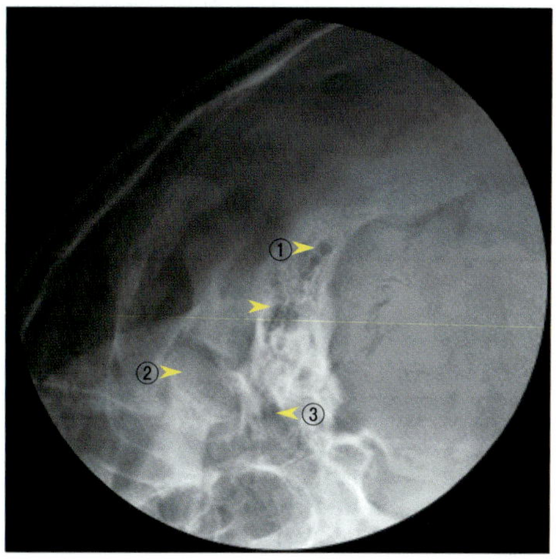

Mayer법

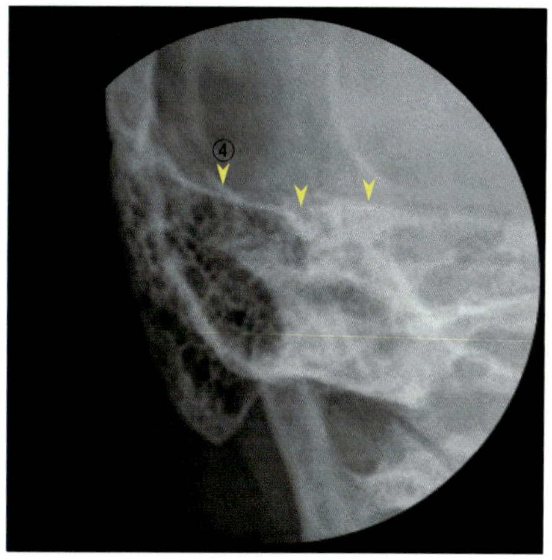

변형 Hickey법

① Mastoid air cells (꼭지벌집)
③ External auditory meatus (EAM, 바깥귀길)
② Condylar process (관절돌기)
④ Petrous ridge (바위능선)

5. 꼭지돌기 축측사방향 촬영 Mastoid process axiolateral oblique projection 변형 Hickey법

목 적	• Law법, Stenvers법, Arcelin법, Mayer법과 동일
자 세	• 바로 누운 자세 또는 앉은 자세 • MSP를 검사 반대 측으로 돌려 IR과 55°
중심선	• 검사 측 EAM 바로 뒤를 향해 발쪽으로 15° 입사
영상평가	• 바위모뿔, 미로의 반측면상 • 꼭지돌기가 뒤통수뼈 음영 아래 관찰

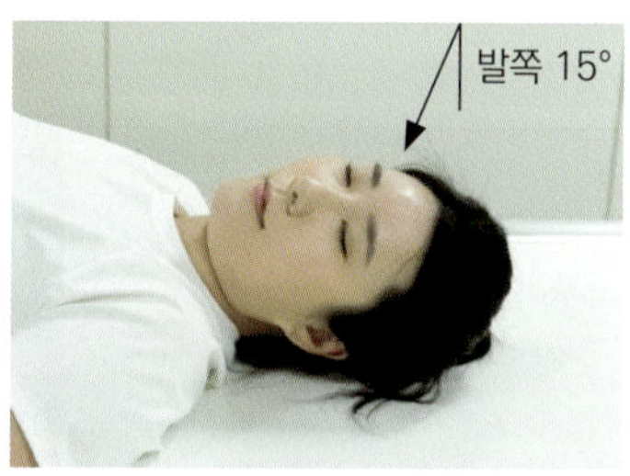

6. 꼭지돌기 축측방향 촬영 Henschen, Schüller, Lysholm법
Mastoid process axiolateral projection

목 적	• EAM, 고실천장, 꼭지벌집의 염증 및 종양, 턱관절 병변 관찰
자 세	• 반 엎드린 자세 또는 앉은 자세 • 정측면 자세(MSP = IR IOML = IR IPL ⊥ IR) • IR 중심 : 검사 측 꼭지돌기 (검사 측 EAM과 머리가 만나는 부위)
중 심 선	**• 검사 측 바깥귀길을 향해 발쪽으로 입사** **– Henschen법(15°), Schüller법(25°), Lysholm법(35°)**
영상평가	**• 검사 반대 측 꼭지돌기가 겹치지 않게 검사**

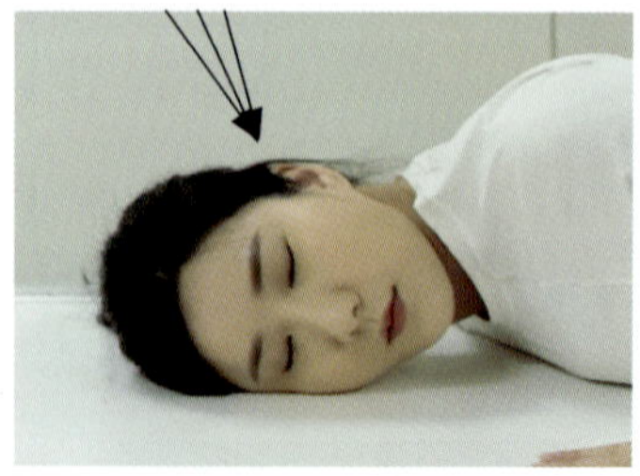

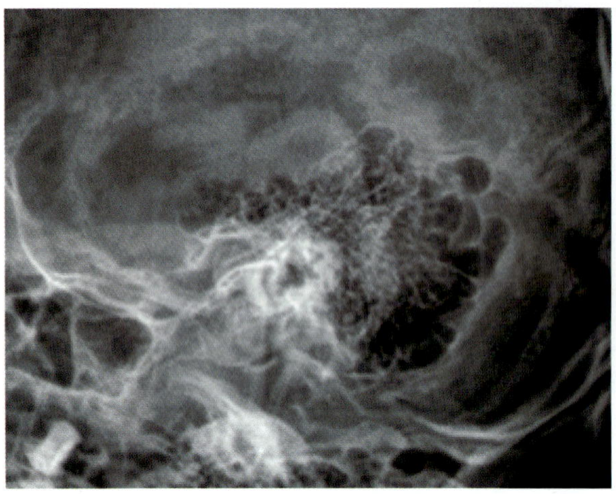
Henschen법

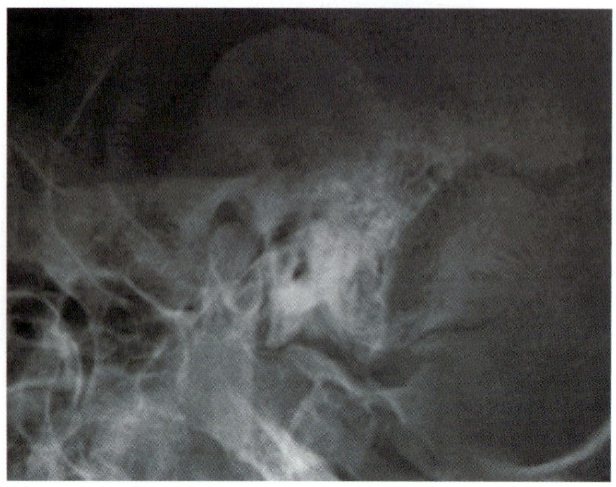
Schüller법

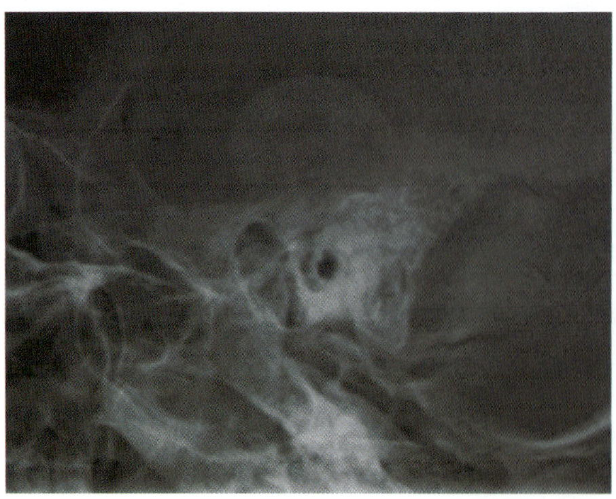
Lysholm법

7. 바위부 후전방향 촬영 Petrous portions PA projection

Transorbital method

목 적	• 속귀길(IAC)의 상-하벽 사이에 나타나는 바위부 병변 관찰
자 세	• 엎드린 자세 또는 앉은 자세 • IR 중심 : 코뿌리점(Nasion) • MSP ⊥ IR OML ⊥ IR
중 심 선	• Nasion을 향해 IR에 수직 입사 (머리뼈 모양에 따라 발 또는 머리쪽으로 5° 입사 가능)
영상평가	• 양 눈확이 대칭, 바위능선이 눈확위모서리 아래에서 관찰 • 눈확음영을 통해 속귀길(➤)이 선명하게 관찰 • 정상의 경우 속귀길 상 · 하벽 간격(약 2 mm)이 균등 • 청각신경종 진단 • 후전방향 촬영(피폭경감), 소초점, 확대촬영(근접촬영)

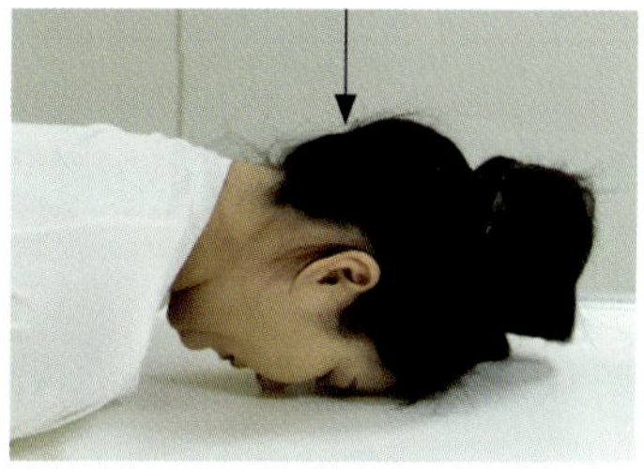

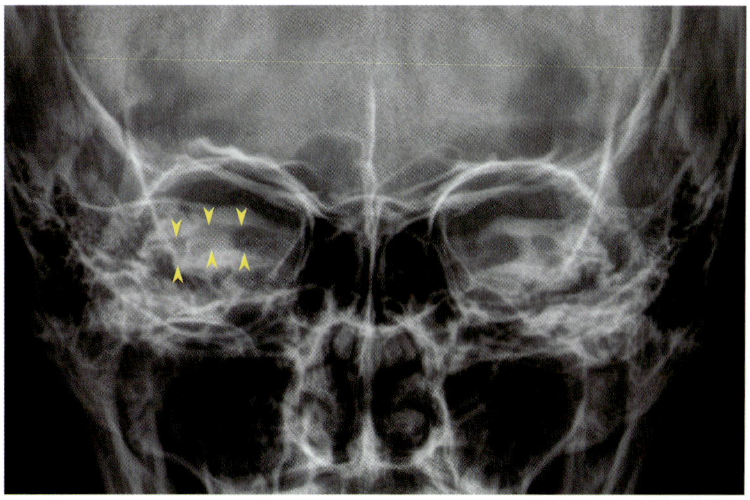

MEMO

11. 머리규격촬영(Cephalometric radiography)

수직 : ⊥ 평행 : =

1. 머리규격 후전방향 촬영 Cephalometric radiography PA projection

목 적	• **두개의 연부조직, 코중격 만곡, 치아의 상태, 부정교합의 형태적 진단, 안면 외상에 의한 변형, 선천성 기형, 발육 상태의 평가, 수술 전·후의 비교**
자 세	• 앉은 자세 또는 선 후전방향 자세 • **머리 고정장치의 귀꽂이를 바깥귀구멍에 삽입** • **IOML = 지면 IOML ⊥ IR**
중심선	• 양쪽 귀꽂이를 연결하는 선과 MSP가 만나는 점을 통과하여 IR면에 수직 입사
영상평가	• 계측을 위해 귀꽂이(Ear rod), 자(Ruler) 등이 영상에 표현 • **재현성을 위한 일정한 확대율(1.1) : SID 60인치(152 cm), OID(피사체-IR 거리) 6인치** • Non grid, 소초점 사용

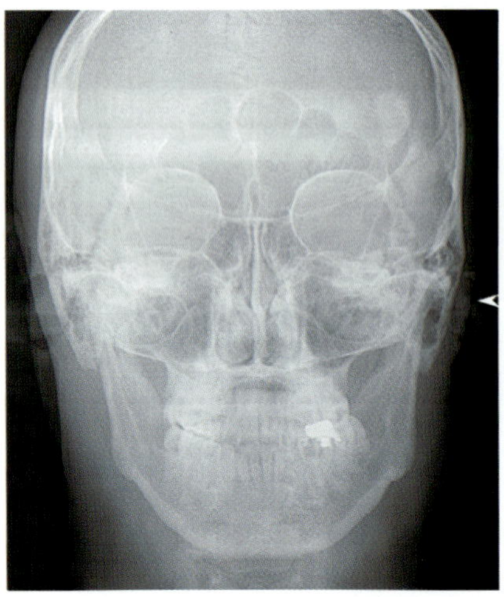

머리규격 후전방향 촬영

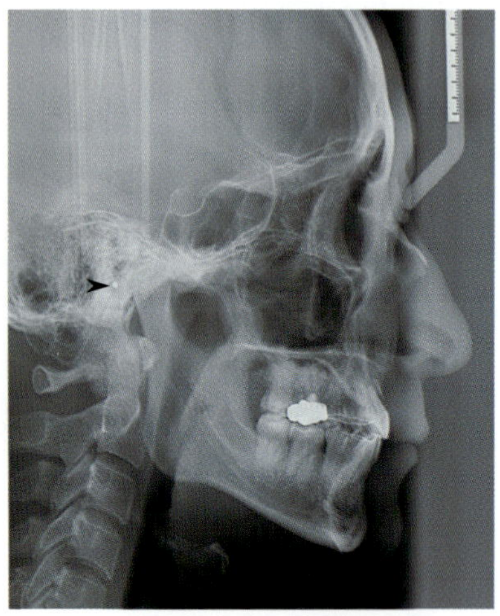

머리규격 측방향 촬영

2. 머리규격 측방향 촬영 Cephalometric radiography lateral projection

자 세	• 앉거나 선 측방향 자세 • 머리 고정장치의 귀꽂이를 바깥귀구멍에 삽입 • IOML = 지면
중심선	• 양쪽 귀꽂이의 중앙을 통과하여 IR면에 수직 입사
영상평가	• 연부조직 묘사를 위해 **Wedge filter, Non grid 적용** • 머리규격 후전방향 촬영과 동일

III

Vertebral colume

1. 목뼈(Cervical vertebrae)

수직 : ⊥ 평행 : =

1. 목뼈 전후방향 촬영 Cervical vertebrae AP wagging jaw projection Ottonello법

목 적	• 저작운동(Chewing motion) 중 X선 조사로 아래턱뼈의 흐려진 음영을 통해 전체 목뼈 전후방향 영상 획득
자 세	• 선 자세 또는 바로 누운 자세 • IR 중심 : C4 • 교합평면과 꼭지돌기 끝을 연결한 선이 IR에 수직
중 심 선	• C4를 향해 수평 입사
영상평가	• 촬영 조건 : 낮은 관전류, 긴 조사시간 • 7개 목뼈 전체의 전후방향 영상 획득 • 흐려진 아래턱뼈 음영을 통해 고리뼈, 중쇠뼈의 정면상 획득

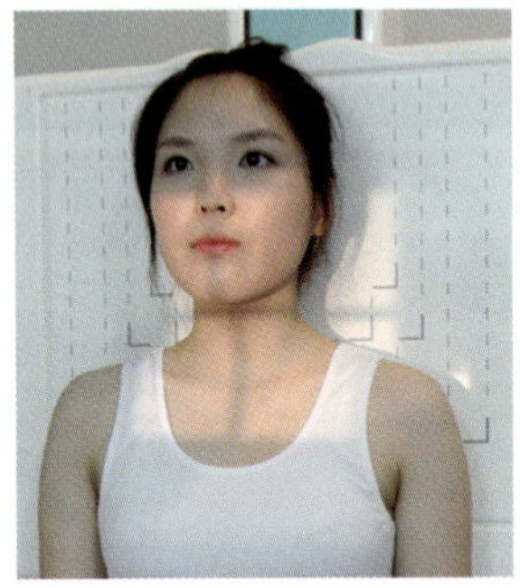

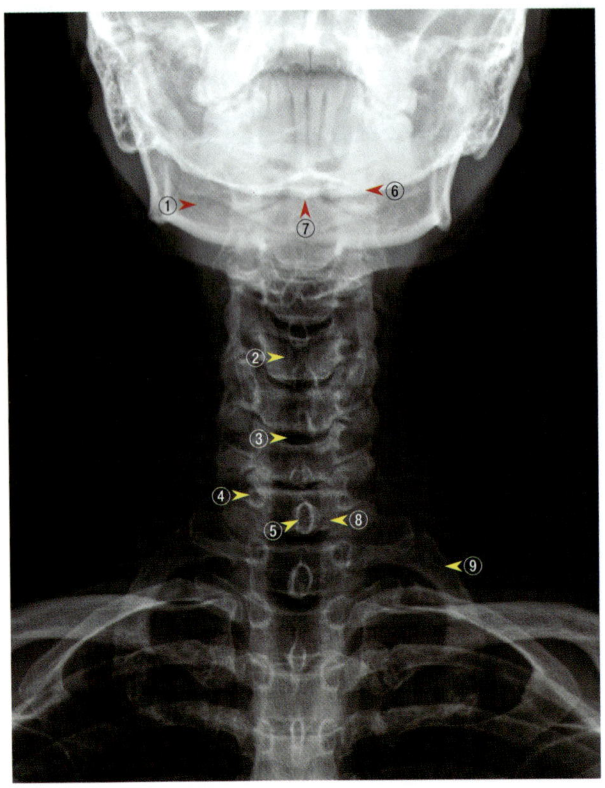

① Mandible (아래턱뼈)

② 4th Cervical vertebrae body (제4 목뼈몸통)

③ C4~5 Intervertebral disc (척추사이공간)

④ Pedicle of vertebral arch (척추뼈 고리뿌리)

⑤ Spinous process (가시돌기)

⑥ 1st Cervical vertebrae, Atlas (고리뼈)

⑦ 2nd Cervical vertebrae, Axis (중쇠뼈)
Odontoid process, dens (치아돌기)

⑧ 7th Cervical vertebrae, Prominens (제7 목뼈)

⑨ 1st Rib (제1 갈비뼈)

2. 고리뼈, 중쇠뼈 전후방향 촬영
Axis & Atlas AP open mouth projection — Den's view

목 적

- 외상성 치아돌기, 류마티스성 고리중쇠관절 이상 등 병변관찰

자 세

- 선 자세 또는 바로 누운 자세
- IR 중심 : C2
- 턱을 들어 위쪽 앞니와 꼭지돌기를 연결한 선이 IR에 수직 상태에서 입을 최대한 벌린 자세로 조사

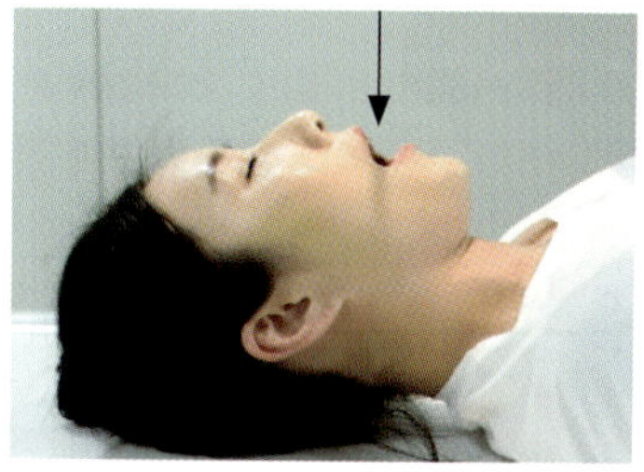

중 심 선

- 벌린 입 중앙을 향해 IR에 수직 입사

영상평가

- C1 · C2, 치아돌기, 고리중쇠관절이 관찰
- 뒤통수뼈와 치아돌기가 겹치지 않도록 촬영
- Close mouth view : Open mouth 시행이 어려운 환자에 적용, 큰구멍을 통해 치아돌기 관찰
  - Fuch법 : 바로 누운 자세, MML ⊥ IR일 때 MML에 평행 입사 (OML ⊥ IR 일 때는 머리쪽으로 37° 입사)
  - Judd법 : 엎드린 자세, OML과 IR이 37° 일 때 수직 입사

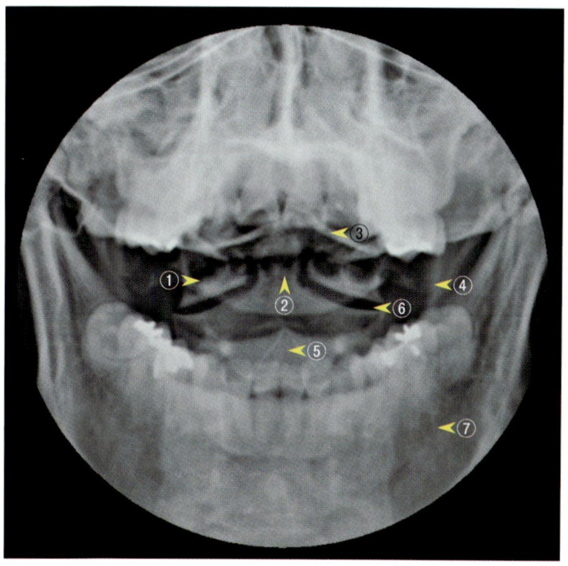

Open mouth view

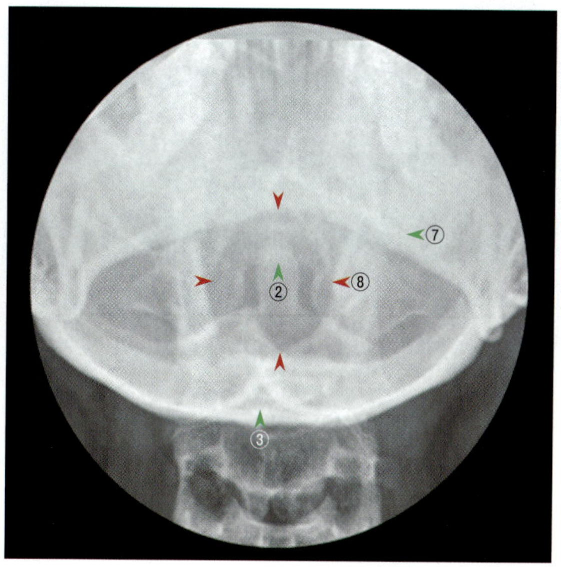

Close mouth view(Fuch법, Judd법)

① Atlas (고리뼈)	⑤ Spinous process (가시돌기)
② Odontoid process, dens (치아돌기)	⑥ Intervertebral disc (척추사이공간)
③ Cranial base (머리뼈 바닥)	⑦ Mandible (아래턱뼈)
④ Trasnsverse process (가로돌기)	⑧ Magnum foramen (큰 구멍)

3. 목뼈 전후방향 촬영 Cervical vertebrae AP projection

목 적	• 외상성 골절, 탈구, 염증성 질환, 종양 등의 병변 관찰
자 세	• 선 자세 또는 바로 누운 자세 • IR 중심 : C3 • 교합평면과 꼭지돌기 끝을 연결한 선이 IR에 수직
중 심 선	• C4(방패연골 아래 모서리)를 향해 머리쪽 15~20° 입사
영상평가	• 척추사이공간이 열려서 관찰 • 추체는 좌우대칭, 가시돌기는 정중선상에 위치 • C3~T2가 영상에 포함(아래턱뼈, 뒤통수뼈는 C1 · C2와 겹침) • 척추뼈 고리뿌리 관찰

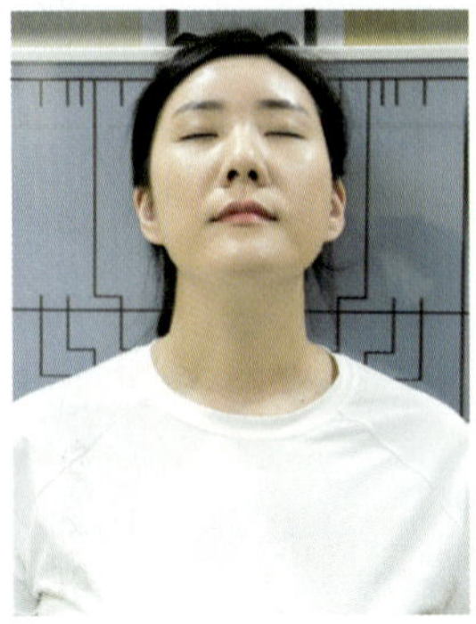

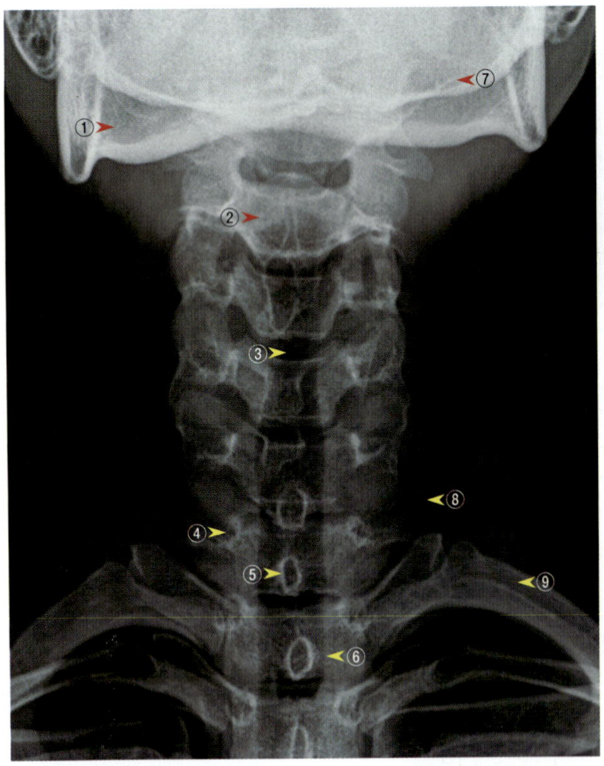

① Mandible (아래턱뼈)

② 3rd Cervical vertebrae body (제3 목뼈몸통)

③ C4~5 Intervertebral disc space (척추사이공간)

④ Pedicle of vertebral arch (척추뼈 고리뿌리)

⑤ C7 Spinous process (가시돌기)

⑥ 1st Thoracic vertebrae (제1 등뼈)

⑦ Occipital bone (뒤통수뼈)

⑧ C7 Transvers process (가로돌기)

⑨ 1st Rib (제1 갈비뼈)

MEMO

4. 목뼈 전후사방향 촬영
Cervical vertebrae AP oblique projection RPO, LPO자세

목 적	• 척주사이구멍, 척추뼈고리뿌리, 돌기관절의 골절, 탈구, 정렬 상태 관찰
자 세	• 선 자세, 앉은 자세 또는 반 누운 자세 • IR 중심 : C3 • 전후방향 자세에서 검사 반대 측 어깨를 IR에 밀착하고 뒤쪽이 45° 되도록 돌림(비만환자의 경우 55~60°)
중 심 선	• C4를 향해 머리쪽으로 15~20° 입사
영상평가	• IR면에서 먼쪽 척추사이구멍 관찰 • 목을 수직으로 유지하는 자연체위 촬영이 바람직(아래턱을 내밀면 목뼈와 겹침을 방지할 수 있으나 정렬의 어긋남이 발생하므로) • 원거리(SID 150~180cm), 양측 사방향(좌·우 비교) 촬영

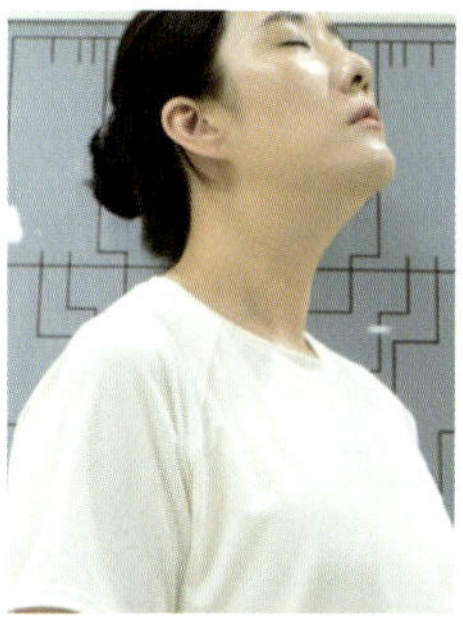

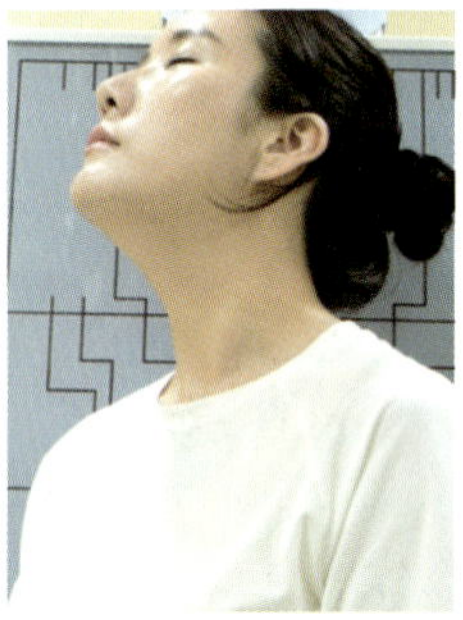

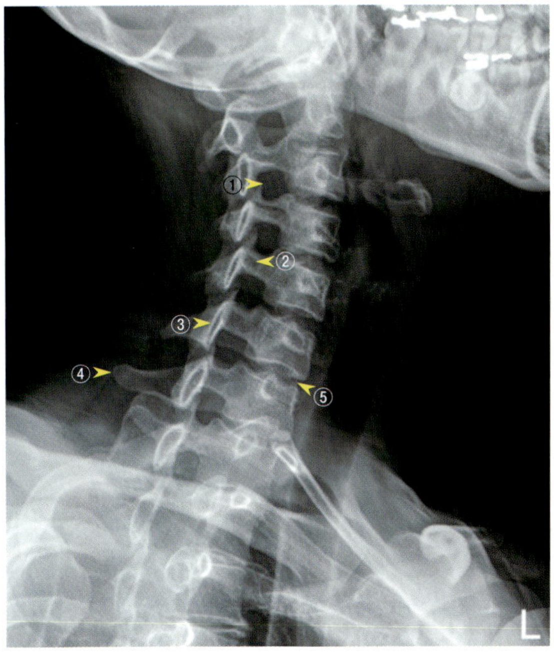

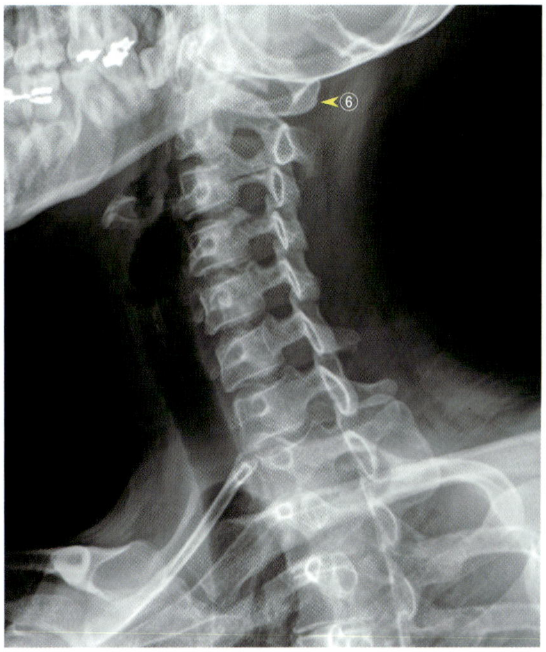

① Intervertebral foramen (척추사이구멍)	④ C7 Spinous process (가시돌기)
② Pedicle of vertebral arch (척추뼈 고리뿌리)	⑤ C6~7 Intervertebral disc space (척추사이공간)
③ C6 Transvers process (가로돌기)	⑥ Atlas (고리뼈)

5. 목뼈 후전사방향 촬영 Cervical vertebrae PA oblique projection RAO, LAO자세

자 세	• IR 중심 : C5 • 후전 자세에서 촬영 측 어깨를 IR에 밀착하고 앞쪽으로 45° 돌림(비만환자 : 55~60°)
중 심 선	• **C4를 향해 발쪽으로 15~20° 입사**
영상평가	• **IR면에서 가까운쪽 척추사이구멍 관찰**

6. 목뼈 측방향 촬영 Cervical vertebrae lateral projection

목 적	• 외상성 골절, 탈구, 염증성 질환, 종양 등의 병변 관찰
자 세	• 선 자세 또는 앉은 자세 • IR 중심 : C4 • **바른 측면 자세에서 턱을 조금 들고 어깨를 최대한 떨어뜨림 (목뼈와 턱, 어깨의 겹침 방지)** • 정중이마면과 IR면의 중심을 일치 • **호흡 : 날숨 후 멈춘 상태**
중 심 선	• **C4를 향해 IR면에 대해 수직 입사**
영상평가	• **원거리 촬영(SID 180cm) : 확대방지와 선명한 영상 획득 가능** • **Air gap, Groedel effect(공기 중 산란선 제거) 적용** • **C1 · C2가 턱과 겹치지 않고 척추사이공간, C7의 가시돌기 관찰** • **Grandy method : C7 관찰을 위해 양팔을 잡아당기거나 모래주머니를 들고 선 자세(Weight-bearing position)에서 목뼈 측방향 촬영**

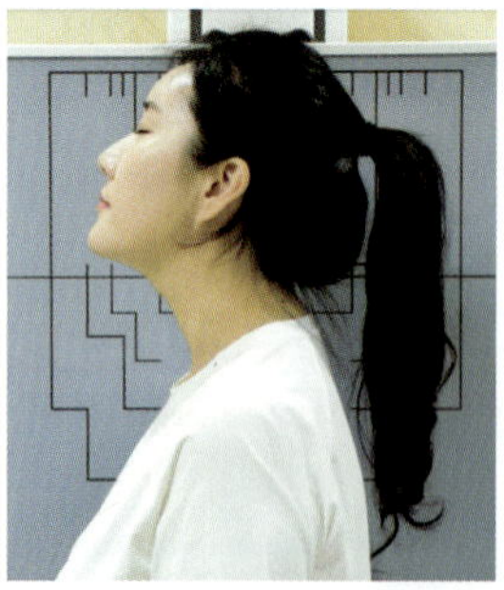

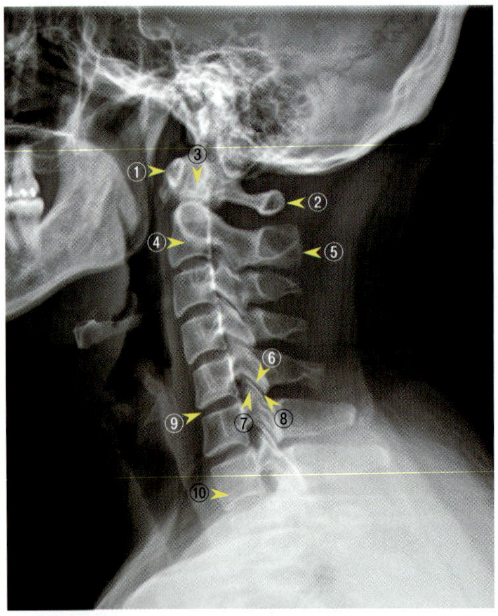

① Anterior tubercle of atlas (제1목뼈 앞결절)
② Posterior arch of atlas (제1목뼈 뒤궁)
③ Odontoid process (치아돌기)
④ Axis (제2 목뼈, 중쇠뼈)
⑤ Spinous process of axis (제2 목뼈 가시돌기)
⑥ C5 Inferior articular process (제5 목뼈아래관절돌기)
⑦ C6 Superior articular process (제6 목뼈위관절돌기)
⑧ Zygapophysial joint (돌기사이관절)
⑨ Interverterbral disc space (척추사이공간)
⑩ C7, Prominens (제7 목뼈)

7. 목뼈 기능 촬영 Cervical vertebrae functional projection

굽힘(Flexion) · 젖힘(Extension)

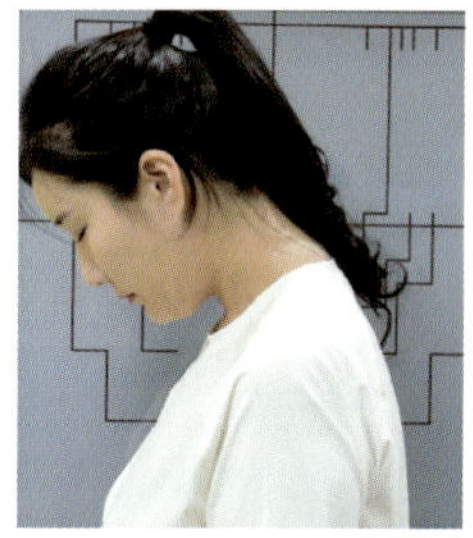

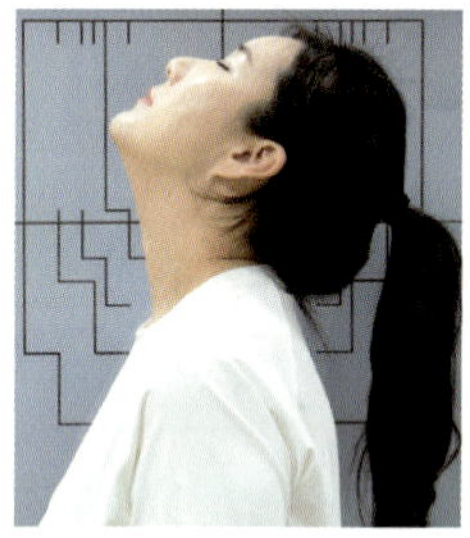

목 적	• **목뼈 기능(불안정성에 의한 척추몸통의 미끄러짐, 척추사이공간의 압축, 벌어짐, 탈구, 운동 이상) 관찰**
자 세	• 선 자세 또는 앉은 자세 • IR 중심 : C4 • **바른 측면 자세**에서 정중이마면과 IR면의 중심을 일치 • 목만 이용하여 최대한 굽힘과 젖힘 자세를 유지 • 호흡 : 날숨 후 멈춘 상태
중심선	• C4를 향해 IR면에 대해 수직 입사
영상평가	• **원거리 촬영 : 확대방지와 선명한 영상 획득** • **양어깨를 내리고 C1 ~ C7 가시돌기까지 관찰**

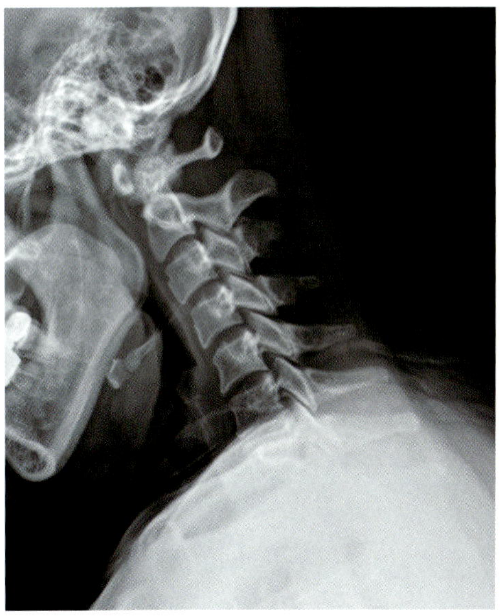

굽힘(Flexion) 자세

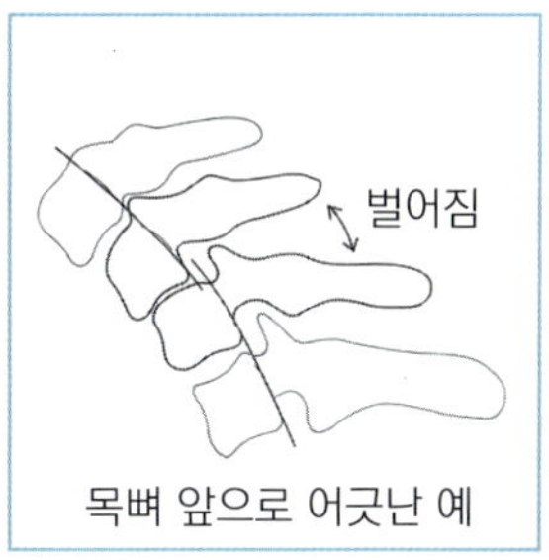

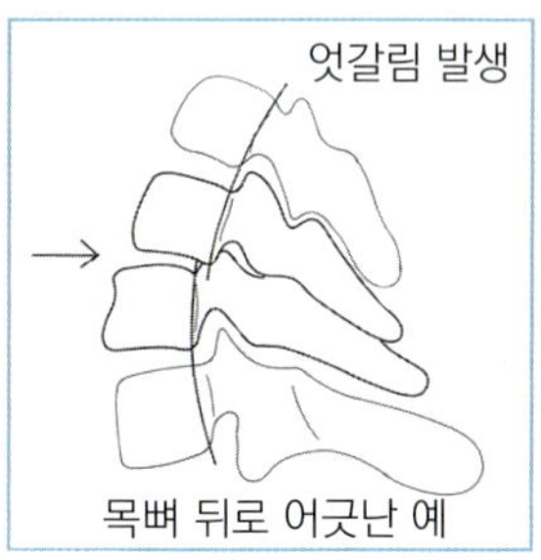

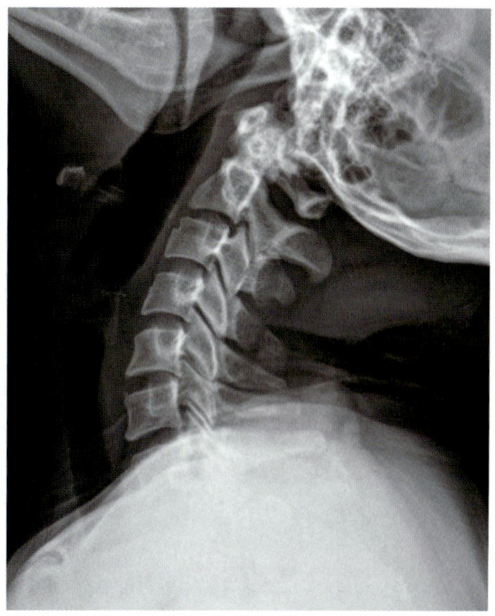

젖힘(Extension) 자세

MEMO

8. 목뼈-등뼈 측방향 촬영 Cervicothoracic junction lateral projection

Twining법, Swimmer's법

목 적	• 양어깨 사이로 아래쪽 **목뼈와 위쪽 등뼈 골절**, 탈구, 염증
자 세	• 선 자세 또는 앉은 자세 • **IR 중심 : T2** • 바른 측면 자세에서 정중이마면과 IR면의 중심을 일치 • **IR면에 밀착된 팔을 위로, 반대 팔은 아래로 떨어뜨림** • 검사 측 어깨와 반대 측 어깨를 반대 방향으로 돌림 • 호흡을 멈춘 상태
중 심 선	• **T2를 향해 IR면에 대해 수직 입사** **(양쪽 어깨가 분리되지 않을 경우 발쪽 5° 입사 가능)**
영상평가	• **양어깨를 통해 아래쪽 목뼈와 위쪽 등뼈의 측방향상 관찰** • **C7 · T1 · T2가 잘 관찰(C5~T5까지 영상에 포함)** • **척주 자체가 회전되지 않고 양어깨가 겹치지 않은 영상** • **원거리 촬영(SID 180 cm) : 확대 방지와 선명한 영상 획득** ‣ **Pawlow법 : 옆으로 누운 자세에서 실시하는 Swimmer's법**

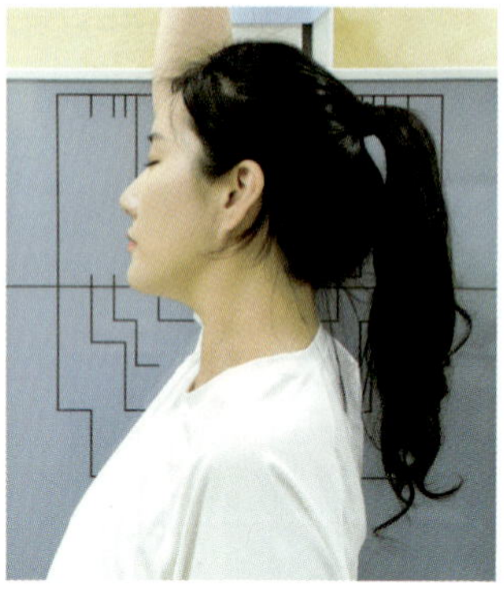

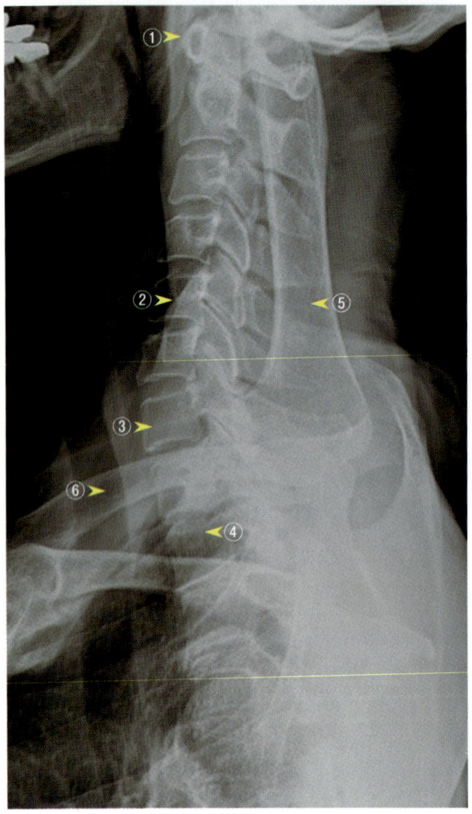

① C1, Atlas (제1 목뼈, 고리뼈)

② C5 (제5 목뼈)

③ C7 (제7 목뼈)

④ T2 (제2 등뼈)

⑤ Humerus (IR면에 밀착된 위팔뼈)

⑥ Clavicle (IR면에 밀착된 빗장뼈)

2. 등뼈(Thoracic vertebrae)

1. 등뼈 전후방향 촬영　Thoracic vertebrae AP projection

목 적

- **등뼈의 몸통, 척추사이공간, 척추뼈고리뿌리, 가시돌기, 가로돌기 및 척주측만증(Scoliosis)**

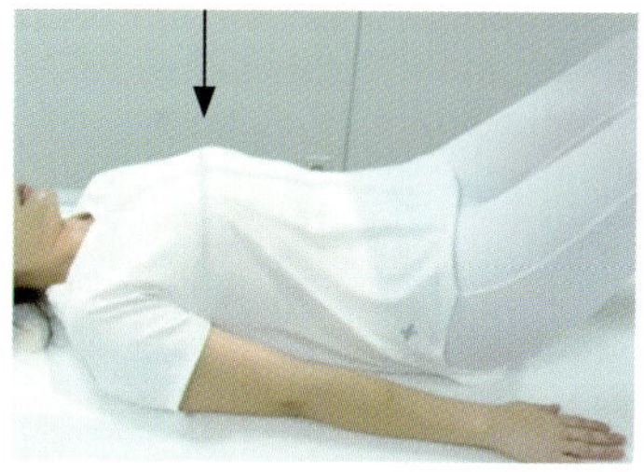

자 세

- 바로 누운 자세 또는 선 자세
- **IR 중심 : T7**
- MSP의 중심과 IR의 중심을 일치
- **전후 자세에서 IR면에 등을 밀착시키기 위해 무릎을 구부림**
- **호흡 : 날숨 후 멈춘 상태**

중 심 선

- **T7(복장뼈위패임 아래 8~10cm)를 향해 IR면에 수직 입사**

영상평가

- C7~L1이 영상에 포함
- **조사야 제한** : 조사야 폭 10~12cm 정도로 가로돌기가 충분히 포함되는 범위 (피폭감소, 대조도 향상)
- **쐐기형 보상필터, Heel effect : 위쪽과 아래쪽 가슴 두께 차이 극복(균일한 농도)**
- **Cobb angle : 척주측만증 환자에서 측만도(만곡도) 계측**

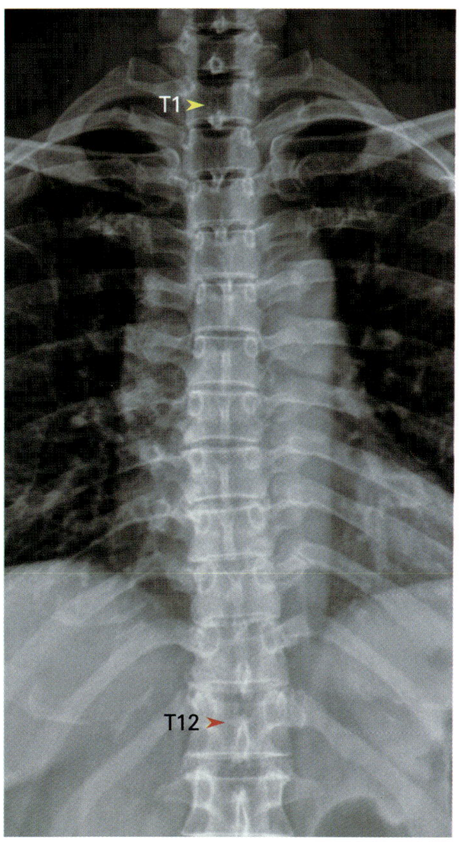

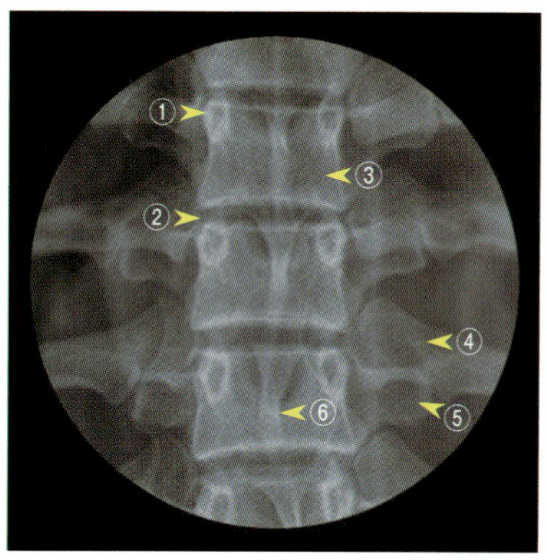

① Pedicle (척추뼈 고리뿌리)

② Intervertebral disk space (척추사이공간)

③ Thoracic vertebrae body (등뼈 몸통)

④ Rib (갈비뼈)

⑤ Transverse process (가로돌기)

⑥ Spinous process (가시돌기)

2. 등뼈 측방향 촬영 Thoracic vertebrae lateral projection

목 적	• **등뼈 몸통, 척추사이구멍, 척추사이공간, 척추뼈고리뿌리, 가시돌기, 척주후만증(Kyphosis) 병변**
자 세	• 옆으로 누운 자세 또는 선 자세 • **IR 중심 : T7** • 팔은 몸통의 장축에 대해 직각, 무릎을 구부려 골반의 회전을 방지 • 옆구리 아래에 고정용구를 놓아 자세 유지 • 정중시상면과 척추의 장축이 평행 • **자연 호흡법(등뼈와 중복되는 폐혈관, 갈비뼈 음영을 흐르게 함)** 또는 **날숨 후 멈춘 상태**
중 심 선	• **T7을 향해 수직 또는 머리쪽 10~15° (고정용구 미사용) 입사**
영상평가	• T1~3을 제외한 등뼈의 척추뼈몸통과 척추사이구멍의 농도가 균일하게 관찰 • 팔을 몸통 장축에 직각 : 갈비뼈가 위로 올라가 척추사이구멍의 선명한 관찰 • 조사면 : 척주면을 따라 가시돌기부터 척추뼈몸통이 포함되는 범위 • C7~L1이 영상에 포함 • **등 뒤에 납판 위치 : Halation fog(조사야 내의 피사체가 없는 부분에 생기는 포그) 방지**

머리쪽 10~15°, 수직

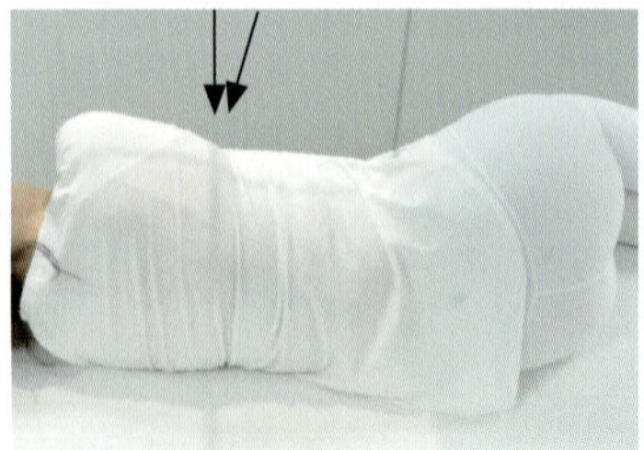

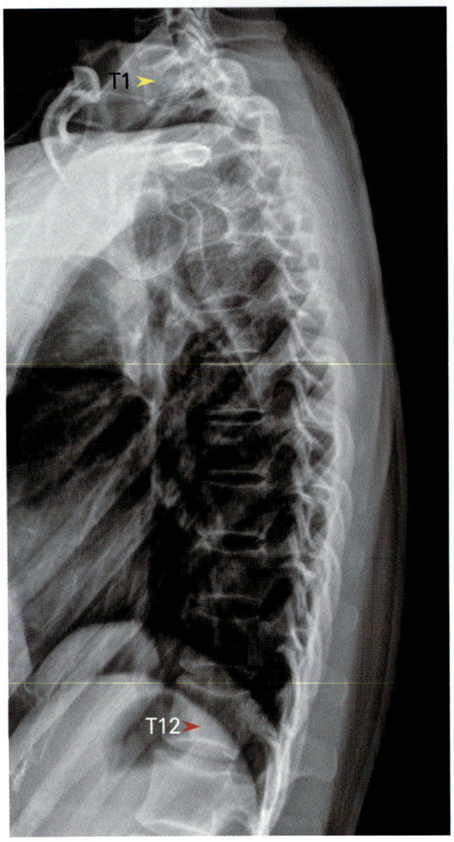

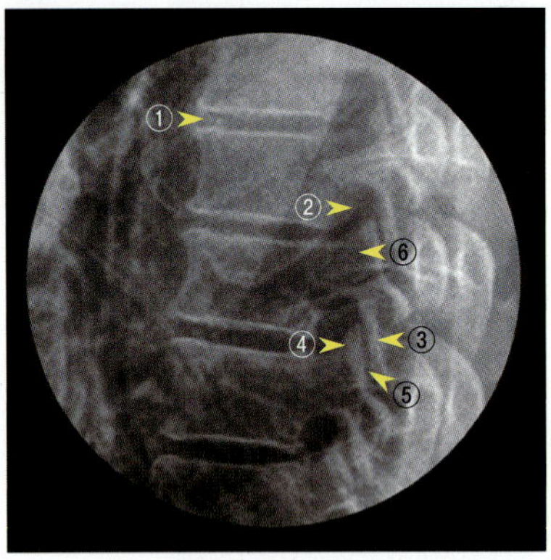

① Intervertebral disk space (척추사이공간)

② Intervertebral foramen (척추사이구멍)

③ Inferior articular process (아래 관절돌기)

④ Superior articular process (위 관절돌기)

⑤ Zygapophysial joint (돌기사이관절)

⑥ Pedicle (척추뼈 고리뿌리)

3. 등뼈 전후사방향 촬영 Thoracic vertebrae AP oblique projection RPO, LPO자세

목 적

- **등뼈의 돌기사이관절 등의 병변 관찰**

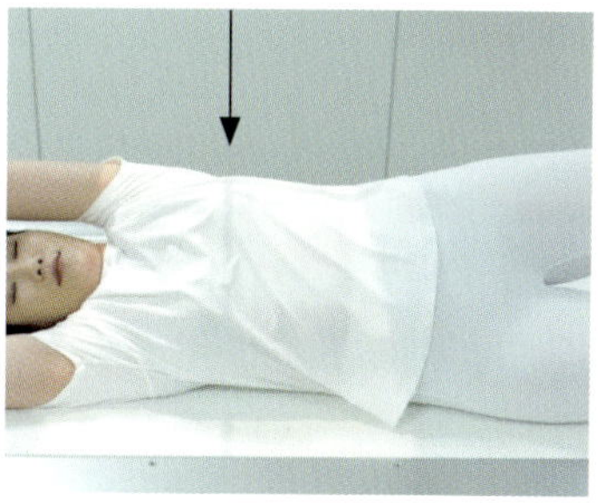

자 세

- 옆으로 누운 자세 또는 선 자세
- **IR 중심 : T7**
- 척추의 장축과 IR의 중심선 일치
- **바른 측면 자세에서 앞 또는 뒤로 돌려 정중이마면과 IR의 각도가 70°**
- 호흡 : 날숨 후 멈춘 상태

중 심 선

- T7을 향해 IR면에 대해 수직 입사

영상평가

- C7~L1이 영상에 포함
- **돌기사이관절 관찰**
- **먼쪽 돌기사이관절 관찰이 목적 ⇔ L-spine과 반대**
- 양쪽 사방향 촬영이 기본

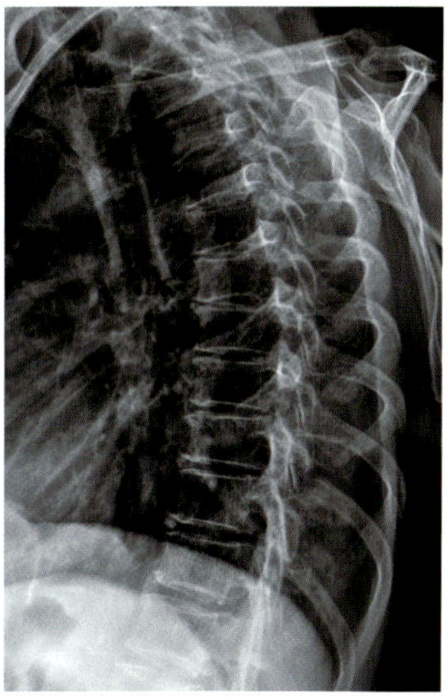

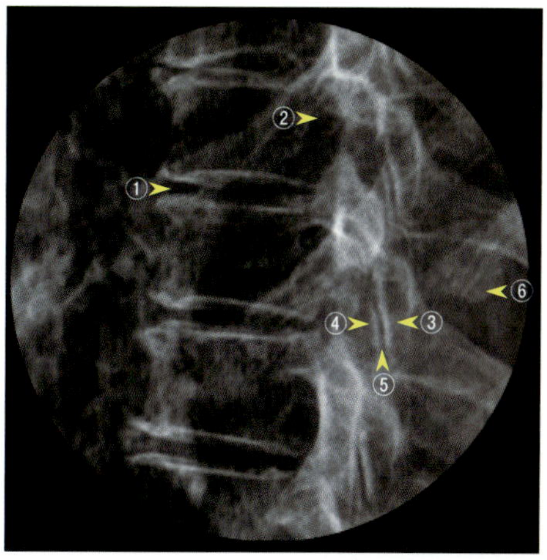

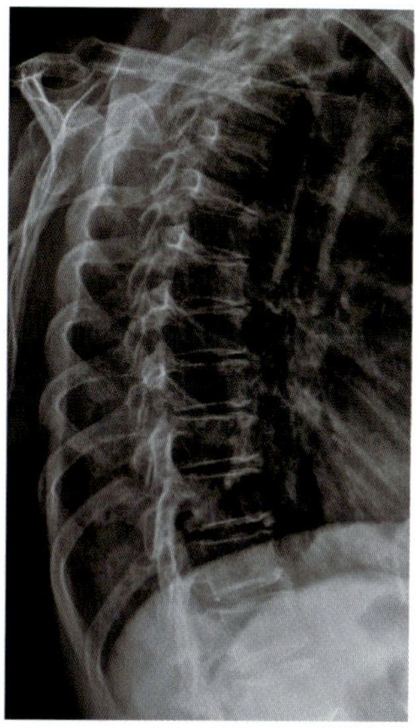

① Intervertebral disk space (척추사이공간)	④ Superior articular process (위 관절돌기)
② Intervertebral foramen (척추사이구멍)	⑤ Zygapophysial joint (돌기사이관절)
③ Inferior articular process (아래 관절돌기)	⑥ Spinous process (가시돌기)

4. 등뼈 후전사방향 촬영 Thoracic vertebrae PA oblique projection RAO, LAO자세

영상평가

- **IR면에서 가까운쪽 돌기사이관절 관찰이 목적 ⇔ L-spine과 반대**

3. 허리뼈(Lumbar vertebrae)

1. 허리뼈 전후방향 촬영 Lumbar vertebrae AP projection

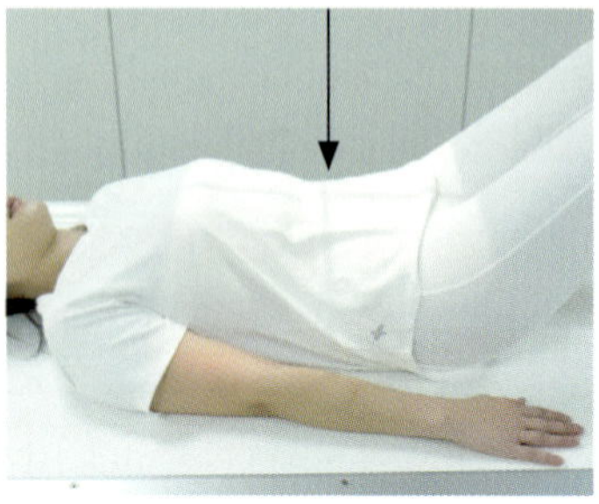

목 적	• **허리뼈 몸통, 척추사이공간, 척추뼈고리뿌리, 가로돌기, 척추측만증 등의 병변**
자 세	• 선 자세, 바로 누운 자세 또는 엎드린 자세 • IR 중심 : L3 • MSP의 중심과 IR의 중심을 일치 • **전후 자세에서 IR면에 등을 밀착시키기(전만을 감소) 위해 무릎을 구부림** • **호흡 : 날숨 후 멈춘 상태**
중 심 선	• **L3 엉덩뼈능선를 향해 IR면에 수직 입사**
영상평가	• 허리뼈 전체의 몸통, 척추뼈사이공간, 큰허리근 관찰 • **Cobb angle** : 척추측만증 환자에서 측만도(만곡도) 계측 • **허리뼈 후전방향 촬영 : AP촬영에 비해 허리뼈 전체에 대한 상세한 관찰이 가능**

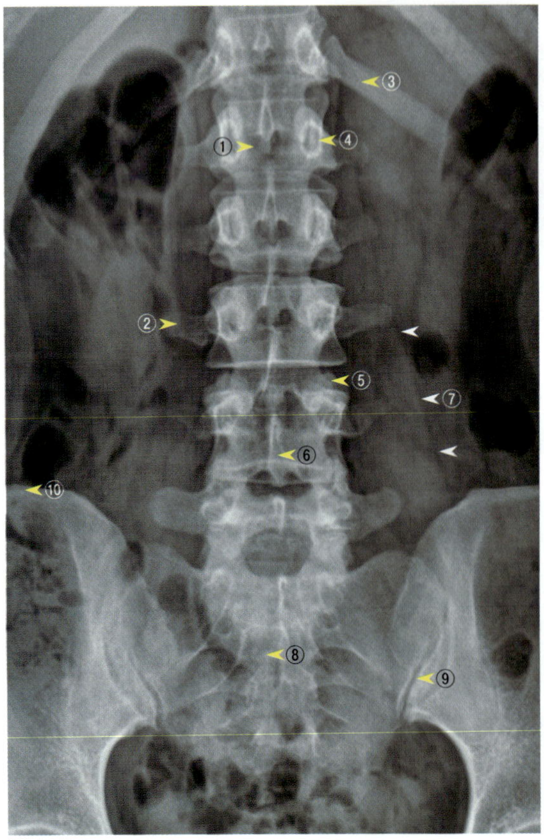

① L1 (제1 허리뼈)

② Transverse process (가로돌기)

③ 12th Rib (제12 갈비뼈)

④ Pedicle (척추뼈 고리뿌리)

⑤ Inter vertebral disk space (척추사이공간)

⑥ Spinous process (가시돌기)

⑦ Psoas muscle (큰허리근)

⑧ Sacrum (엉치뼈)

⑨ Sacroiliac joint (엉치엉덩관절)

⑩ Iliac crest (엉덩뼈능선)

2. 허리뼈 측방향 촬영 Lumbar vertebrae lateral projection

목 적	• **허리뼈 몸통, 척추사이공간, 척추사이구멍, 척추뼈고리뿌리, 가시돌기, 허리뼈분리증(Spondylosis)**
자 세	• 선 자세 또는 옆으로 누운 자세 • IR 중심 : L3 • 팔은 몸통의 장축에 대해 직각 • 무릎은 구부려 골반의 회전을 방지 • 옆구리 아래에 고정용구를 놓아 자세 유지 • **정중시상면과 척추 장축이 평행**(통증 부위를 IR면에 밀착) • 호흡 : 날숨 후 멈춘 상태
중 심 선	• **L3를 향해 수직 또는 발쪽으로 5~8° (고정용구 미사용 시) 입사**
영상평가	• 허리뼈 전체의 몸통, 척추사이공간, 척추사이구멍이 선명하게 관찰 • L5 허리뼈와 가시돌기가 적절한 농도로 촬영 • 허리뼈 분리증 : 2mm 이상 또는 2° 이상 일 때 • 등 뒤에 납판 위치 : Halation fog 방지

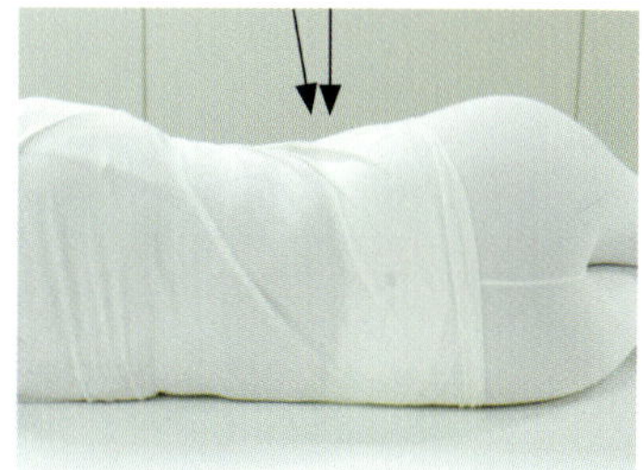

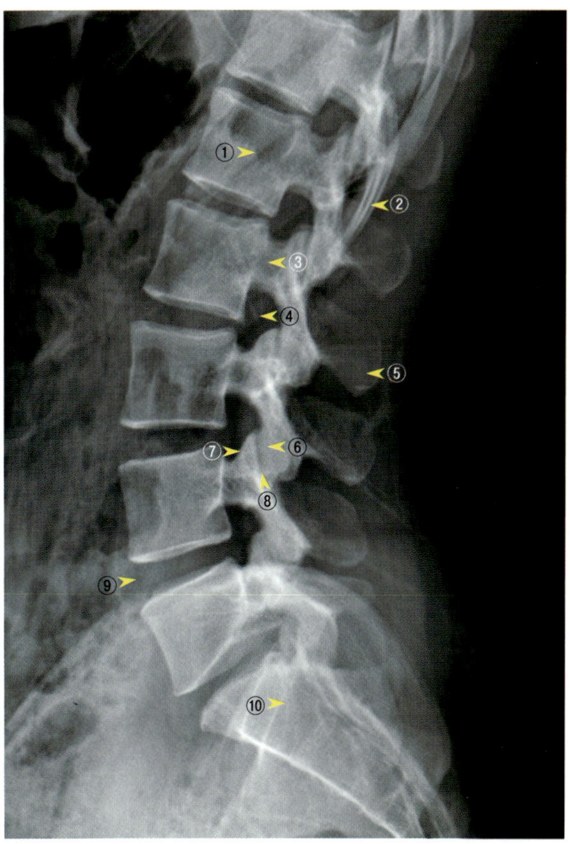

① L1 (제1 허리뼈)

② 12th Rib (제12 갈비뼈)

③ Pedicle (척추뼈 고리뿌리)

④ Intervertebral foramen (척추사이구멍)

⑤ Spinous process (가시돌기)

⑥ Inferior articular process (아래 관절돌기)

⑦ Superior articular process (위 관절돌기)

⑧ Zygapophysial joint (돌기사이관절)

⑨ Inter vertebral disk space (척추사이공간)

⑩ Sacrum (엉치뼈)

3. 허리뼈 전후사방향 촬영 Lumbar vertebrae AP oblique projection RPO, LPO자세

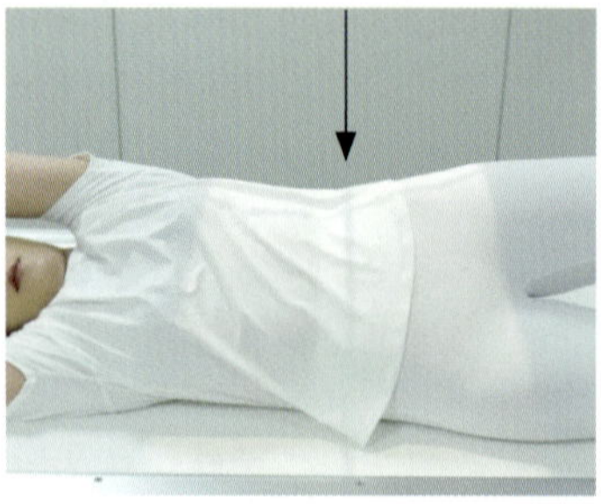

목 적	• **허리뼈의 돌기사이관절(Apophyseal joint) 병변 관찰**
자 세	• 반 엎드린 자세, 반 누운 자세 또는 선 자세 • IR 중심 : L3 • 척추의 장축과 IR의 중심선 일치 • 바른 측면 자세에서 앞 또는 뒤로 돌려 **정중이마면이 IR과 이루는 각도가 45°**
중 심 선	• T7을 향해 IR면에 대해 수직 입사
영상평가	• 허리뼈의 돌기사이관절, 추궁근이 선명하게 관찰 • **IR에서 가까운 쪽 돌기사이관절 관찰이 목적** • **Scotty dog sign : 아래관절돌기, 위관절돌기, 가로돌기, 척추뼈 고리뿌리, 척추뼈 고리판** • **척추분리증 : Scotty dog의 목부분(협부)의 열극(간격이 멀어짐)이 관찰**

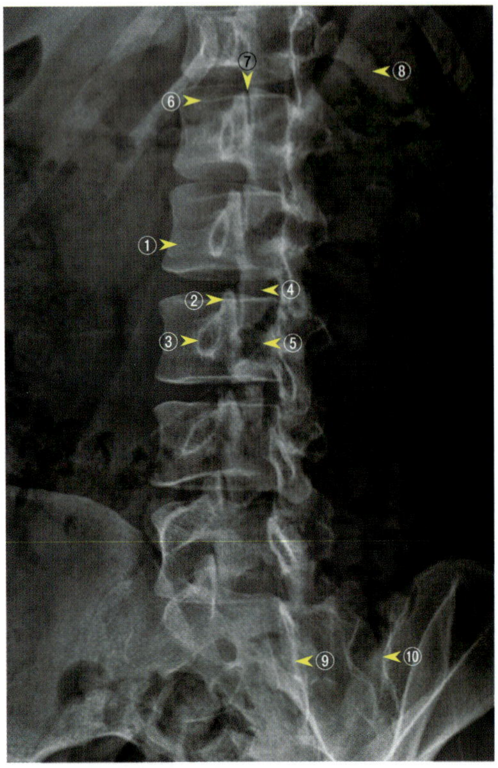

① Transverse process (가로돌기, 코)

② Superior articular process (위 관절돌기, 귀)

③ Pedicle (척추뼈 고리뿌리, 눈)

④ Inferior articular process (아래 관절돌기, 앞다리)

⑤ Lamina (척추뼈 고리판, 몸통)

⑥ L1 (제1 허리뼈)

⑦ Zygapophyseal joint (돌기사이관절)

⑧ 12th Rib (제12 갈비뼈)

⑨ Sacrum (엉치뼈)

⑩ Sacroiliac joint (엉치엉덩관절)

4. 허리뼈 후전사방향 촬영 Lumbar vertebrae PA oblique projection RAO, LAO자세

영상평가	• **IR에서 먼쪽 돌기사이관절 관찰이 목적**

4. 엉치뼈(Sacrum), 꼬리뼈(Coccyx)

1. 엉치뼈 전후·후전방향 촬영 Sacrum AP·PA projection

목 적	• **엉치뼈, 엉치엉덩관절 등 병변의 유무 관찰**
자 세	• 바로 누운 자세 또는 엎드린 자세 • 정중시상면과 IR의 중심선 일치
중 심 선	• **AP : 양쪽 위앞엉덩뼈가시(ASIS) 중간지점과 치골결합의 중앙점을 향해 머리쪽 15° 입사** • PA : 엉치뼈 만곡부 중앙을 향해 발쪽 15° 입사
영상평가	• 엉치뼈바닥, 엉치관절, 앞엉치뼈구멍, 정중엉치뼈능선 관찰 • **검사 전 배뇨, 배변 필요**

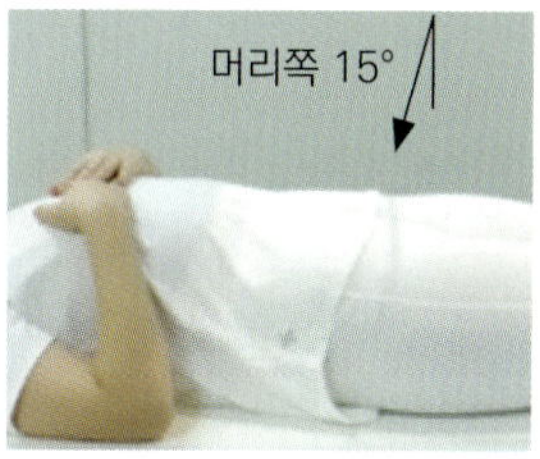

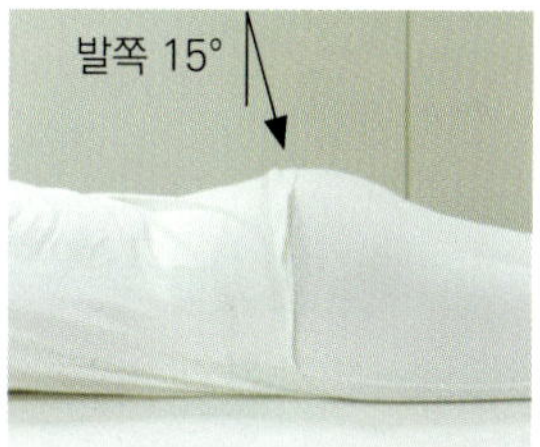

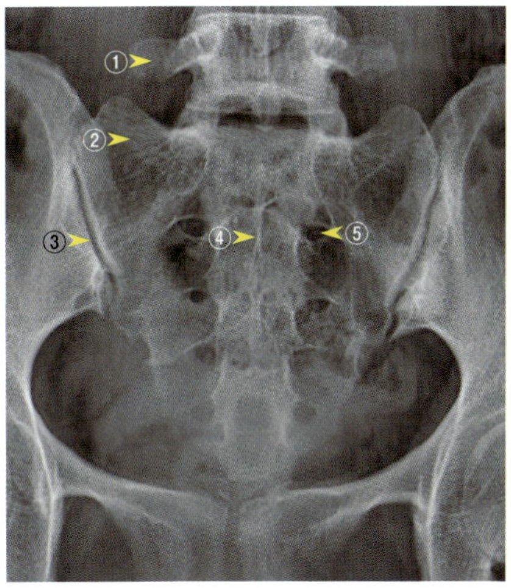

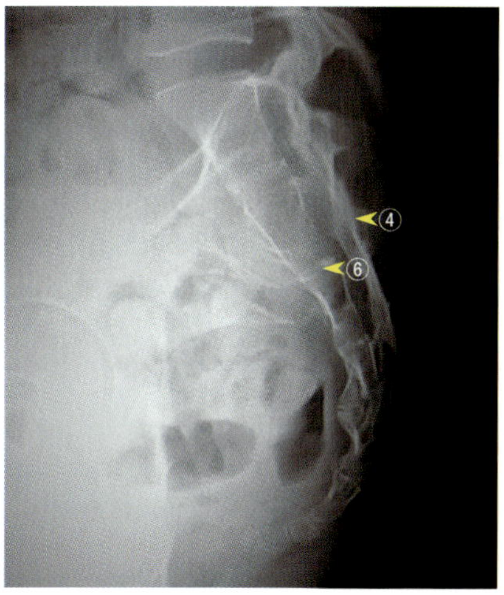

① L5 Transverse process (제5 허리뼈 가로돌기)
② Sacral wing(Ala) (엉치뼈날개)
③ Sacroiliac joint (엉치엉덩관절)
④ Median sacral crest (정중엉치뼈능선)
⑤ Sacral foramen (엉치뼈구멍)
⑥ Transverse ridge (가로선)

2. 엉치뼈 측방향 촬영 Sacrum lateral projection

목 적	• **엉치뼈, 허리엉치관절 등 병변의 유무 관찰**
자 세	• 옆으로 누운 자세, 엉치뼈 장축과 IR이 평행 • 엉덩관절과 무릎관절을 구부림, 무릎 사이 고정용구 사용 • **IR 중심 : 엉치뼈 뒤에서 앞으로 5cm 지점**
중 심 선	• 엉치뼈 중앙을 향해 IR면에 대해 수직 입사
영상평가	• 등 뒤에 납판 위치 : Halation fog 방지

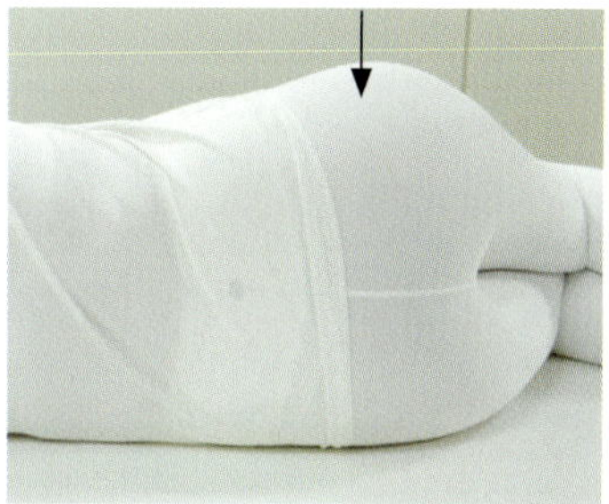

3. 꼬리뼈 전후·후전방향 촬영 Coccyx AP·PA projection

목 적	• 외상성 질환에 의한 꼬리뼈의 골절 등의 병변 관찰
자 세	• Sacrum AP(PA)와 동일
중심선	• **AP : 양쪽 ASIS 중간지점과 치골결합의 중앙점을 향해 발쪽으로 10° 입사** • PA : 꼬리뼈 지점을 향해 머리쪽으로 10° 입사
영상평가	• 꼬리뼈와 두덩뼈가 겹치지 않고 엉치뼈 끝과 꼬리뼈의 정면상 관찰 • 검사 전 배뇨, 배변(장내 분변, 가스 제거로 선명한 영상)

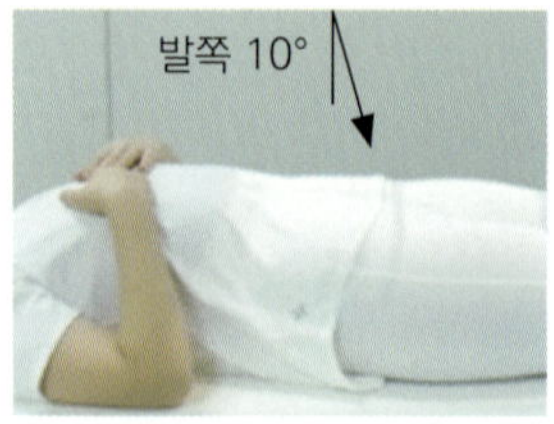

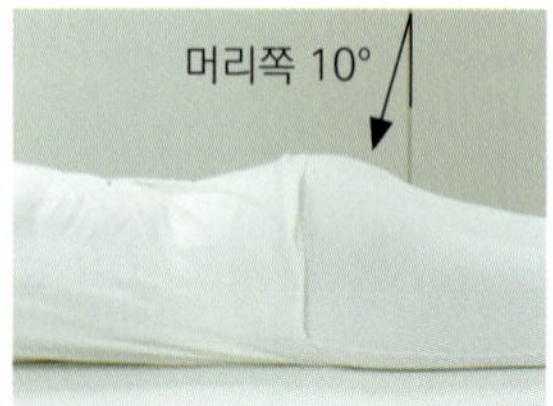

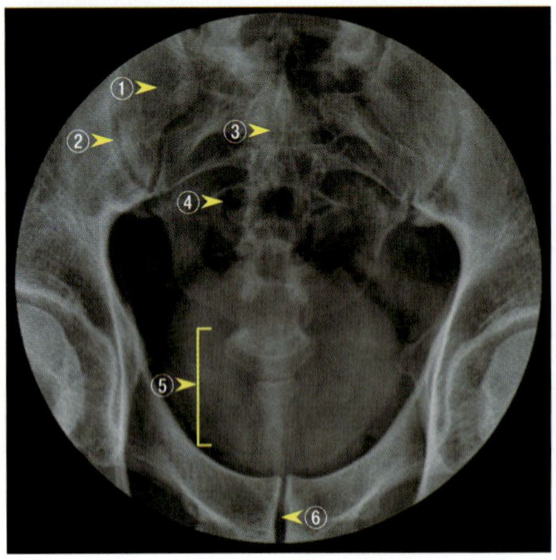

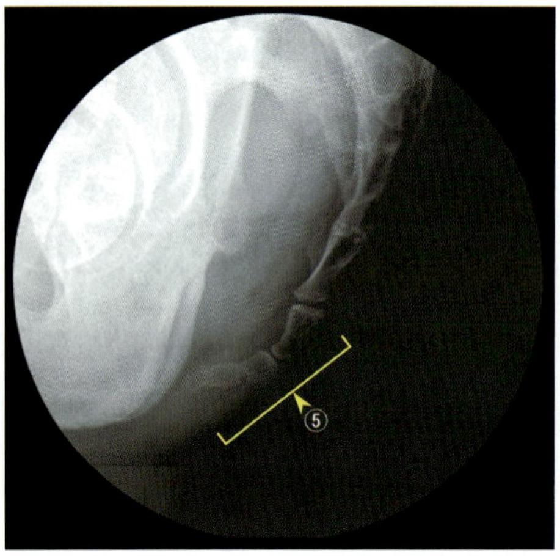

① Sacral wing(Ala) (엉치뼈날개)	④ Sacral foramen (엉치뼈구멍)
② Sacroiliac joint (엉치엉덩관절)	⑤ Coccyx (꼬리뼈)
③ Median sacral crest (정중엉치뼈능선)	⑥ Pubic symphysis (두덩결합)

4. 꼬리뼈 측방향 촬영 Coccyx lateral projection

목 적	• 외상성 질환에 의한 꼬리뼈의 골절 등의 병변 관찰
자 세	• Sacrum lateral과 동일 • **IR 중심 : 꼬리뼈 뒤에서 앞으로 5cm 지점**
중심선	• 꼬리뼈 중앙을 향해 IR면에 대해 수직 입사
영상평가	• 엉치뼈 관절에서 꼬리뼈 끝까지 선명한 영상 • 등 뒤에 납판 위치 : Halation fog 방지

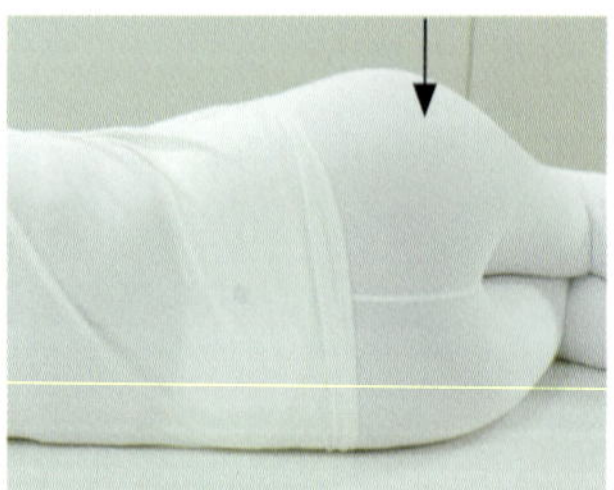

5. 척추측만검사(Scoliosis series)

1. Ferguson법

목 적

- **등뼈, 허리뼈의 자연, 교정, 기형 굽이 관찰 및 비교 목적**

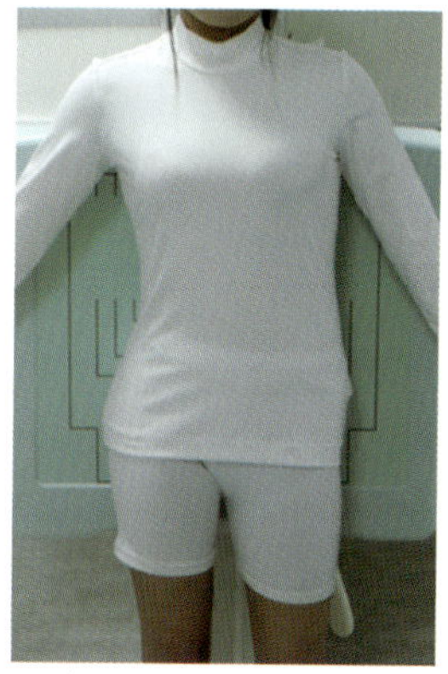

자 세

- 앉은 자세 또는 선 자세(전후 또는 후전)
- 엉덩뼈능선 아래 2.5cm가 포함되도록 IR 높이 조절
- 몸통, 골반이 회전되지 않게 조정
- MSP의 중심과 IR의 중심을 일치
- 1st 촬영 : 자연 상태에서 선 자세로 척추만곡 검사
- 2nd 촬영 : 만곡의 볼록한 쪽 발 아래 고정용구(5~7cm)로 들어 올려 검사

중 심 선

- IR 중심을 향해 수평 입사

영상평가

- 한 번에 촬영 또는 움직이지 않는 상태에서 2~3회 촬영 후 합성
- 영상에 자세 및 방향 표시
- **척추측만증 : Cobbs angle(만곡도 20° 이상 - 치료대상, 40° 이상 - 수술요법) 측정**

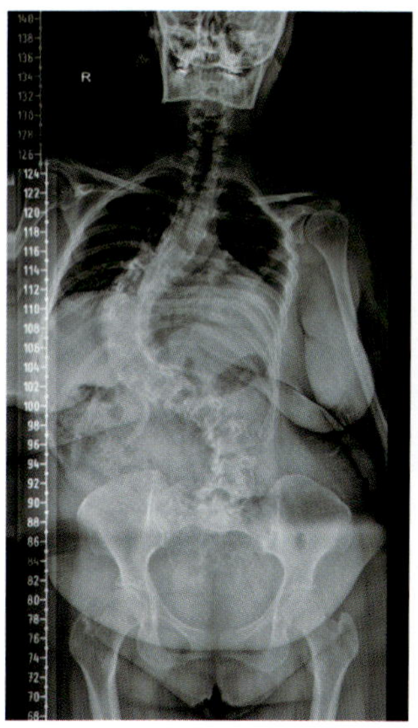

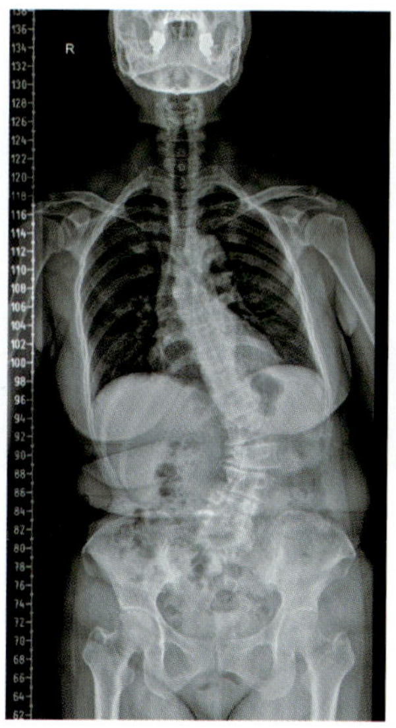

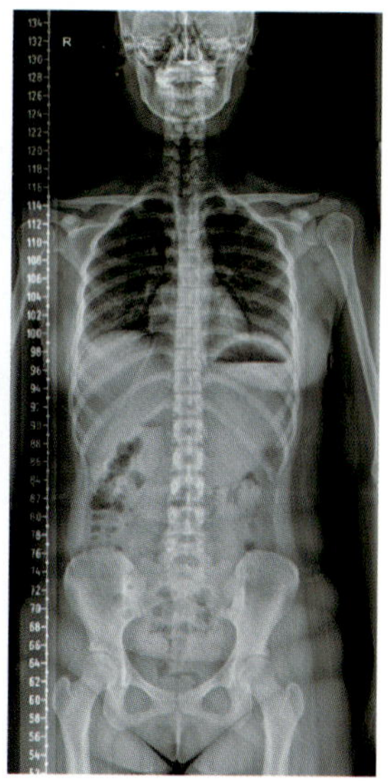

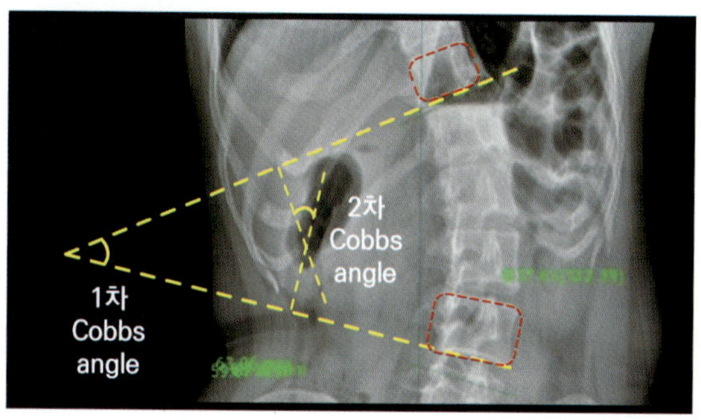

6. 척추융합검사(Spinal fusion series)

1. 좌·우 굴곡전후방향 촬영　Lt·Rt Bending AP projection

목　적	• 척추측만의 좌·우 불균등한 굴곡에 의한 구조적 변화 진단 • 탈출 척추사이원판의 위치, 척추 좌·우의 기능 관찰
자　세	• 바로 누운 자세 또는 선 자세 • 엉덩뼈능선 아래 2.5cm까지 영상에 포함 • 골반을 지렛점으로 최대한 좌·우측으로 척추를 구부림 • MSP의 중심과 IR의 중심을 일치 • 몸통, 골반이 회전되지 않게 조정
중심선	• IR 중앙점을 향해 수직 입사
영상평가	• **척추의 측만증(Scoliosis) 진단** • 좌·우측으로 구부린 2장 영상 • 척추융합부가 영상 중앙에 위치 • 구부린 방향(L, R) 표시

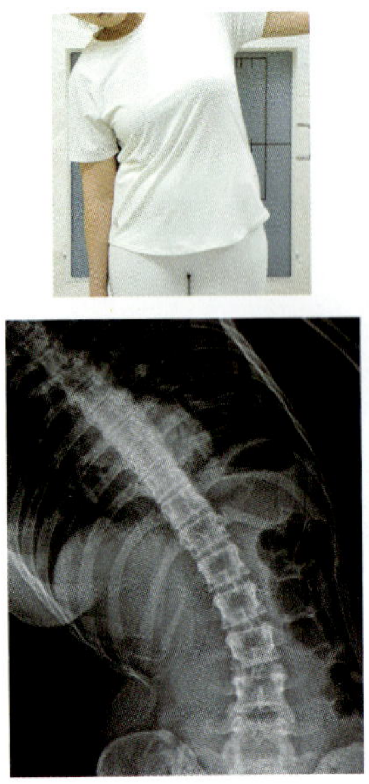
우굴곡전후방향 촬영

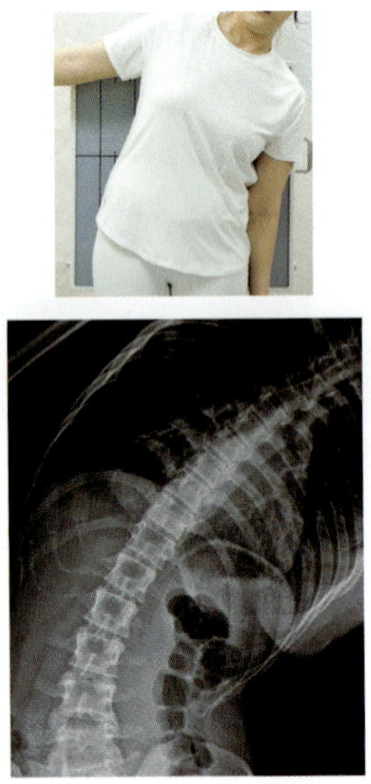
좌굴곡전후방향 촬영

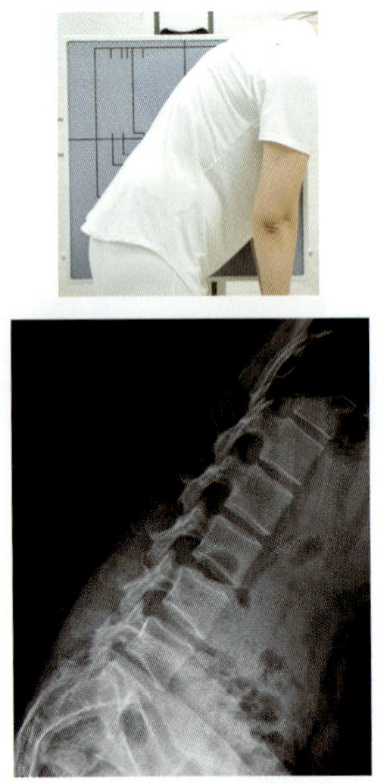
전굴측방향 촬영

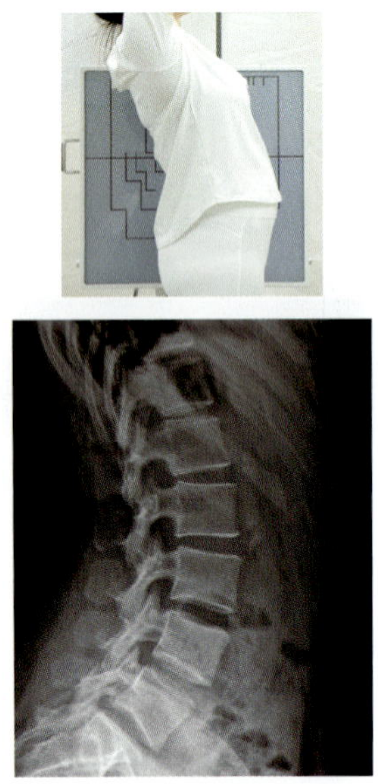
후굴측방향 촬영

2. 전·후굴측방향 촬영　Flexion·Extension lateral projection

목　적	• 척추 융합부의 운동성, 탈출된 척추원반의 위치 관찰 목적
자　세	• 옆으로 누운 자세 또는 선 자세 • 굽힘 자세(Hyperflexion), 젖힘 자세(Hyperextension) 검사 • IR면에 척추의 장축이 평행한 자세
중심선	• 엉덩뼈능선 위 3~4cm 지점을 향해 IR면에 수직 입사
영상평가	• **척추 뒤굽음증(Kyphosis), 앞굽음증(Lordosis) 진단**

IV

Chest
Rib
Sternum

1. 가슴(Chest)

1. 가슴 후전방향 촬영 Chest PA projection Erect 자세

목 적

- 기관, 폐, 가로막, 심장, 대동맥 관찰
- 폐렴, 폐종양, 폐혈관음영, 폐기관지나무 등 병변 관찰

자 세

- **선 자세**(어깨에 힘을 빼고 아래로 떨어트림)
- **양쪽 손등을 엉덩부위에 두고 팔꿈치를 앞으로 당김(어깨뼈와 가슴우리의 겹침 방지)**
- **호흡 : 들숨 후 멈춘 상태**
- **IR 중심 : T6 지점**

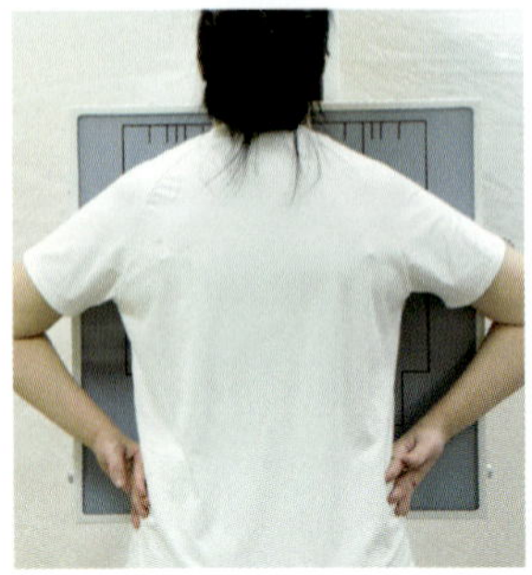

중 심 선

- **T6을 향해 IR면에 대해 수직 입사**

영상평가

- **폐 전체가 선명하고 심장과 폐가 겹치는 부분에서도 폐혈관상 관찰이 가능**
- **심장, 척추, 가슴세로칸(Mediastinum)이 저농도로 관찰**
- **들숨 후 멈춘 상태 : 폐혈관 충혈방지, 가로막과 겹침을 최소화하여 폐를 넓게 관찰**
- **들숨 & 날숨 검사가 필요한 질환 : 공기가슴증, 이물질, 가로막 고정**
- **소초점 촬영** – 선예도 향상(갈비뼈 음영의 방해를 받지 않는 말초폐혈관 음영 관찰)
- **단시간 촬영** – 1/20초 이하, 움직임에 의한 불선예도 방지
- **원거리 촬영** – SID 180~200 cm(72 inch), 심장확대 방지, 선예도 유지
- **고관전압 촬영**
  - 폐혈관 음영이 갈비뼈 음영 등에 방해받지 않고 관찰
  - Long scale contrast : 심장 음영과 폐 음영의 농도차 감소
  - 피폭선량 감소
  - 전방 산란선 증가로 대조도 저하 발생
    (대책 : 높은 격자비(12:1)의 그리드나 Groedel technique 적용)
  - 단점 : 기관지분기부, 가슴세로칸, 작은 석회화 음영 관찰에 어려움

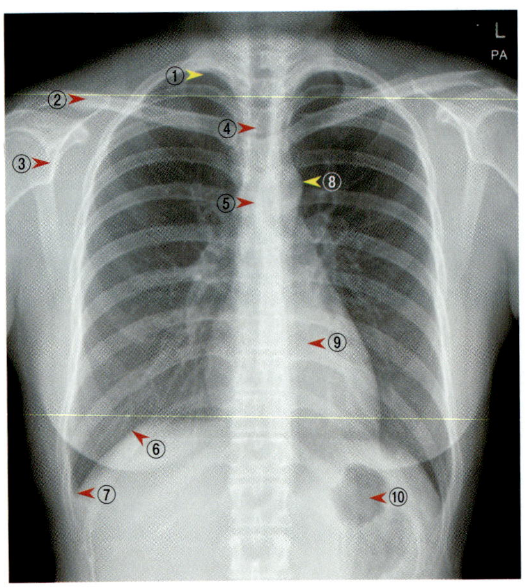

① Lung apex (허파꼭대기)
② Rt. Clavicle (오른 빗장뼈)
③ Rt. Scapula (오른 어깨뼈)
④ Trachea (기관)
⑤ Bifurcation of trachea (기관 갈림)
⑥ Diaphragm (가로막)
⑦ Costophrenic angle (갈비뼈-가로막 각)
⑧ Aortic arch (대동맥활)
⑨ Heart (심장)
⑩ Gas in stomach (위장 가스)

2. 가슴 전후방향 촬영 Chest AP projection Supine 자세

목 적

- 허파 병소 검사의 보충적인 촬영

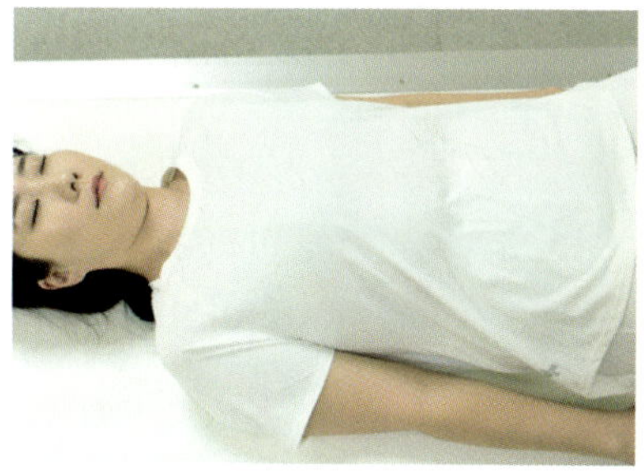

자 세

- **누운 자세**
- 등 뒤쪽을 IR에 밀착시키고 MSP가 IR의 중심과 일치
- IR 중심 : T6 지점
- 호흡 : 들숨 후 멈춘 상태

중심선

- T6을 향해 IR면에 대해 수직 입사

영상평가

- 심장과 대혈관의 확대상이 관찰
- 양쪽 허파는 가로막 음영이 확대되므로 작게 관찰
- 어깨뼈와 많이 겹치고 빗장뼈 음영이 크게 관찰
- 양쪽 갈비뼈가 수평선상에 가깝게 관찰
- 심장흉곽비(CTR) : 50% 이하가 정상

구분	Chest PA	Chest AP
☑ 심장 확대	작다	크다
☑ 어깨뼈, 빗장뼈와 허파 중복	작다	크다
☑ 가로막 높이	낮다	높다
☑ 허파 크기	넓다	좁다

$$격자비 = \frac{납줄높이(h)}{납줄간격(D)}$$

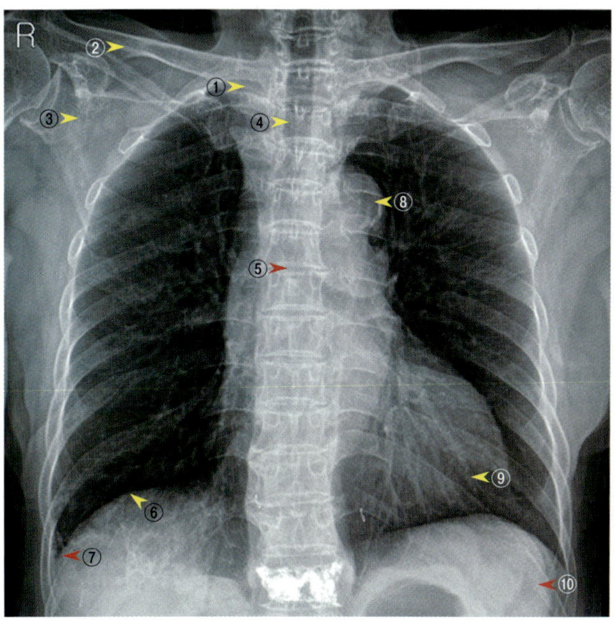

① Lung apex (허파꼭대기)

② Rt. Clavicle (오른 빗장뼈)

③ Rt. Scapula (오른 어깨뼈)

④ Trachea (기관)

⑤ Bifurcation of trachea (기관 갈림)

⑥ Diaphragm (가로막)

⑦ Costophrenic angle (갈비뼈-가로막 각)

⑧ Aortic arch (대동맥활)

⑨ Heart, Lt ventricle (심장, 좌심실)

⑩ 10th Rib (제10 갈비뼈)

3. 가슴 측방향 촬영 Chest lateral projection

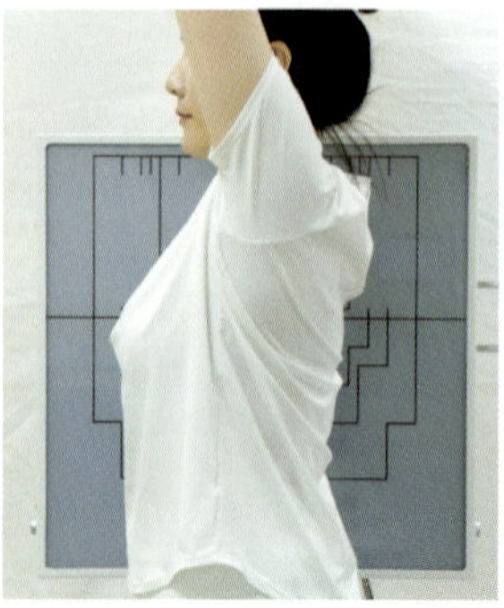

목 적	• 허파, 심장, 대동맥, 가로막 및 엽사이틈새, 허파구역의 구분, 허파 병소의 위치
자 세	• 선 자세 또는 앉은 자세 • **일반적으로 수직 격자 장치에 왼쪽을 밀착시킨 측면 자세** • **질환이 의심되는 부위를 IR에 밀착** • IR 중심 : T6 • 양팔을 들어 손잡이를 잡고 턱을 약간 든 자세 • 호흡 : 들숨 후 멈춘 상태
중심선	• T6을 향해 IR면에 대해 수직 입사
영상평가	• 허파 전체, 허파 혈관상, 좌·우 가로막이 선명하게 관찰 • 좌·우 기관분기부가 겹쳐서 관찰 • SID : 180~200cm • 선예도 유지를 위해 소초점 촬영 • 고관전압 촬영

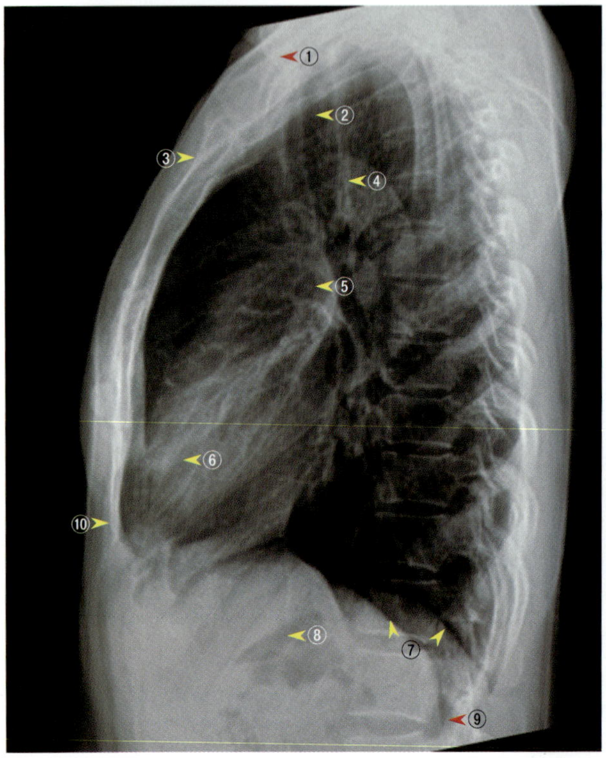

① Clavicle (빗장뼈)

② Trachea (기관)

③ Manubrium (복장뼈자루)

④ Aortic arch (대동맥활)

⑤ Hilum (폐문부)

⑥ Heart, Rt. ventricle (심장, 우심실)

⑦ Diaphragm (가로막)

⑧ Gas in stomach (위장 가스)

⑨ Costophrenic angle (갈비뼈-가로막 각)

⑩ Xiphoid process (칼돌기)

4. 가슴 후전사방향 촬영 Chest PA oblique projection RAO, LAO자세

목 적

- 대동맥활, 심장, 허파, 기관, 가슴우리 등 병변 관찰

자 세

- 후전 방향 선 자세
- 수직 격자 장치 앞에 체중을 양발에 균등히 안배
- RAO : 오른쪽 앞가슴을 IR에 밀착, 왼쪽을 들어 **45°** 회전
  오른팔은 아래로, 손등은 엉덩이, 왼팔은 머리 위로
- LAO : 왼쪽 앞가슴을 IR에 밀착, 오른쪽을 들어 **45°** 회전
  왼팔은 아래로, 손등은 엉덩이, 오른팔은 머리 위로
- **IR 중심 : T6 지점**
- 호흡 : 들숨 후 멈춘 상태

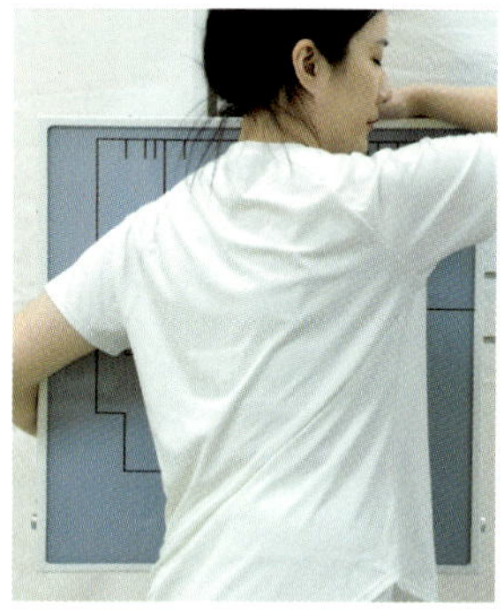

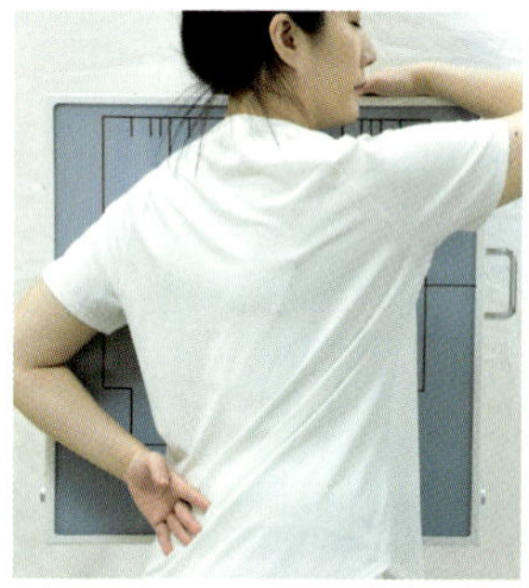

중 심 선

- T6을 향해 IR면에 대해 수직 입사

영상평가

- 허파 전체, 허파 혈관상, 가슴세로칸 안이 선명하게 관찰
- 심장과 허파가 겹친 부분에서도 허파 혈관상이 관찰
- **후전 사방향 : IR면에서 떨어진 부위가 관찰 대상**
- **LAO : 오른쪽 허파(IR에서 먼쪽) 관찰**
- **RAO : 왼쪽 허파 관찰**
- **45° : 일반적인 검사**
- 55~60° : 대동맥과 척주 음영 분리 관찰, 심장·대혈관 검사

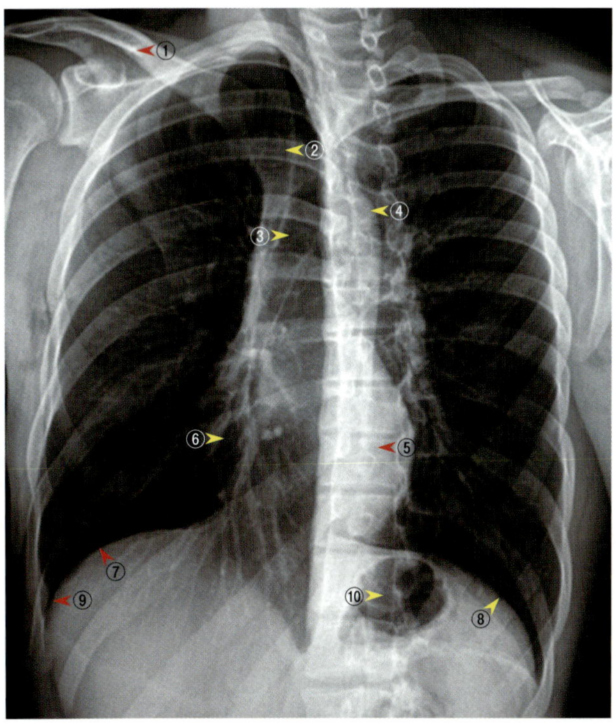

LAO자세

① Clavicle (빗장뼈)

② Manubrium (복장뼈자루)

③ Trachea (기관)

④ Aortic arch (대동맥활)

⑤ Heart, Lt. ventricle (심장, 좌심실)

⑥ Heart, Rt. ventricle (심장, 우심실)

⑦ Rt. Diaphragm (오른 가로막)

⑧ Lt. Diaphragm (왼 가로막)

⑨ Costophrenic angle (갈비뼈-가로막 각)

⑩ Gas in stomach (위장 가스)

5. 가슴 전후사방향 촬영 Chest AP oblique projection RPO, LPO자세

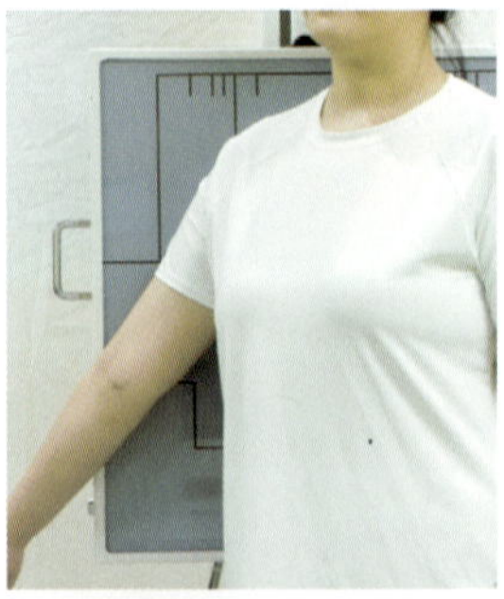

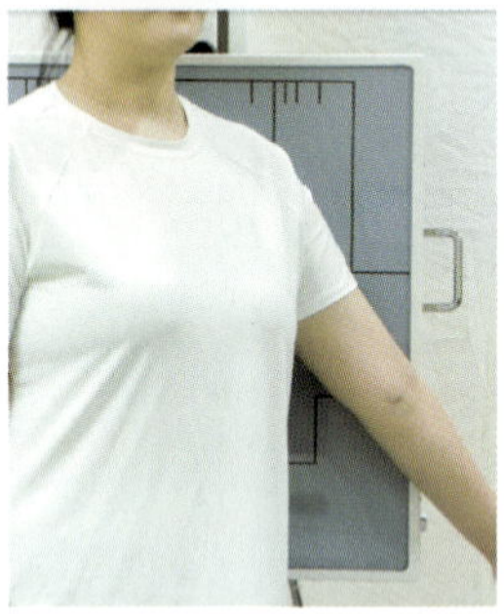

목 적	• 대동맥활, 심장, 허파, 기관, 가슴우리 등 병변 관찰
자 세	• 전후 방향 선 자세 • 수직 격자 장치 앞에 체중을 양발에 균등히 안배 • RPO : 오른쪽 등을 IR에 밀착, 왼쪽을 들어 45° 회전 • LPO : 왼쪽 등을 IR에 밀착, 오른쪽을 들어 45° 회전 • IR 중심 : T6 지점 • 호흡 : 들숨 후 멈춘 상태
중 심 선	• T6을 향해 IR면에 대해 수직 입사
영상평가	• 허파 전체, 허파 혈관상, 가슴세로칸 안이 선명하게 관찰 • 심장과 허파가 겹친 부분에서도 허파 혈관상이 관찰 • **LPO : 왼쪽 허파(IR에서 가까운쪽) 관찰** • **RPO : 오른쪽 허파가 관찰**

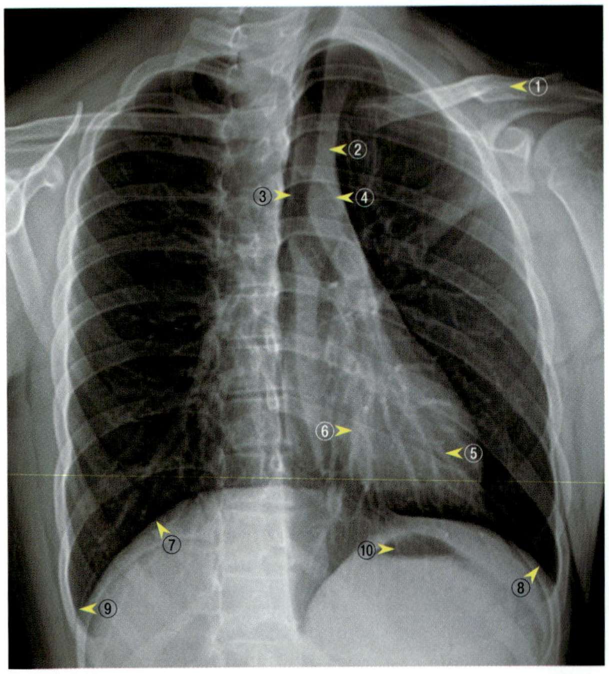

LPO자세

① Clavicle (빗장뼈)

② Manubrium (복장뼈자루)

③ Trachea (기관)

④ Aortic arch (대동맥활)

⑤ Heart, Lt. ventricle (심장, 좌심실)

⑥ Heart, Rt. ventricle (심장, 우심실)

⑦ Rt. Diaphragm (오른 가로막)

⑧ Lt. Diaphragm (왼 가로막)

⑨ Costophrenic angle (갈비뼈-가로막 각)

⑩ Gas in stomach (위장 가스)

MEMO

6. 허파꼭대기 척주전만 촬영 Apical lordotic projection Lindblom법

목 적	• 빗장뼈와 겹치지 않은 허파꼭대기의 염증, 종양, 엽간 삼출액 병변 관찰
자 세	• 척주전만 자세(Lordotic position) : 수직 격자 장치에서 30 cm 앞에 전후 방향 선 자세, 어깨와 등을 뒤로 기울여 수직 격자 장치에 기댐 • 양손등을 엉덩이에 놓고 양어깨를 앞쪽으로 잡아당김 • IR 중심 : T6 지점 • 호흡 : 들숨 후 멈춘 상태
중 심 선	• 복장뼈 중앙(T6 지점)을 향해 IR면에 수직 입사
영상평가	• 빗장뼈가 허파꼭대기 위에 위치되어 허파꼭대기가 넓게 관찰 • 상체와 IR이 이루는 각도가 30° 이하일 때는 중심선은 머리쪽으로 입사 가능

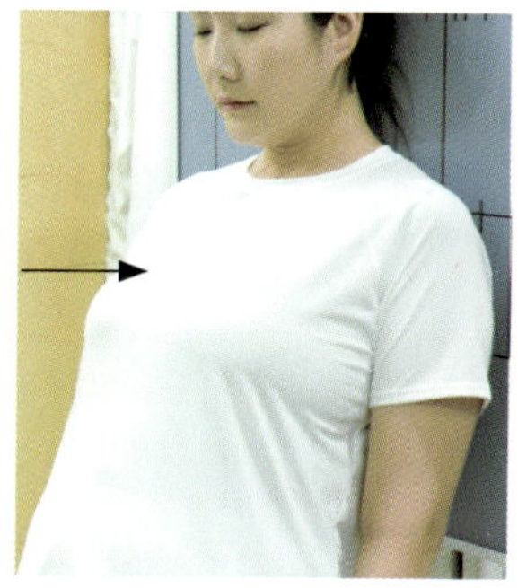

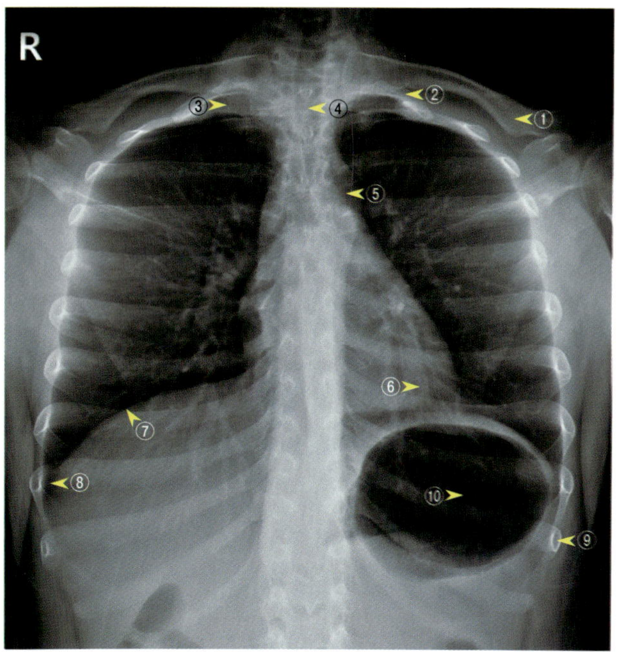

① Clavicle (빗장뼈)

② 1st Rib (제1 갈비뼈)

③ Lung apex (허파꼭대기)

④ Trachea (기관)

⑤ Aortic arch (대동맥활)

⑥ Heart, Lt. ventricle (심장, 좌심실)

⑦ Rt. Diaphragm (오른 가로막)

⑧ Costophrenic angle (갈비뼈-가로막 각)

⑨ 10th Rib (제10 갈비뼈)

⑩ Gas in stomach (위장 가스)

MEMO

7. 가슴 옆으로누운수평방향 촬영 Chest lateral decubitus projection

목 적

- **가슴막(Pleura) 공간에서 수면상(Air-fluid level), 소량의 가슴막삼출액, 가슴세로칸염, 가슴고름집(Pyothorax), 공기가슴증(Pneumothorax) 등의 병변 관찰**

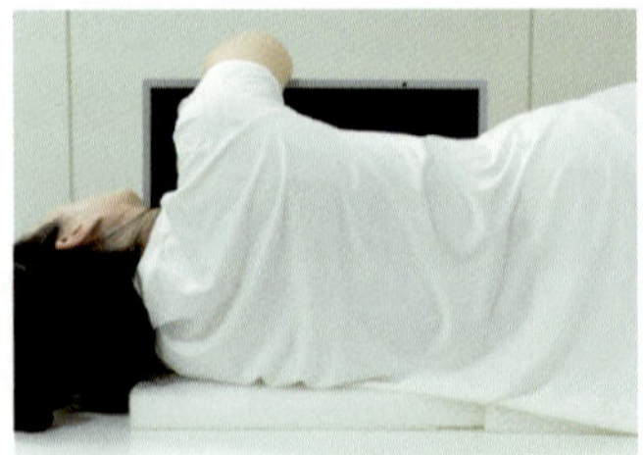

자 세

- 검사 측 또는 반대 측을 아래로 하여 옆으로 누운 자세
- **액체(검사 측을 아래로), 공기(반대 측을 아래로)**
- 방사선 투과성 물질인 받침대 위에 옆으로 누운 자세
- 양팔은 머리 위로 위치하고 등을 IR에 밀착
- IR면 위쪽 가장자리가 양어깨 위 5cm 지점에 위치
- IR 중심 : T6 지점
- 호흡 : 들숨 후 멈춘 상태

중 심 선

- T6을 향해 IR면에 수직 입사

영상평가

- 허파 전체가 선명하게 관찰
- Air-fluid level이 있는 경우 선명하게 관찰
- **SID : 180~200cm**
- **격자로 인해 Cut off가 발생되지 않도록 주의**

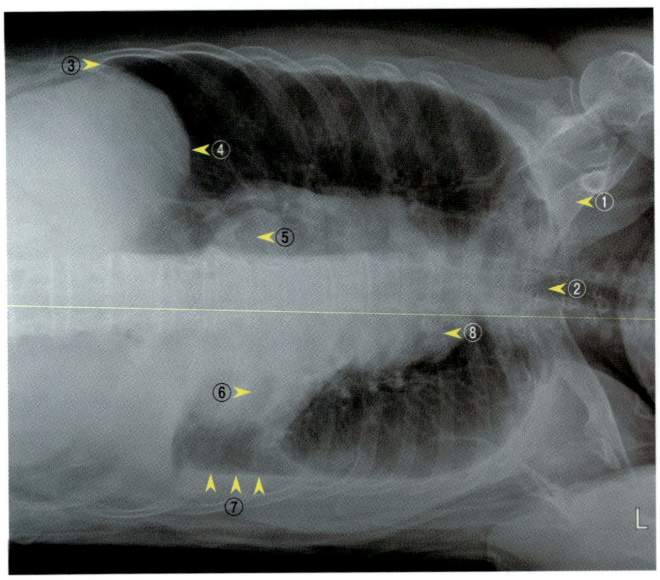

① Clavicle (빗장뼈)

② Trachea (기관)

③ Costophrenic angle (갈비뼈-가로막 각)

④ Rt. Diaphragm (오른 가로막)

⑤ Heart, Rt. ventricle (심장, 우심실)

⑥ Heart, Lt. ventricle (심장, 좌심실)

⑦ Pleural effusion (가슴막 삼출액)
Air-fluid level

⑧ Aortic arch (대동맥활)

MEMO

2. 갈비뼈(Rib)

1. 갈비뼈 전후방향 촬영 Rib AP projection

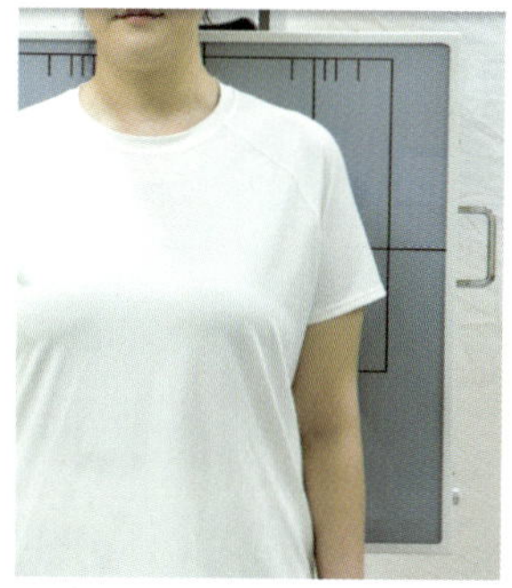

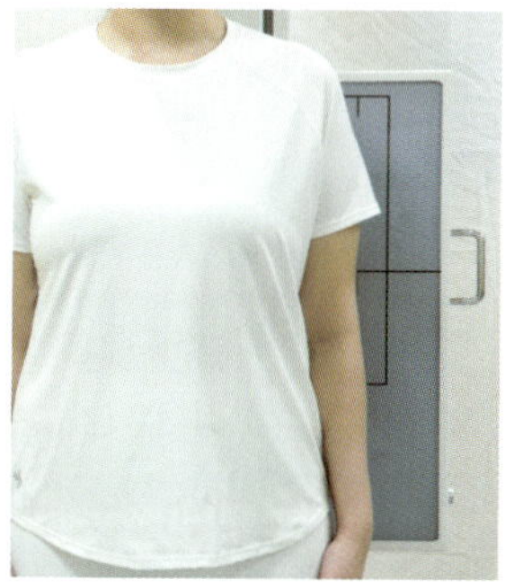

목 적

- **가로막 위쪽 · 아래쪽의 뒤쪽 갈비뼈의 외상성 골절 관찰**
- 갈비뼈 손상과 동반된 호흡기 외상(기흉, 혈흉 등) 또는 기능장애 진단

자 세

- **선 자세 : 가로막 위쪽 갈비뼈 검사**
  - **IR 중심 : T6 지점(목 아래 패임 아래 8~10cm 지점)**
  - **들숨 후 멈춘 상태**
- **누운 자세 : 가로막 아래쪽 갈비뼈 검사**
  - **IR 중심 : T10 지점**
  - **날숨 후 멈춘 상태**

중 심 선

- **가로막 위쪽(T6 지점), 아래쪽(T10 지점)을 향해 IR에 대해 수직 입사**

영상평가

- **가로막 위쪽 검사 : 1st 갈비뼈를 반드시 포함**
- **가로막 아래쪽 검사 : 12th 갈비뼈, 엉덩뼈능선 반드시 포함**
- Short scale contrast
- **근접촬영**
  - IR에 밀착된 갈비뼈의 밀도가 선명하게 관찰(장점)
  - 허파혈관(폐문리)에 의한 갈비뼈의 불선예한 영상(단점)

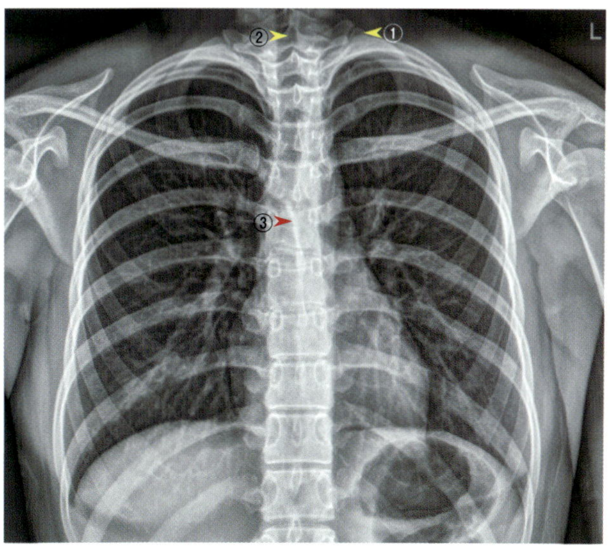

가로막 위쪽 갈비뼈 촬영

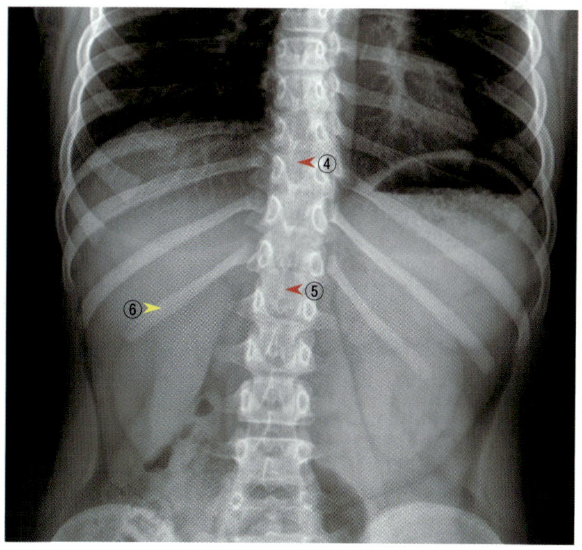

가로막 아래쪽 갈비뼈 촬영

① 1st Rib (제1 갈비뼈)	④ 10th Thoracic vertebrae (제10 등뼈)
② 1st Thoracic vertebrae (제1 등뼈)	⑤ 1st Lumbar vertebrae (제1 허리뼈)
③ 6th Thoracic vertebrae (제6 등뼈)	⑥ 12th Rib (제12 갈비뼈)

2. 갈비뼈 후전방향 촬영 Rib PA projection

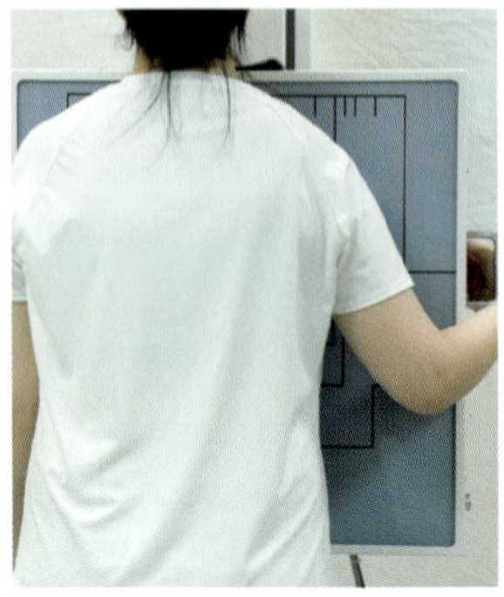

목 적	• **가로막 위쪽의 앞쪽 갈비뼈의 외상성 골절 관찰**
자 세	• 선 자세 • 정중시상면과 IR 중심을 일치 • 들숨 후 멈춘 상태 • 어깨뼈를 가슴우리 가쪽으로 이동 (양손 등을 엉덩이에 올리고 팔꿈치를 앞으로)
중 심 선	• T6 지점을 향해 IR에 대해 수직 입사
영상평가	• **$1 \sim 9^{th}$ 앞쪽 갈비뼈가 가로막 위에 관찰** • 한쪽 또는 전체 갈비뼈가 영상에 모두 포함 • 갈비뼈 손상과 동반된 기흉·혈흉 등의 외상성 질환, 기능장애를 보기 위해 Chest PA검사도 시행

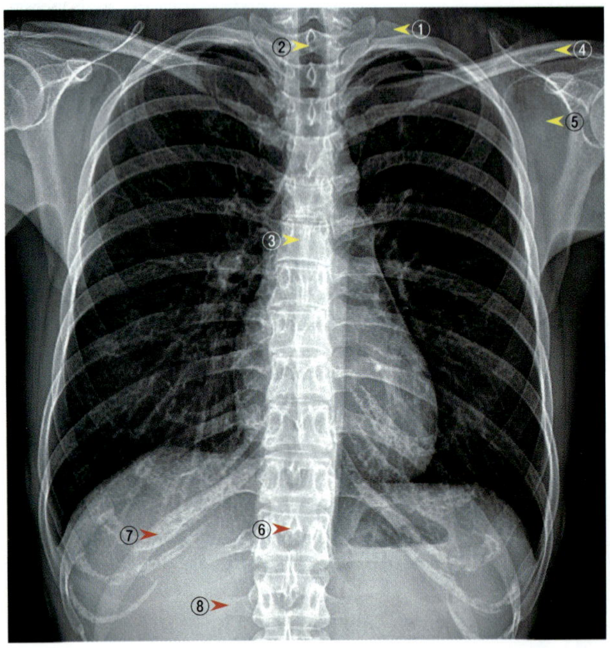

① 1st Rib (제1 갈비뼈)

② 1st Thoracic vertebrae (제1 등뼈)

③ 6th Thoracic vertebrae (제6 등뼈)

④ Clavicle (빗장뼈)

⑤ Scapula (어깨뼈)

⑥ 1st Lumbar vertebrae (제1 허리뼈)

⑦ 12th Rib (제12 갈비뼈)

⑧ Transverse process of L2
(제2 허리뼈 가로돌기)

MEMO

3. 갈비뼈 전후사방향 촬영 Rib AP oblique projection RPO, LPO자세

목 적

• IR면에 가까운 쪽 겨드랑 갈비뼈의 골절 등 관찰

자 세

‣ **선 자세 : 가로막 위쪽 겨드랑 갈비뼈 검사**

- RPO : 오른쪽 등을 IR에 밀착하고 왼쪽을 떨어지게 45° 돌림
  왼팔은 아래로 손등은 엉덩이에 오른팔은 머리 위로
- LPO : 왼쪽 등을 IR에 밀착하고 오른쪽을 떨어지게 45° 돌림
  오른팔은 아래로 손등은 엉덩이에 왼팔은 머리 위로
- **들숨 후 멈춘 상태**

‣ **누운 자세 : 가로막 아래쪽 겨드랑 갈비뼈 검사**

- 검사 측을 IR면에 밀착, 반대 측을 45° 들어 올린 사방향 자세
- 조사면에 엉덩뼈능선을 포함
- **날숨 후 멈춘 상태**

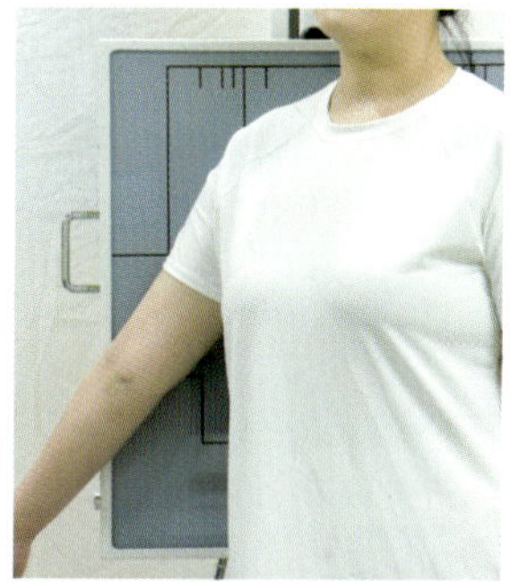

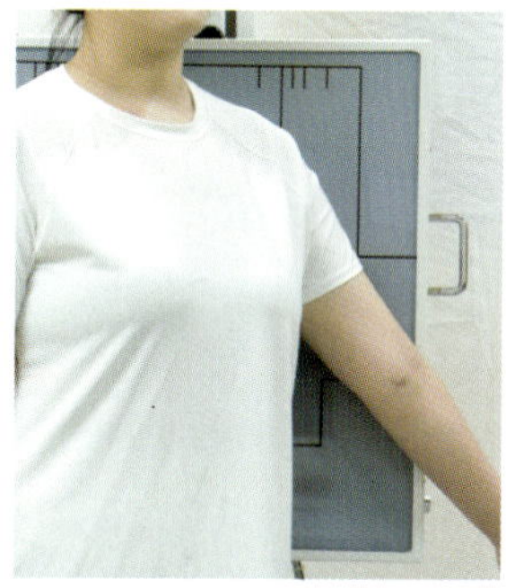

중 심 선

- **가로막 위쪽-T6 지점, 아래쪽-T10 지점을 향해 IR에 대해 수직 입사**
- **관심 부위를 IR에 밀착하고 촬영**
  - **RPO 자세 : 오른쪽 겨드랑 갈비뼈 관찰**
  - **LPO 자세 : 왼쪽 겨드랑 갈비뼈 관찰**

영상평가

- 가로막 위쪽 검사 : 1~10th 겨드랑 갈비뼈가 가로막 위에 관찰
- 가로막 아래쪽 검사 : 8~12th 겨드랑 갈비뼈가 가로막 아래에 관찰

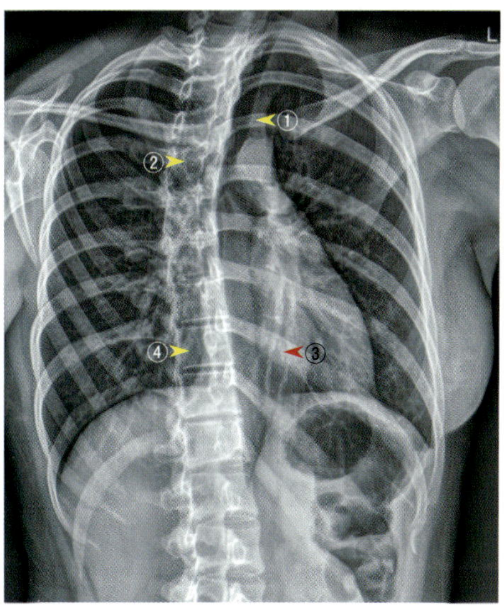

LPO 자세

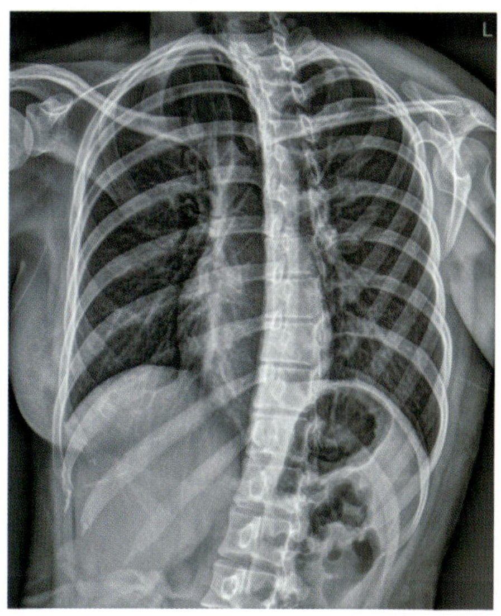

RPO 자세

① 6th Rib (제6 갈비뼈)	③ 10th Rib (제10 갈비뼈)
② 6th Thoracic vertebrae (제6 등뼈)	④ 10th Thoracic vertebrae (제10 등뼈)

4. 갈비뼈 후전사방향 촬영 Rib PA oblique projection RAO, LAO자세

목 적	• IR면에서 먼쪽 겨드랑 갈비뼈 골절 등 관찰
자 세	• RAO · LAO 자세를 제외하고는 갈비뼈 전후사방향 검사와 동일
중 심 선	• 갈비뼈 전후사방향 검사와 동일
영상평가	• 관심 부위를 들고 검사 - RAO 자세 : 왼쪽 겨드랑 갈비뼈 관찰 - LAO 자세 : 오른쪽 겨드랑 갈비뼈 관찰

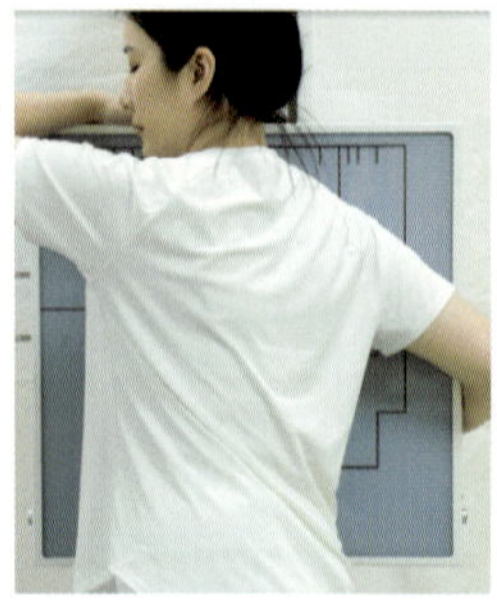

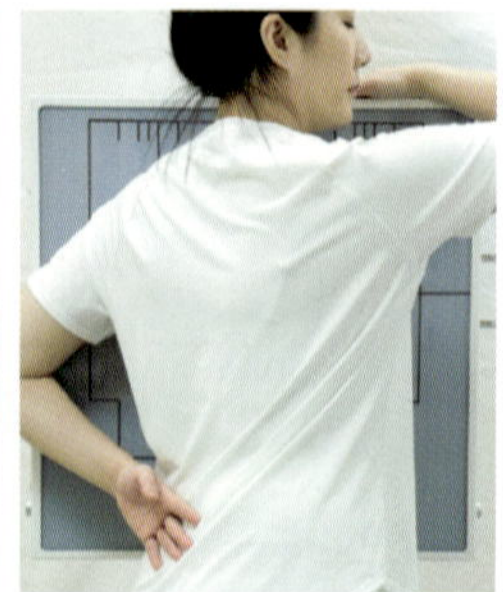

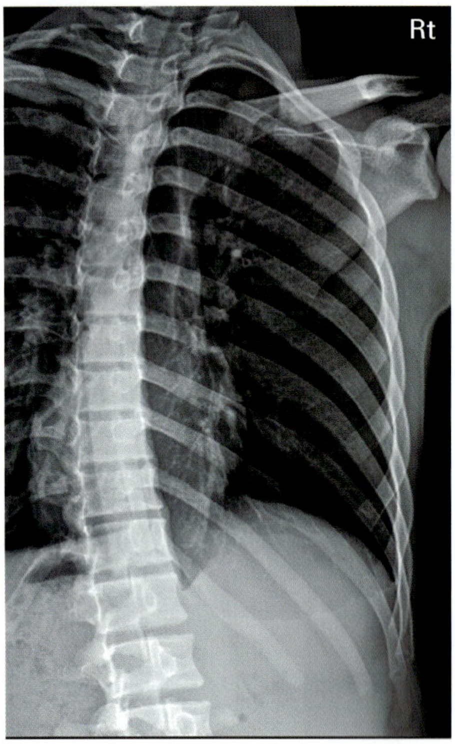

LAO 자세

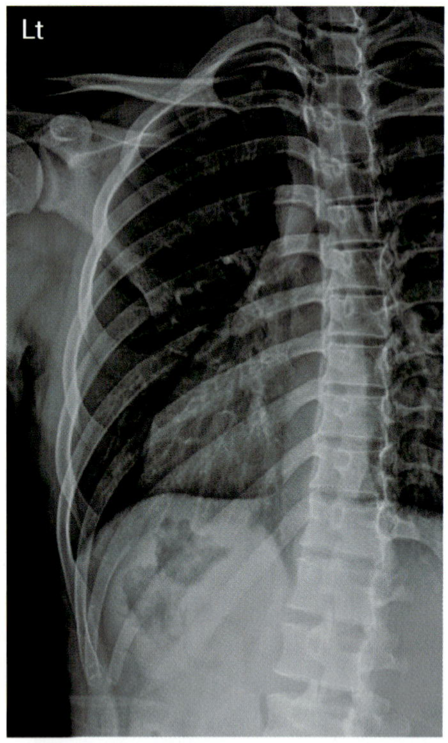

RAO 자세

MEMO

3. 복장뼈(Sternum)

1. 복장뼈 후전사방향 촬영 Sternum PA oblique projection RAO 자세

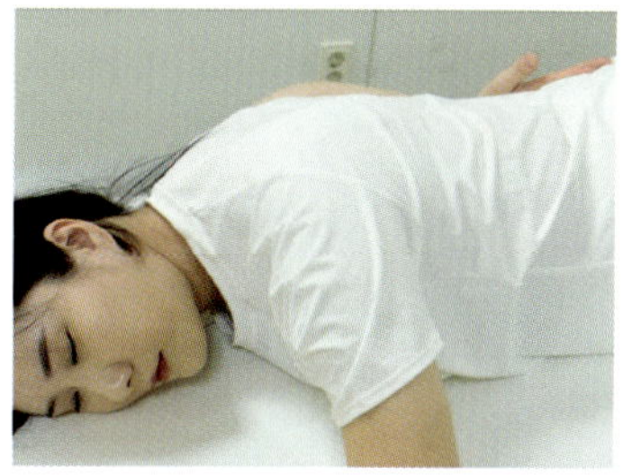

목 적	• 복장뼈의 외상에 의한 골절 등 병변 관찰
자 세	• 선 자세 또는 반 엎드린 자세 • **환자 우측 앞가슴을 IR에 붙이고 왼쪽을 12~22° 돌림** • 왼쪽 팔은 자세를 지지 • **온화한 호흡(허파 혈관의 음영을 흐리게 할 목적)** 또는 날숨 후 멈춘 상태
중심선	• 복장뼈 중앙을 향해 IR면에 대해 수직 입사
영상평가	• 칼돌기가 포함된 전체 복장뼈 관찰 • **반드시 복장뼈가 척주와 겹치지 않고 회전 없이 심장음영 내에서 관찰** • **온화한 호흡 시 긴 노출시간(Long time exposure) 적용** • **근접촬영 : 뒤쪽 갈비뼈를 확대시켜 흐리게 함으로 복장뼈는 선명하게 관찰** • **흉곽 두께가 두꺼울수록 작은 각도, 얇을수록 큰 각도로 회전** **– 10° 이하 : 복장뼈가 척추뼈쪽으로 이동** **– 25° 이상 : 복장뼈가 심장을 벗어나 폐 영역으로 이동**

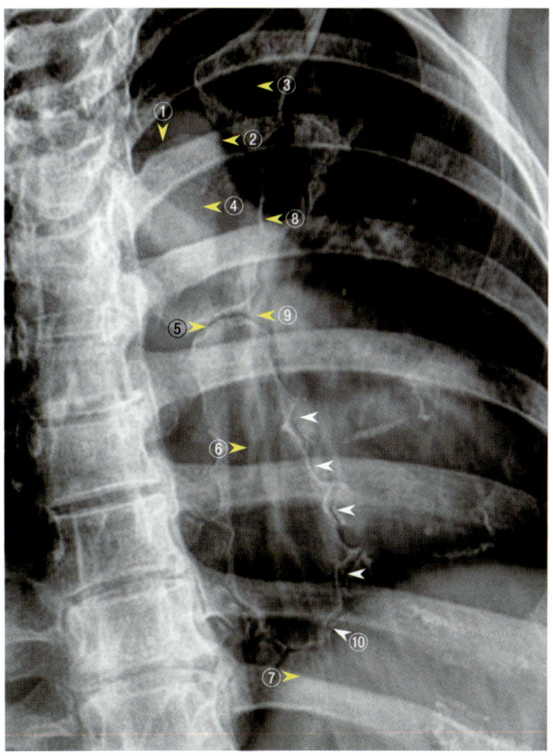

① Sternal notch (복장뼈위패임)
② Sternoclavicular joint (복장빗장관절)
③ Clavicle (빗장뼈)
④ Manubrium (복장뼈자루)
⑤ Sternal angle (복장뼈각)
⑥ Sternal body (복장뼈몸통)
⑦ Xiphoid process (칼돌기)
⑧ Incisura costalis Ⅰ (제1 갈비뼈패임)
⑨ Incisura costalis Ⅱ (제2 갈비뼈패임)
⑩ Incisura costalis Ⅶ (제7 갈비뼈패임)

2. 복장뼈 측방향 촬영　Sternum lateral projection

목 적	• 복장뼈의 외상에 의한 골절 등 병변 관찰
자 세	• IR에 가쪽 어깨를 밀착시킨 측면 자세에서 정중이마면을 IR면에 일치 • 어깨와 팔을 뒤로 젖혀 손을 맞잡고 가슴을 폄 • **들숨 후 멈춘 상태**
중심선	• 복장뼈 중앙을 향해 IR면에 대해 수직 입사
영상평가	• 복장빗장관절과 빗장뼈 몸쪽은 겹쳐서 관찰 • **복장뼈자루에서 칼돌기 아래까지 갈비뼈와 겹침이 없는 영상** • **원거리 검사 : 복장뼈와 IR이 떨어져 있어 확대 방지와 선명한 영상획득** • 척추와의 관계 : 복장뼈 위패임 - T2·3, 복장뼈각 - T4·5, 칼돌기 - T9

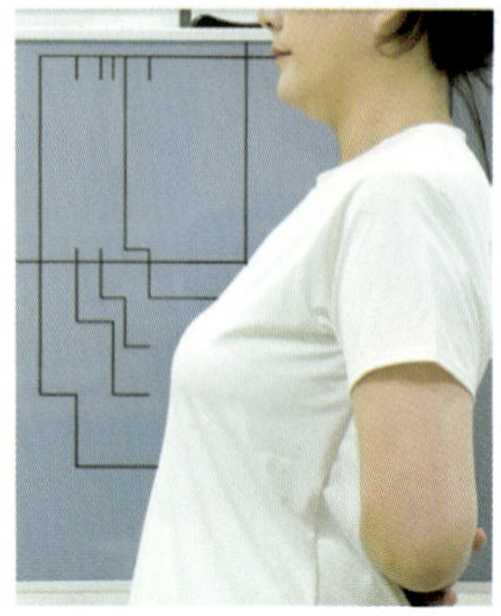

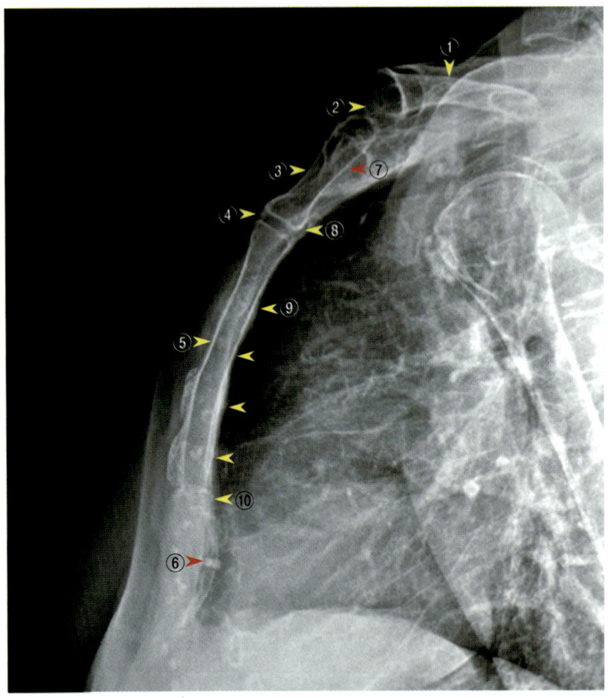

① Clavicle (빗장뼈)

② Sternoclavicular joint (복장빗장관절)

③ Manubrium (복장뼈자루)

④ Sternal angle (복장뼈각)

⑤ Sternal body (복장뼈몸통)

⑥ Xiphoid process (칼돌기)

⑦ Incisura costalis Ⅰ (제1 갈비뼈패임)

⑧ Incisura costalis Ⅱ (제2 갈비뼈패임)

⑨ Incisura costalis Ⅲ~Ⅵ (제3~6 갈비뼈패임)

⑩ Incisura costalis Ⅶ (제7 갈비뼈패임)

MEMO

V

Abdomen
Pelvis

1. 배(Abdomen)

1. 배 전후방향 촬영 Abdomen AP projection Supine 자세

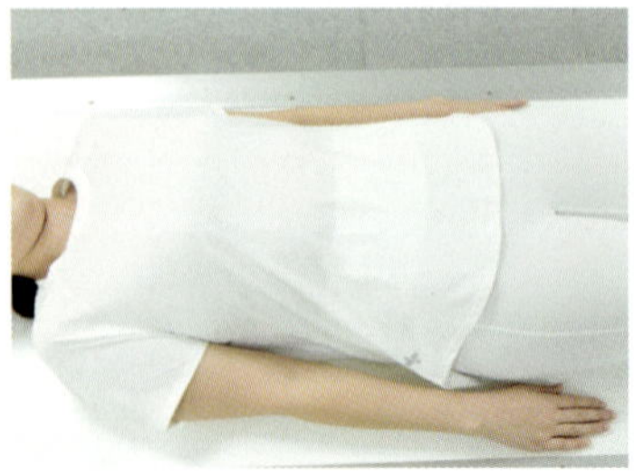

목 적	• 염증, 외상 등에 의한 소화관내 유리가스, 복수 확인 • 간, 지라, 콩팥의 크기, 형태, 위치 확인, 결석, 종양 음영 등 병변 관찰
자 세	• **바로 누운 자세**에서 MSP와 IR의 중심선 일치 • **IR 중심 : 양엉덩뼈능선 높이** • 양팔을 몸통에서 벌림 • **날숨 후 멈춘 상태**
중 심 선	• 양측 **Iliac crest 사이 중앙을 향해 IR면에 수직 입사**
영상평가	• **반드시 두덩결합을 포함한 배 전체 영상** • **콩팥, 간, 장의 가스상, 엉덩허리근이 선명하게 관찰** • **KUB : 결석 등의 비뇨기계 질환 관찰 목적(Kidney, Ureter, Bladder)**

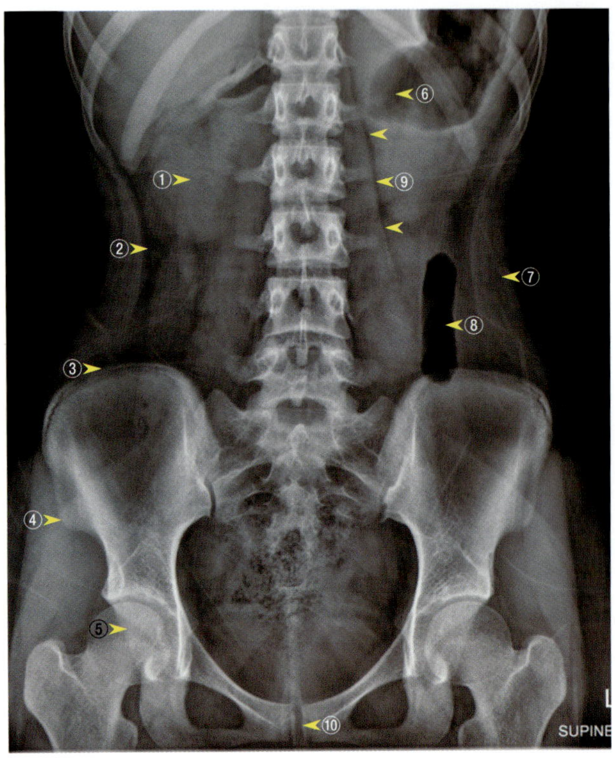

① Rt. Kidney (오른콩팥)

② Flank stripe (옆구리선)

③ Iliac crest (엉덩뼈능선)

④ Anterior superior iliac spine (ASIS, 위앞엉덩뼈가시)

⑤ Femoral head (넙다리뼈머리)

⑥ Gas in stomach (위장 가스)

⑦ Abdominal wall (배벽)

⑧ Gas in descending colon (내림잘록창자 가스)

⑨ Psoas muscle (허리근)

⑩ Pubic symphysis (두덩결합)

2. 배 전후·후전방향 촬영 Abdomen AP·PA projection Erect 자세

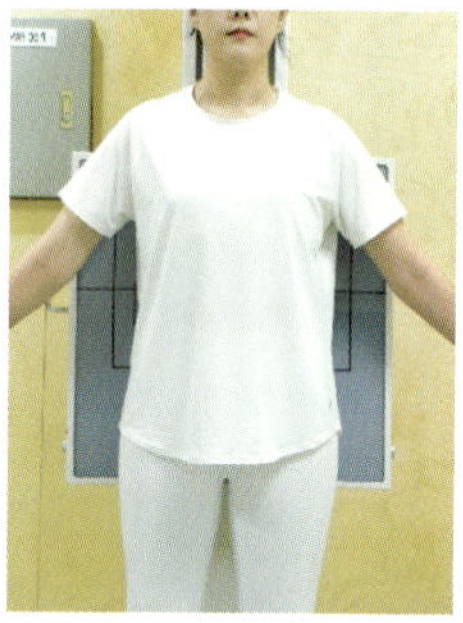

목 적	• 염증, 외상, 종양 등에 의한 복강내 유리가스, 장관내의 잔류 가스 등 병변 관찰
자 세	• 수직 격자 장치 앞에 전후·후전 방향 **선 자세**로 양발에 체중을 균등 분산 • MSP와 IR의 중심선 일치 • **IR 중심 : 양엉덩뼈능선 높이에서 위 5~7 cm 지점** • **날숨 후 멈춘 상태**
중심선	• **Iliac crest 높이 위 5~7 cm 지점 중앙을 향해 수직 입사**
영상평가	• **반드시 가로막을 포함한 배 전체 영상** • **옆구리선, 장관내 가스가 선명하게 관찰** • **누운 자세를 먼저 검사한 경우 10분 정도 선 자세 유지 후 검사** • **후전 자세 : 관찰 목적 부위가 콩팥이 아닌 경우 생식선의 피폭 감소 효과** • **바로 누운 자세 보다 높은 검사 조건 필요**

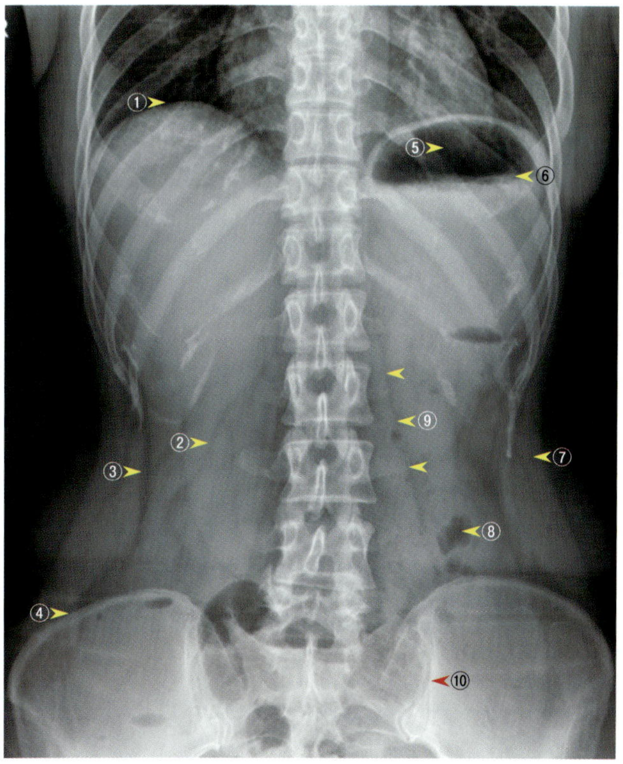

① Rt. Diaphragm (오른 가로막)

② Rt. Kidney (오른콩팥)

③ Flank stripe (옆구리선)

④ Iliac crest (엉덩뼈능선)

⑤ Gas in stomach (위장 가스)

⑥ Air-fluid level

⑦ Abdominal wall (배벽)

⑧ Gas in descending colon (내림잘록창자 가스)

⑨ Psoas muscle (허리근)

⑩ Sacroiliac joint (엉치엉덩관절)

3. 배 옆으로누운수평방향 촬영 Abdomen lateral decubitus projection

목 적

- **염증, 외상, 종양 등에 의한 복강내 유리가스(Free air), 장관내의 잔류가스 수평상 등 병변 관찰**

자 세

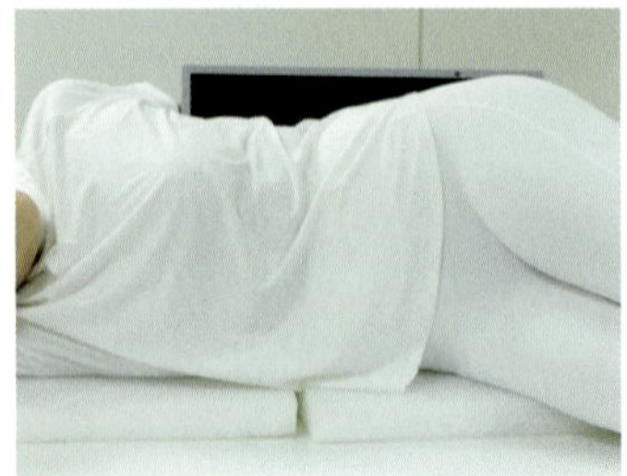

- 옆으로 누운 자세
- 방사선 투과성 블록(5~7cm) 위에 왼쪽을 아래로 하여 옆으로 누운 자세(일반적)
- 환자 등을 IR면에 밀착하고 양팔을 머리 위로하여 바른 측면 자세 유지
- IR 중심 : 엉덩뼈능선 높이
- 호흡 : 날숨 후 멈춘 상태

중 심 선

- 양엉덩뼈능선 사이 중앙을 향해 IR면에 수직 입사

영상평가

- 복강 내의 가스상 및 장관 가스가 선명하게 관찰
- 복강 내의 가스가 이동하는 약 10분 정도 자세 유지 후 검사
- 왼쪽을 아래로 하는 이유 : 위장의 가스와 분리 목적(주로 오른쪽 가로막 아랫부분에서 가스 발생)
- **복부 내 액체(삼출액, 출혈, 농 등) : 검사 측을 아래로 검사**
- **복부 내 공기(유리가스 등) : 검사 측을 위로 검사**

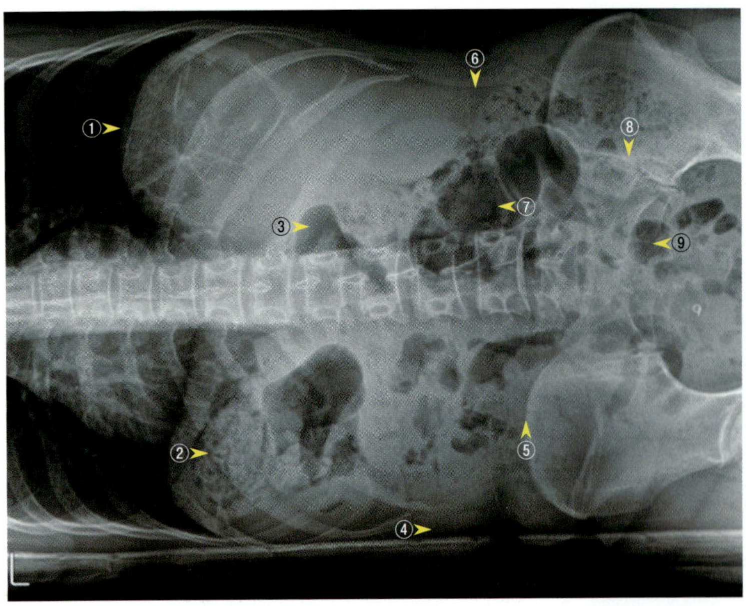

① Lt. Diaphragm (왼 가로막)

② Liver (간)

③ Gas in stomach (위장 가스)

④ Abdominal wall (배벽)

⑤ Iliac crest (엉덩뼈능선)

⑥ Flank stripe (옆구리선)

⑦ Gas in descending colon (내림잘록창자 가스)

⑧ Sacroiliac joint (엉치엉덩관절)

⑨ Gas in rectum (곧창자 가스)

2. 골반(Pelvis) · 엉덩관절(Hip joint)·엉치엉덩관절(S-I joint)

1. 골반·엉덩관절 전후방향 촬영 Pelvis · Hip joint AP projection

목 적

- 볼기뼈, 엉치뼈, 꼬리뼈, 넙다리뼈 머리·목, 큰돌기 등 외상성 질환에 의한 골절, 탈구의 병변 유무 관찰

자 세

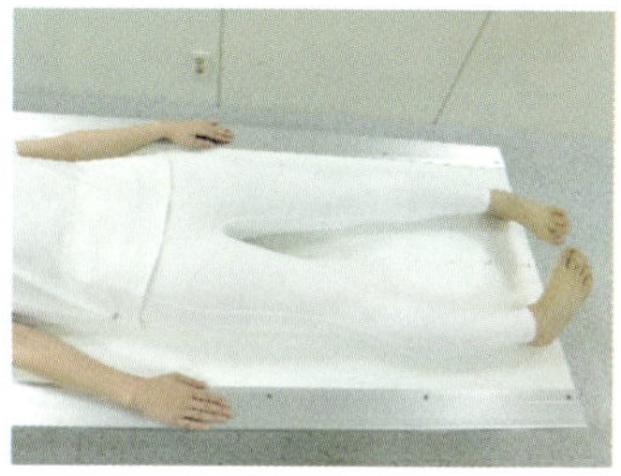

- 바로 누운 자세
- MSP와 IR의 중심선 일치
- **IR 중심 : 양쪽 ASIS와 두덩결합 사이 중앙점**
- **양 다리(발)를 안쪽으로 15~20° 내전(넙다리뼈목의 장축이 IR면에 평행, 넙다리뼈목의 단축 변형을 방지)**
- 호흡을 멈춘 상태

중 심 선

- **양쪽 ASIS 중간 지점과 두덩결합 사이 중앙점을 향해 IR면에 수직 입사**

영상평가

- **엉덩뼈, 엉치엉덩관절, 폐쇄구멍, 큰돌기, 궁둥뼈, 두덩뼈가 대칭적으로 관찰**
- **두덩아래각(남 : 90° 이하, 여 : 100° 이상)**
- **넙다리뼈목은 넙다리 장축에 대해 앞으로 15~25°, 위로 120~130° 돌출**

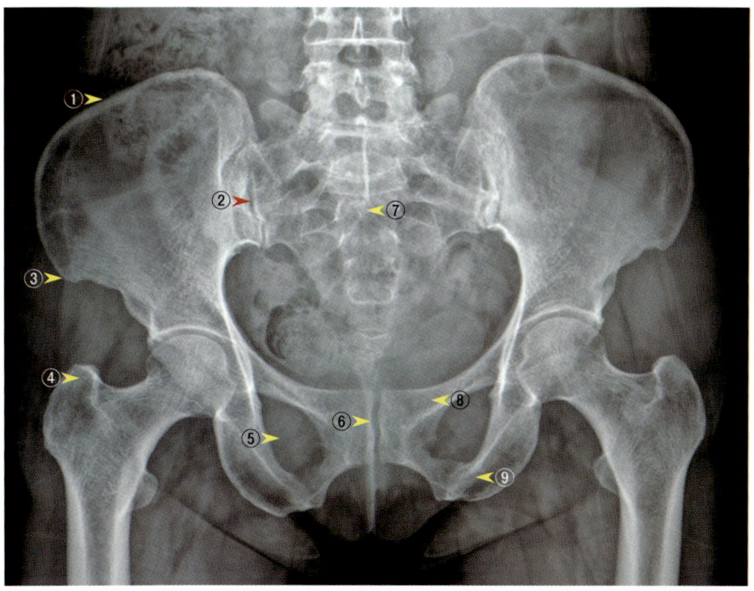

① Iliac crest (엉덩뼈능선)

② Sacroiliac joint (엉치엉덩관절)

③ Anterior superior iliac spine (ASIS, 위앞엉덩뼈가시)

④ Greater trochanter (큰돌기)

⑤ Obturator foramen (폐쇄구멍)

⑥ Pubic symphysis (두덩결합)

⑦ Sacrum (엉치뼈)

⑧ Pubic bone (두덩뼈)

⑨ Ischium bone (궁둥뼈)

2. 골반 측방향 촬영 Pelvis lateral projection

목 적

- 골반, 허리엉치관절, 엉치뼈, 꼬리뼈, 몸쪽 넙다리뼈 등의 병변 유무 관찰

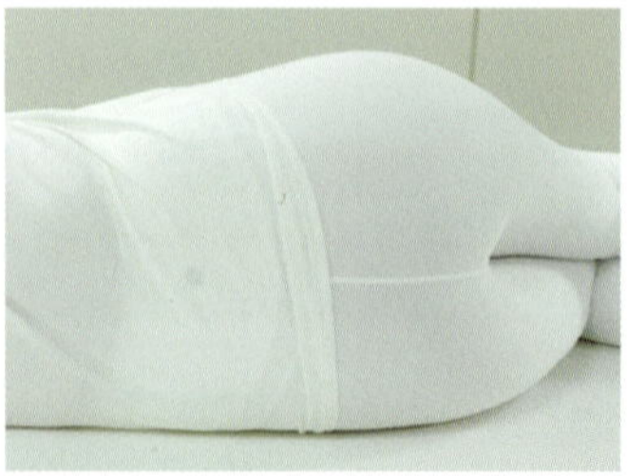

자 세

- 옆으로 누운 자세 또는 선 자세
- 정중이마면과 IR의 중심선을 일치
- 가슴우리 아래쪽에 고정용구를 사용하여 척주가 IR에 평행이 되도록 자세를 지지
- 양무릎 사이에 고정용구를 놓아 골반 회전 방지
- 골반의 위앞엉덩뼈가시가 같은 수직 선상에 위치
- IR 중심 : 넙다리 큰돌기 위 연부조직 함몰부
- 호흡을 멈춘 상태

중심선

- 넙다리 큰돌기 위 연부조직 함몰부를 향해 IR면에 수직 입사

영상평가

- 허리엉치부, 엉치뼈, 꼬리뼈, 겹쳐진 볼기뼈, 넙다리뼈의 측방향 영상

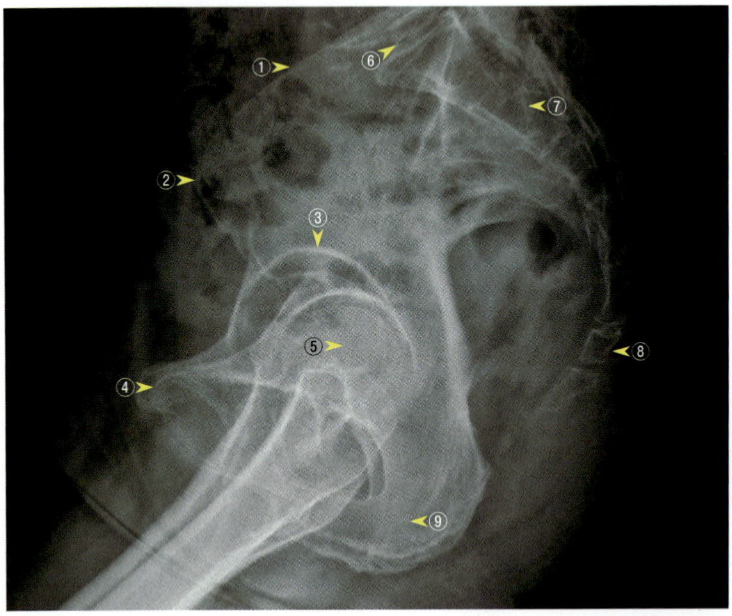

① Iliac crest (엉덩뼈능선)
② ASIS (위앞엉덩뼈가시)
③ Acetabulum (절구)
④ Pubic bone (두덩뼈)
⑤ Femoral head (넙다리뼈머리)
⑥ Lumbosacral joint (허리엉치관절)
⑦ Sacrum (엉치뼈)
⑧ Coccyx (꼬리뼈)
⑨ Ischium bone (궁둥뼈)

MEMO

3. 골반 전후사방향 촬영 Pelvis AP oblique projection RPO, LPO 자세

목 적	• 넙다리뼈 몸쪽, 엉덩뼈, 궁둥뼈, 두덩뼈 등 병변의 유무
자 세	• **바로 누운 자세에서 골반의 검사 반대 측을 45° 들어 올린 사방향 자세** • 골반과 척주의 장축이 IR면의 중심선에 일치, 최소로 좁힌 조사야 • **IR 중심 : 양쪽 위앞엉덩뼈가시(ASIS) 중간 지점과 두덩결합 사이의 중앙점** • 호흡을 멈춘 상태
중 심 선	• 양 ASIS와 두덩결합 사이 중앙으로 IR면에 수직 입사
영상평가	• **검사 측 엉덩뼈오목은 정면상으로 관찰** • **엉덩관절과 궁둥뼈, 엉덩뼈 부위의 흡수차가 크므로 적정 촬영 조건 설정**

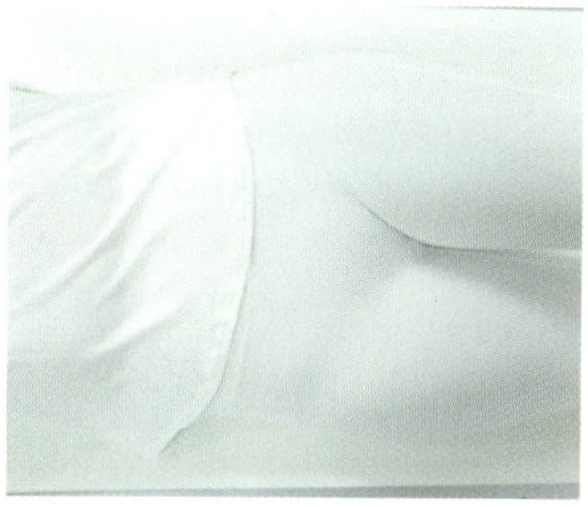

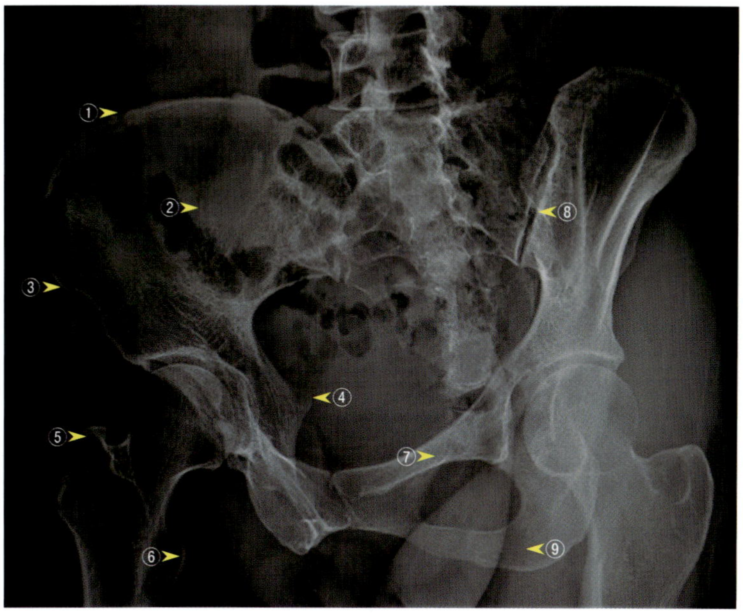

RPO 자세

① Iliac crest (엉덩뼈능선)
② Iliac fossa (엉덩뼈오목)
③ ASIS (위앞엉덩뼈가시)
④ Ischial spine (궁둥뼈가시)
⑤ Greater trochanter (큰돌기)
⑥ Lesser trochanter (작은돌기)
⑦ Pubic bone (두덩뼈)
⑧ Sacroiliac joint (엉치엉덩관절)
⑨ Ischium bone (궁둥뼈)

MEMO

4. 골반 전후축방향 촬영
Pelvis AP axial projection Inlet view · Outlet view

목 적

- Inlet view : 외상성 질환에 의한 볼기뼈(엉덩뼈, 두덩뼈, 궁둥뼈)의 병변
- Outlet view : 궁둥뼈, 두덩뼈로 형성되는 폐쇄구멍 관련 질환

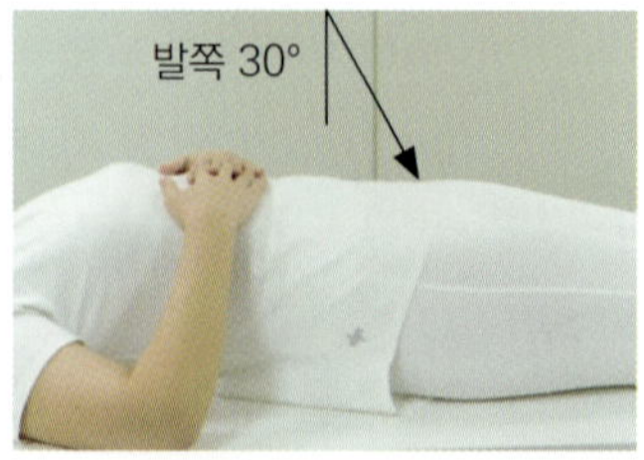

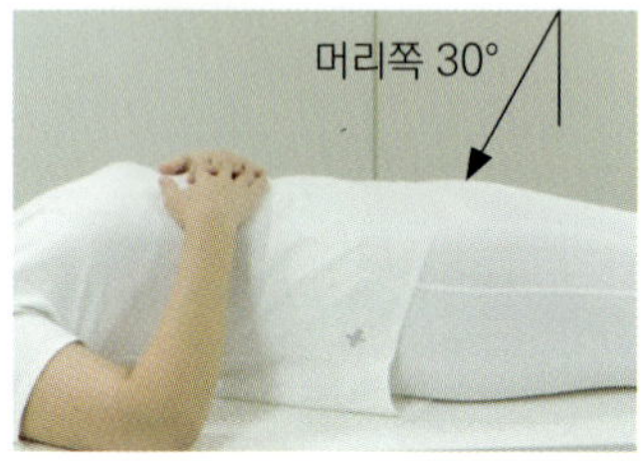

자 세

- 바로 누운 자세에서 양다리와 발을 안쪽으로 15~20° 회전(넙다리뼈목의 장축이 IR과 평행)
- IR 중심 : 양쪽 ASIS 중간지점과 두덩결합 사이의 중앙점

중심선

- Inlet view : 양 ASIS의 중앙지점을 향해 발쪽 30˚ 입사
- Outlet view : 두덩결합을 향해 머리쪽 30˚ 입사

영상평가

- 엉덩뼈, 두덩뼈, 궁둥뼈 등이 대칭적으로 관찰
- Inlet view
  - 두덩뼈, 궁둥뼈 등의 질환
  - 엉덩관절, 궁둥뼈-엉덩뼈 부위의 농도 차이에 주의
- Outlet view
  - 궁둥뼈, 두덩뼈로 구성된 폐쇄구멍에 관계된 질환
  - 골반뼈의 가로골절 또는 골절된 골반의 상 · 하 전위 평가
  - 엉치엉덩관절, 엉치뼈, 넙다리뼈 목 부위 까지 관찰
- 여성 : Inlet view는 작은 각도(25°), Outlet view는 큰 각도(35°)를 적용하기도 함

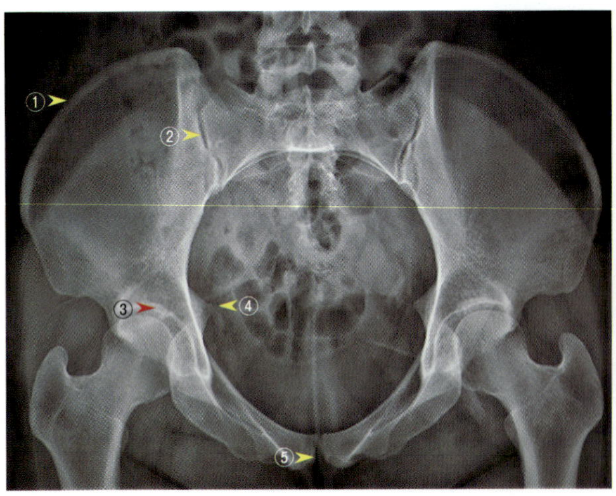

Inlet view

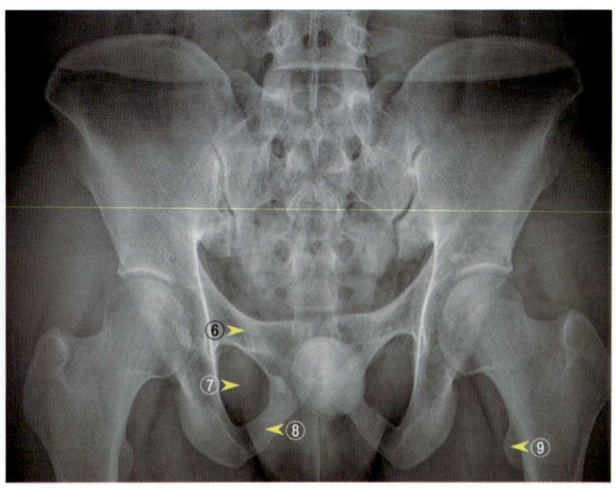

Outlet view

① Iliac crest (엉덩뼈능선)	④ Ischial spine (궁둥뼈가시)	⑦ Obturator foramen (폐쇄구멍)
② Sacroiliac joint (엉치엉덩관절)	⑤ Pubic symphysis (두덩결합)	⑧ Ischium bone (궁둥뼈)
③ Acetabulum (절구)	⑥ Pubic bone (두덩뼈)	⑨ Lesser trochanter (작은돌기)

5. 한쪽 고관절 전후방향 촬영 Unilateral hip joint AP projection

목 적

• 절구(Acetabulum), 넙다리뼈 머리 · 목, 큰돌기 관찰

자 세

• 바로 누운 자세
• ASIS에서 안쪽 5cm 지나는 시상면이 IR의 중심선과 일치
• **IR 중심 : ASIS와 두덩결합의 중간점에서 수직으로 가쪽 아래 5cm 지점**
• **검사 측 다리 발을 안쪽으로 15~20° 회전**
• 호흡 멈춘 상태
• 조사야 면적 최소화, 생식선 부분적 차폐

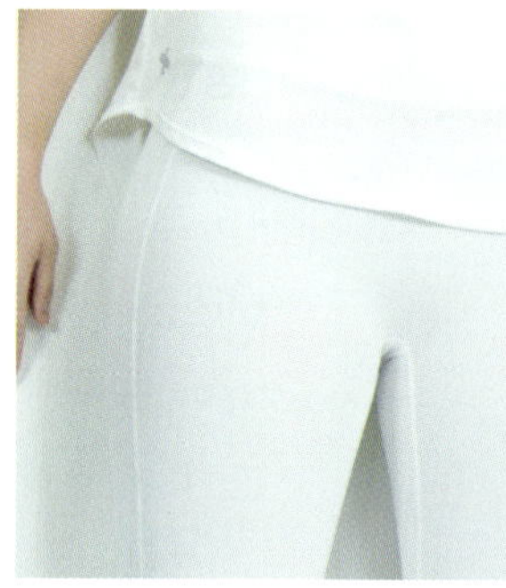

중 심 선

• **ASIS와 두덩결합의 중간점에서 수직으로 가쪽 아래 5cm지점을 향해 IR에 대해 수직 입사**

영상평가

• 넙다리뼈 머리 · 목, 큰 · 작은 돌기, 넙다리뼈몸통의 몸쪽 1/3이 포함된 영상
• 영상에 엉덩뼈의 결합 부위와 두덩결합에 대한 두덩뼈가 포함

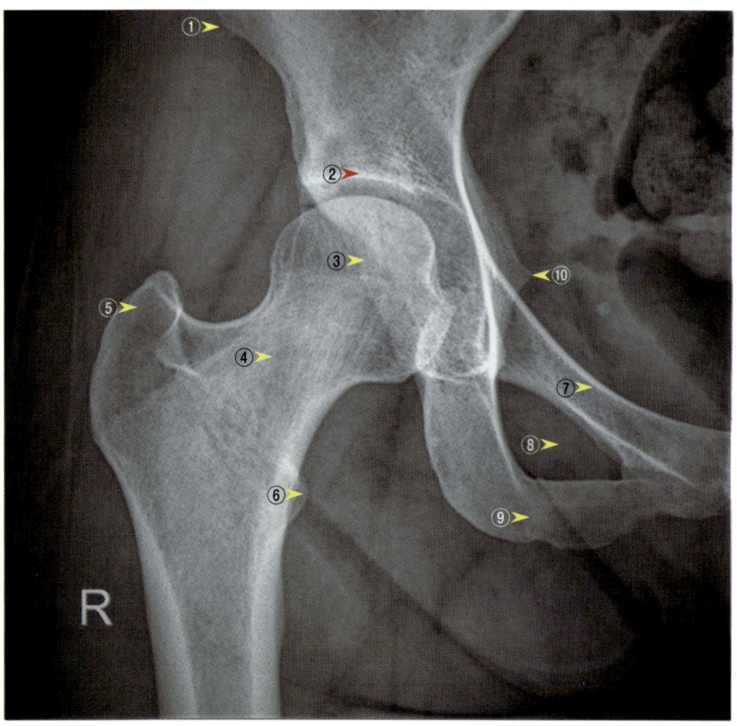

① ASIS (위앞엉덩뼈가시)
② Acetabulum (절구)
③ Femoral head (넙다리뼈머리)
④ Femoral neck (넙다리뼈목)
⑤ Greater trochanter (큰돌기)
⑥ Lesser trochanter (작은돌기)
⑦ Pubic bone (두덩뼈)
⑧ Obturator foramen (폐쇄구멍)
⑨ Ischium bone (궁둥뼈)
⑩ Ischial spine (궁둥뼈가시)

MEMO

6. 고관절 전후축방향 촬영 Hip joint AP axial projection
변형 Cleaves법

목 적

- 엉덩관절, 넙다리뼈 머리·목, 큰돌기 등 병변 관찰

자 세

- 바로 누운 자세에서 MSP와 IR의 중심선 일치
- **IR 중심 : 두덩결합 위 2.5 cm 지점**
- **개구리 다리 자세(Frog-leg position)**
  - 무릎, 엉덩관절을 굽히고 양발바닥을 IR 중심선에서 마주 닿게 함
  - **넙다리를 수직면에서 40° 되게 가쪽으로 벌림 (넙다리뼈목의 장축이 IR 장축과 평행)**
- 호흡을 멈춘 상태

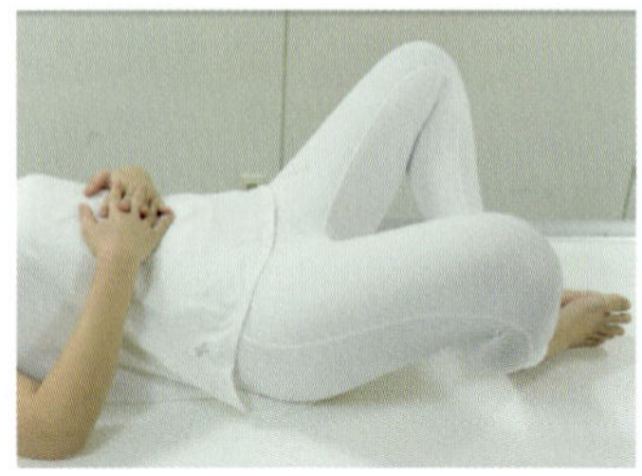

중 심 선

- **두덩결합 위 2.5 cm 지점을 향해 IR면에 수직 입사**

영상평가

- **양측 고관절, 넙다리뼈 머리·목, 큰돌기, 작은돌기 관찰**
- **골반이 대칭적으로 관찰**
- **엉덩관절의 골절, 탈구가 의심되는 경우 시행하지 않음**
- **고유 Cleaves법 : 두덩결합 위 2.5 cm 지점을 향해 머리쪽으로 40° 입사**

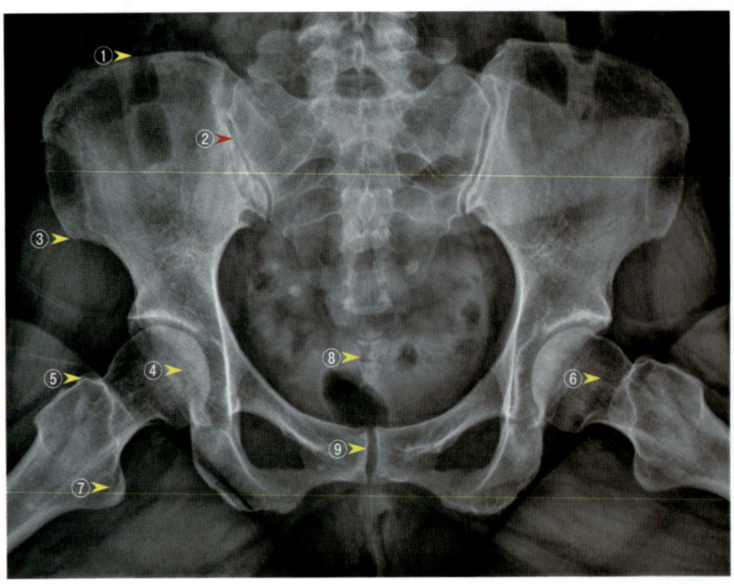

① Iliac crest (엉덩뼈능선)
② Sacroiliac joint (엉치엉덩관절)
③ ASIS (위앞엉덩뼈가시)
④ Femoral head (넙다리뼈머리)
⑤ Greater trochanter (큰돌기)
⑥ Femoral neck (넙다리뼈목)
⑦ Lesser trochanter (작은돌기)
⑧ Coccyx (꼬리뼈)
⑨ Pubic symphysis (두덩결합)

7. 고관절 측방향 촬영
Hip joint lateral projection   Lauenstein법, Hickey법

목 적

- **절구, 넙다리뼈 머리 · 목의 측면상, 돌기부위를 관찰**
- **절구-넙다리뼈의 관계 관찰**

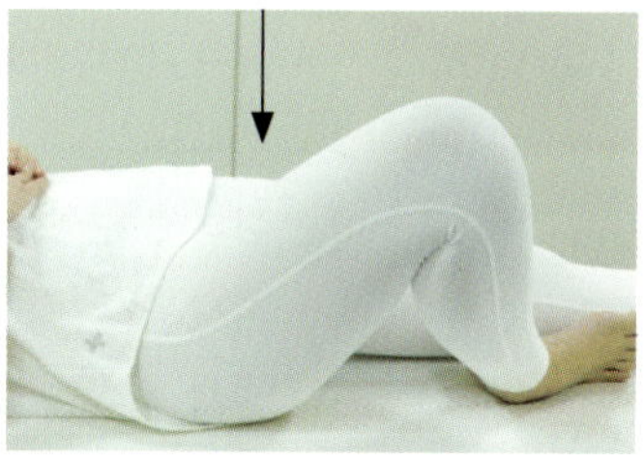

자 세

- 반 누운 자세
- ASIS에서 안쪽 5cm 지나는 시상면이 IR의 중심선과 일치
- IR 중심 : ASIS와 두덩결합의 중간점에서 수직으로 가쪽 아래 5cm 지점
- 검사 측 무릎을 굽혀 넙다리가 직각이 되게 끌어 올려 촬영대에 부착
- 호흡 멈춘 상태
- 조사야 면적 최소화, 생식선 부분적 차폐

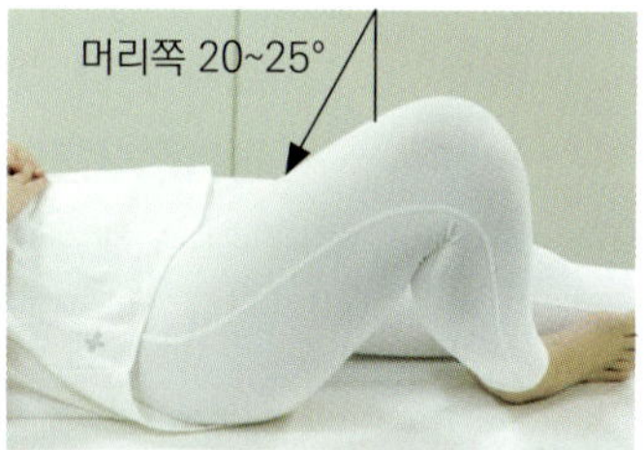

중 심 선

- **ASIS와 두덩결합의 중간점에서 수직으로 가쪽 5cm지점을 향해**
  - **Lauenstein법 : 수직 입사**
  - **Hickey법 : 머리쪽 20~25° 입사**

영상평가

- 외상성 환자, 골절 후 완치되지 않은 환자, 파괴성 골 질환 환자에 적용하지 않음
- Lauenstein법 : 큰돌기와 넙다리뼈목의 겹침이 많은 영상
- Hickey법 : 각도 증가에 따라 큰돌기와 넙다리뼈목의 겹쳐짐이 감소된 영상

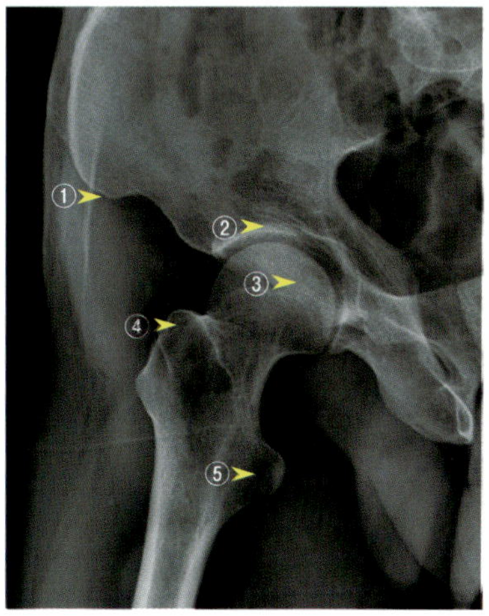

Lauenstein법

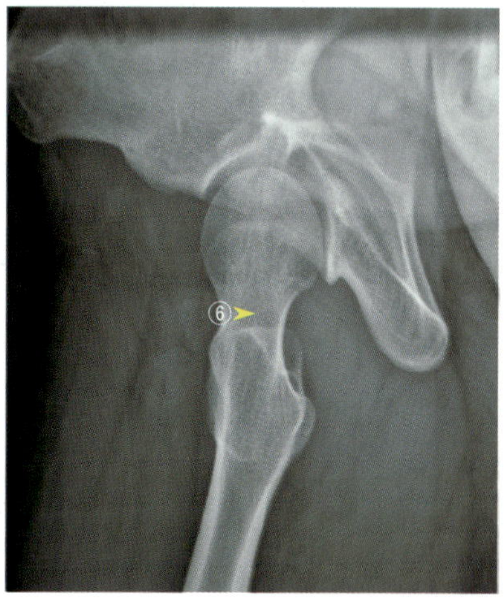

Hickey법

① ASIS (위앞엉덩뼈가시)	④ Greater trochanter (큰돌기)
② Acetabulum (절구)	⑤ Lesser trochanter (작은돌기)
③ Femoral head (넙다리뼈머리)	⑥ Femoral neck (넙다리뼈목)

8. 고관절 축측방향 촬영
Hip joint axiolateral projection — Lorenz법

목 적	• 절구, 넙다리뼈 머리·목의 측면상과 돌기 부위를 관찰
자 세	• 바로 누운 자세 • **검사 측 다리는 펴고 15~20° 안쪽으로 돌림** • 검사 측 엉덩뼈능선 높이 바로 위에 IR 한쪽 면을 닿게 함 • IR은 넙다리뼈목과 평행 • **검사 반대 측 엉덩관절과 무릎관절을 직각으로 굽히고 적정 높이로 지지(겹침 방지)**
중 심 선	• **검사 측 넙다리뼈목을 향해 IR면에 수직 입사** (ASIS와 두덩결합 윗모서리를 연결한 중앙지점에서 수직으로 가쪽 아래 6 cm 지점)
영상평가	• 엉덩관절, 넙다리뼈 머리·목, 큰·작은 돌기가 잘 관찰 • **넙다리뼈목이 큰돌기와 겹치지 않게 촬영** • **고관전압(90 kVp 이상), 대전류, 장시간 노출(호흡 정지)** • **격자의 기울어짐에 의한 Cut off 발생에 주의(격자를 중심선에 직각으로 유지)** • **Translateral 촬영법(외상, 수술 후 환자에 적용)** • **Danelius-Miller변법**

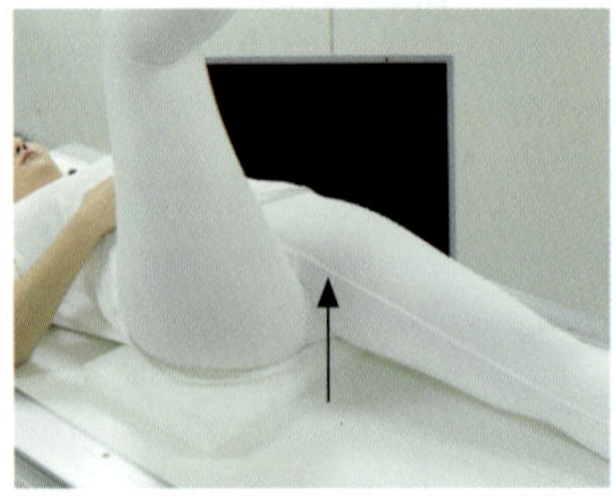

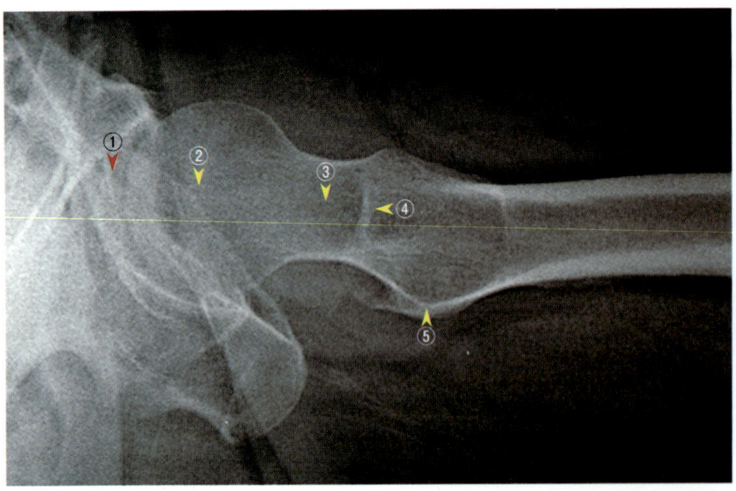

① Acetabulum (절구)

② Femoral head (넙다리뼈머리)

③ Femoral neck (넙다리뼈목)

④ Greater trochanter (큰돌기)

⑤ Lesser trochanter (작은돌기)

MEMO

9. 골반 · 엉덩관절 축방향 촬영 Pelvis · Hip joint axial projection Chassard-Lapine법

목 적	• **골반계측(Pelvimetry)에서 골반강의 가로 직경 측정** • **넙다리머리와 볼기뼈절구의 관계 관찰**
자 세	• 촬영대 끝 또는 옆에 앉은 자세 • MSP와 IR면의 중심선 일치 • **몸을 앞쪽으로 기울여 골반 수직 축이 앞쪽으로 45˚ 경사진 자세** • 호흡을 멈춘 상태
중 심 선	• 큰돌기 높이의 허리 엉치부를 통해 수직 입사(두덩결합의 이마면에 수직 입사)
영상평가	• 골반 계측 검사에서 골반강의 가로 직경 측정 • 넙다리뼈머리와 엉덩뼈오목의 관계, 곧창자와 구불창자 관찰 • 골반이 회전되지 않고 양쪽 큰돌기가 엉치뼈에서 같은 거리에 위치

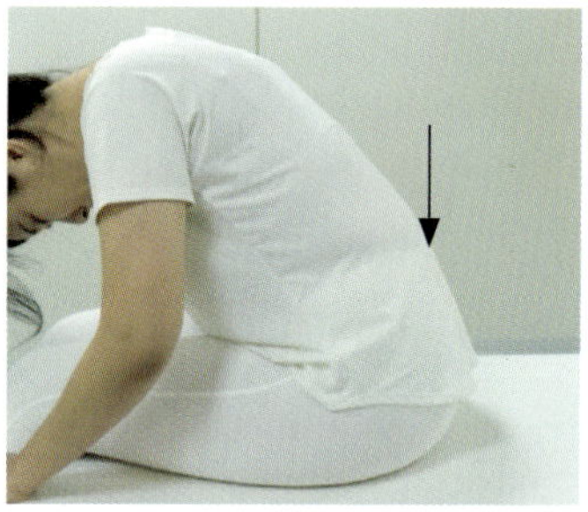

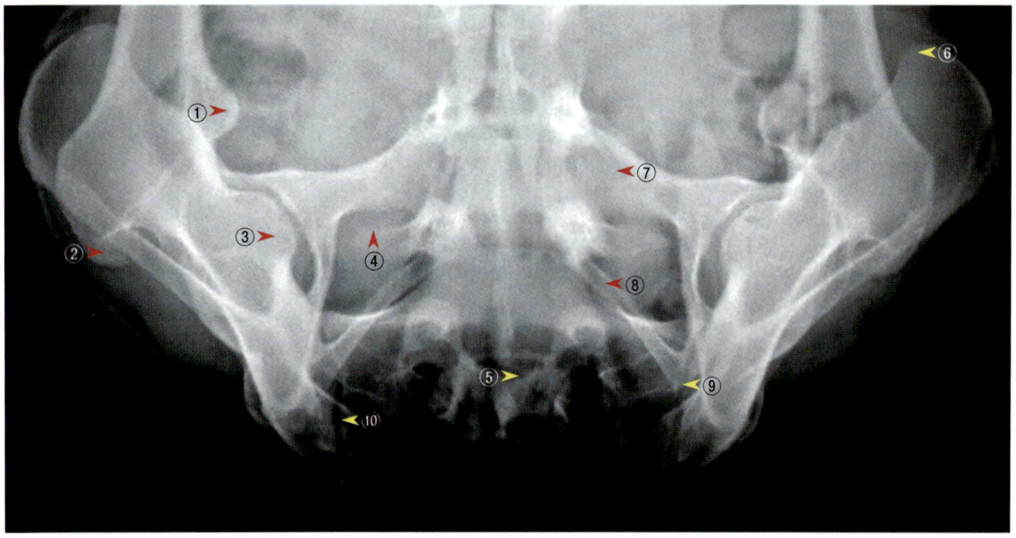

① Lesser trochanter (작은돌기)	⑥ Iliac crest (엉덩뼈능선)
② Greater trochanter (큰돌기)	⑦ Superior ramus of pubis (두덩뼈위가지)
③ Femoral head (넙다리뼈머리)	⑧ Inferior ramus of pubis (두덩뼈아래가지)
④ Obturator foramen (폐쇄구멍)	⑨ Ischial tuberosity (궁둥뼈결절)
⑤ Sacrum (엉치뼈)	⑩ Sacroiliac joint (엉치엉덩관절)

10. 엉덩뼈 사방향 촬영 Ilium oblique projection

RPO-LPO, RAO-LAO 자세

목 적

- 엉덩뼈날개와 궁둥패임, 넙다리뼈 몸쪽 끝과 엉덩뼈 관찰

자 세

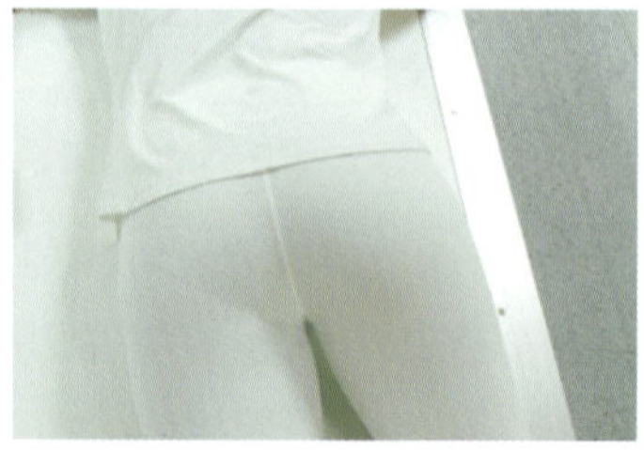

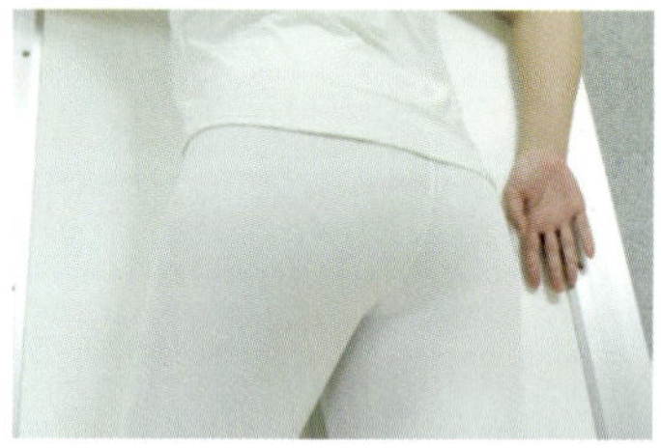

‣ **RPO · LPO 자세**

- 검사 측 엉덩관절이 지나는 시상면과 IR 중심선을 일치
- ASIS에서 안쪽 5 cm, 아래 5 cm 지점을 IR 중심에 위치
- **검사 측 엉덩뼈날개의 넓은 면이 IR면에 평행되도록 검사 반대 측을 40° 들어 올림**

‣ **RAO · LAO 자세**

- 검사 측 엉덩관절이 지나는 시상면과 IR 중심선을 일치
- ASIS에서 안쪽 5 cm, 아래 5 cm 지점을 IR 중심에 위치
- **검사 측 엉덩뼈가 IR면에 수직이 되도록 검사 반대 측을 40° 들어 올림**
- 호흡을 멈춘 상태, 최소로 좁힌 조사야

중 심 선

- ASIS에서 안쪽 5 cm, 아래 5 cm 지점을 향해 IR면에 대해 수직 입사

영상평가

- RAO · LAO : 엉덩뼈날개와 궁둥뼈 패임이 선명하게 관찰, 절구의 반측면상 관찰
- RPO · LPO : 넙다리뼈의 몸쪽과 엉덩뼈의 사방향상이 관찰, 엉덩뼈날개의 넓은 면이 회전 없이 나타나고 반측면상이 관찰

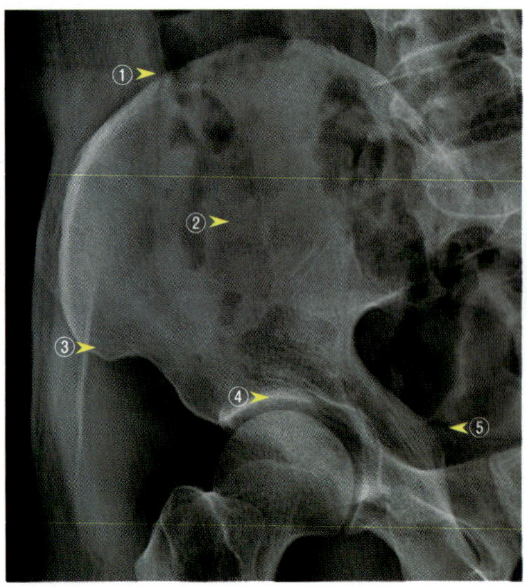

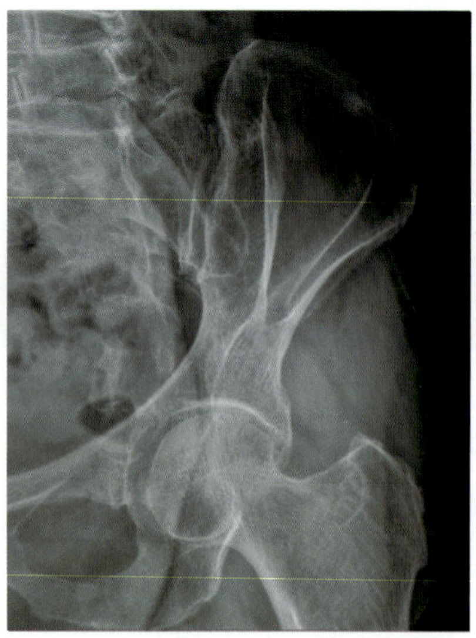

① Iliac crest (엉덩뼈능선)	③ ASIS (위앞엉덩뼈가시)	⑤ Ischial spine (궁둥뼈가시)
② Iliac fossa (엉덩뼈오목)	④ Acetabulum (절구)	

11. 엉치엉덩관절 전후사방향 촬영
S-I joint AP oblique projection　RPO, LPO 자세

목 적

• 외상성 질환에 의한 골절, 골반 불안정성 등 병변의 유무

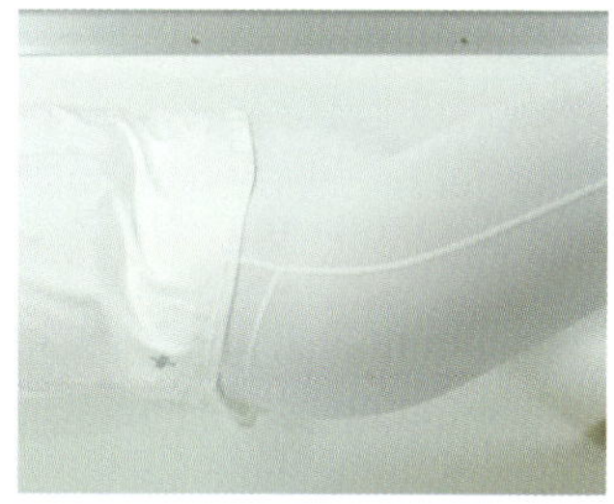

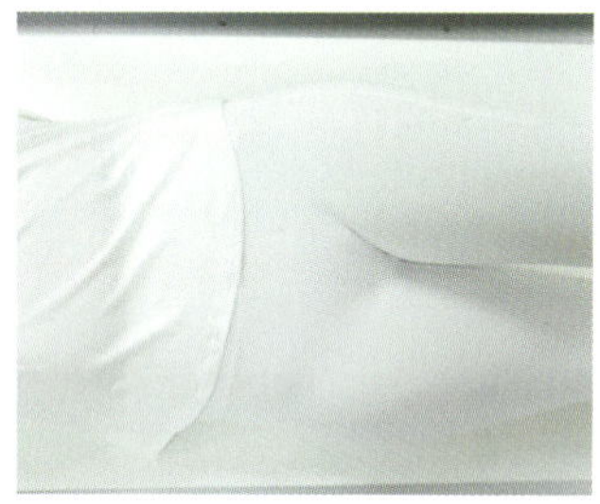

자 세

• 반 누운 자세
• **검사 측을 25~30° 들어 올림(Evaluation)**
• 검사 측 ASIS 앞 2.5cm 지점을 지나는 시상면을 IR 중심선에 일치
• 호흡을 멈춘 상태, 조사야는 최소화
• **IR 중심 : 검사 측 ASIS**

중 심 선

• 검사 측 ASIS를 향해 IR면에 수직 입사

영상평가

• **검사 측(IR면에서 먼쪽) 엉치엉덩관절과 인접한 구조 관찰**
• 엉치뼈모서리와 엉덩뼈모서리가 분리되고 관절이 선명하게 관찰

▸ **RAO · LAO자세**
  • 검사 반대 측 25~30° 들어 올림
  • 검사 측(IR면에서 가까운쪽) 엉치엉덩관절과 인접 구조 관찰

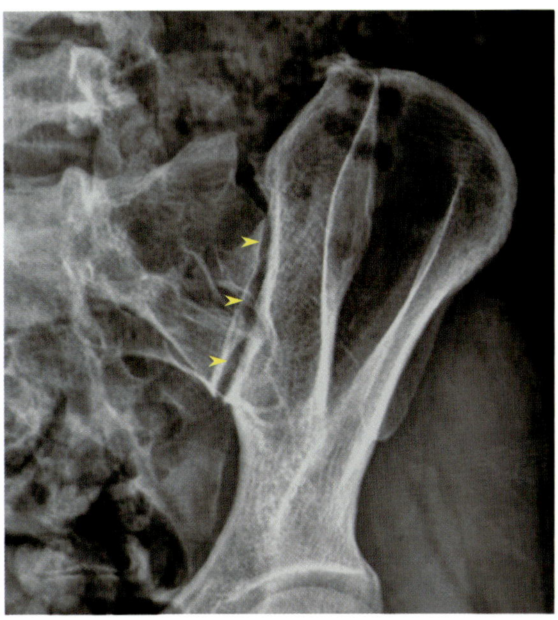

RPO 자세

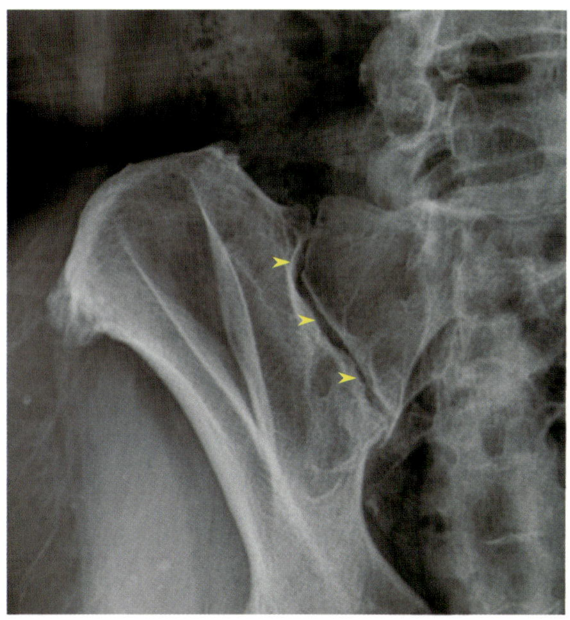

LAO 자세

MEMO

VI

Shoulder Scapula Clavicle

1. 어깨관절(Shoulder joint)

1. 어깨관절 전후방향 촬영 Shoulder joint AP projection

목 적	• 위팔뼈머리, 어깨뼈 윗부분, 빗장뼈의 골절, 어깨관절 탈구 등
자 세	• **IR 중심 : 부리돌기(Coracoid process)** ▸ **바깥돌림 자세(External rotation position)** : 해부학적 자세 - 검사 쪽 등을 IR면에 붙이고 팔은 약간 벌림 - **위팔뼈 안쪽·가쪽 위관절융기가 IR면에 평행** ▸ **자연스러운 자세(Neutral position)** : 안쪽·가쪽돌림 자세의 중간 자세 - 외상환자에 적용 - 검사 쪽 등을 IR면에 붙이고 손바닥을 허벅지에 댄 자세 - **위팔뼈의 안쪽·가쪽 위관절융기가 IR면에 45°** ▸ **안쪽돌림 자세(Internal rotation position)** - 검사 쪽 등을 IR면에 붙이고 팔꿈치를 구부림 - 팔을 안쪽으로 회전시켜 손등을 엉덩이에 붙임 - **위팔뼈의 안쪽·가쪽 위관절융기가 IR면에 수직**
중심선	• 부리돌기 아래 2.5cm 지점을 향해 수직 입사
영상평가	▸ **바깥돌림 자세 : 큰결절(Greater tubercle, Greater tuberosity) 반측면상** ▸ **자연스러운 자세 : 큰결절이 위팔뼈머리와 겹친 영상** ▸ **안쪽돌림 자세 : 작은결절(Lesser tubercle, Lesser tuberosity) 반측면상** • **Halfmoon sign** : 어깨뼈와 위팔뼈의 일부가 중복되어 나타나는 반월상 음영 • **Moloney's arch** : 어깨뼈와 위팔뼈 사이에 나타나는 아치상 음영

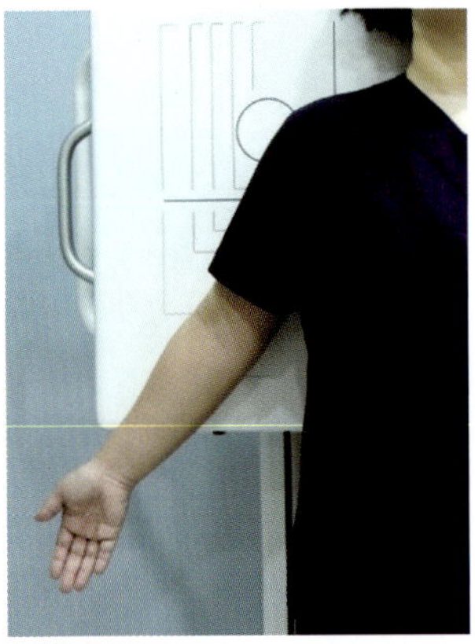
바깥돌림 자세

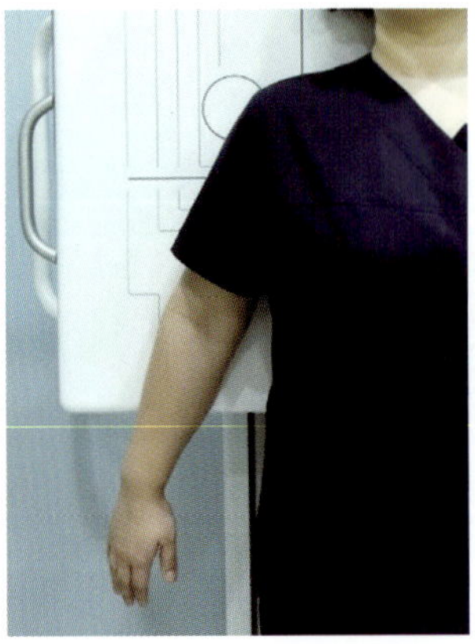
자연스러운 자세

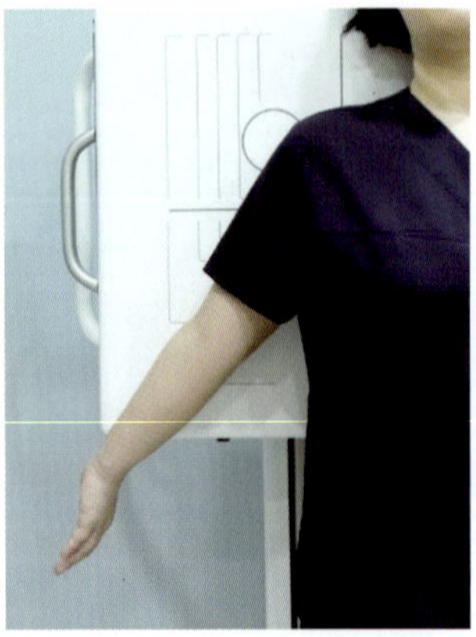
안쪽돌림 자세

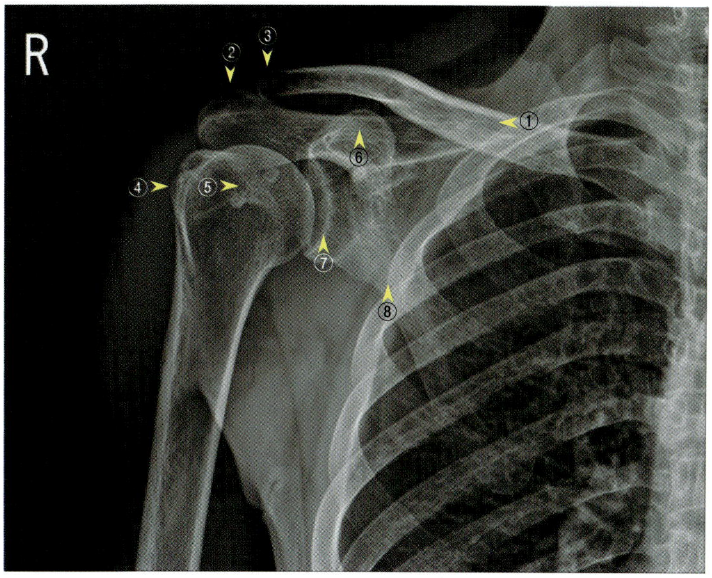

바깥돌림 자세

① Clavicle (빗장뼈)

② Acromion (봉우리)

③ Acromioclavicular joint (봉우리빗장관절)

④ Greater tuberosity (큰결절)

⑤ Humeral head (위팔뼈머리)

⑥ Coracoid process (부리돌기)

⑦ Glenoid cavity (접시오목)

⑧ Sacpula (어깨뼈)

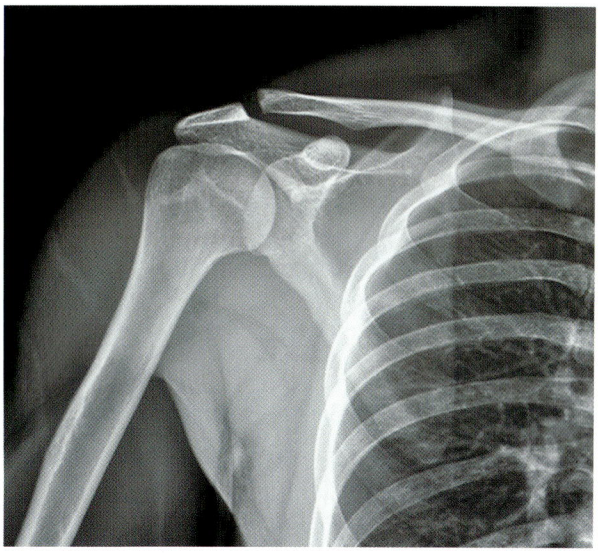

자연스러운 자세

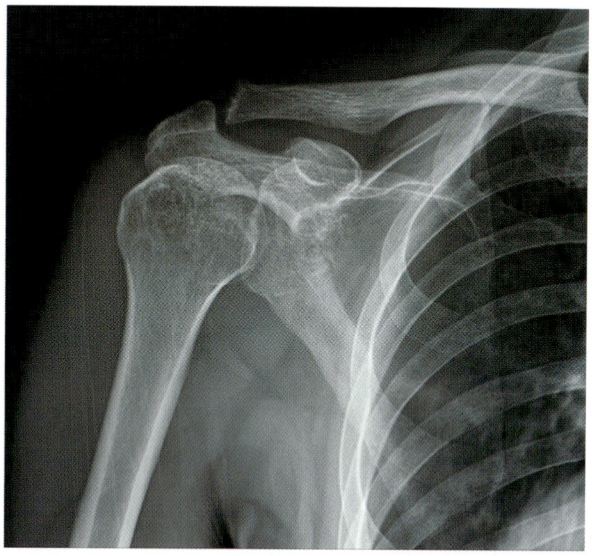

안쪽돌림 자세

MEMO

2. 어깨관절 상하축방향 촬영 Shoulder joint superoinferior axial projection

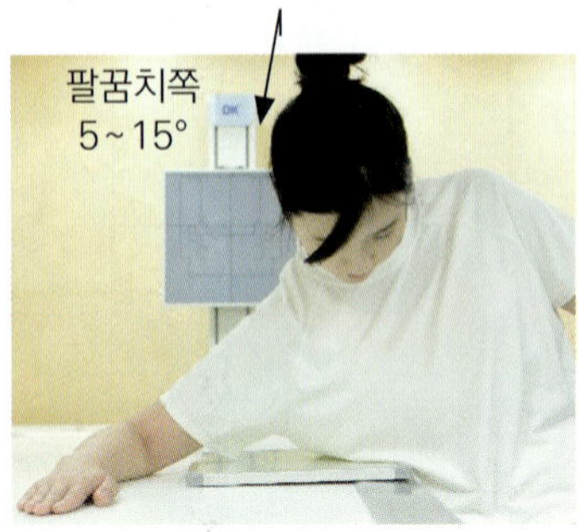

목 적	• 접시오목테두리의 형태 및 골절, 어깨관절(전·하방)의 불안정성, 위팔뼈머리의 병변 등 • **Bony bankart lesion : 전방탈구에 의한 접시오목테두리의 뼈 이상**
자 세	• **앉은 자세**에서 검사 측 팔꿉관절을 직각으로 굽히고 손바닥을 아래로 놓음 • 환자를 가쪽으로 기울이고 앞·뒤로 기울지 않도록 조절 • 머리는 조사야 내에 들어가지 않도록 검사 반대 쪽으로 돌림 • IR 중앙 : 어깨관절
중심선	• **어깨관절을 향해 팔꿈치 쪽으로 5~15° 입사**
영상평가	• **부리돌기가 빗장뼈 위에 투영** • **작은결절이 반측면상으로 관찰** • **봉우리빗장관절이 위팔뼈머리와 겹침** • **위팔뼈머리와 접시오목 사이 관절이 선명하게 관찰** • **곡면카세트(Curved cassette) 사용 가능** • 몸 중심이 전·후로 기울지 않도록 어깨뼈가시와 어깨뼈 아래 각 연결선이 IR에 수직

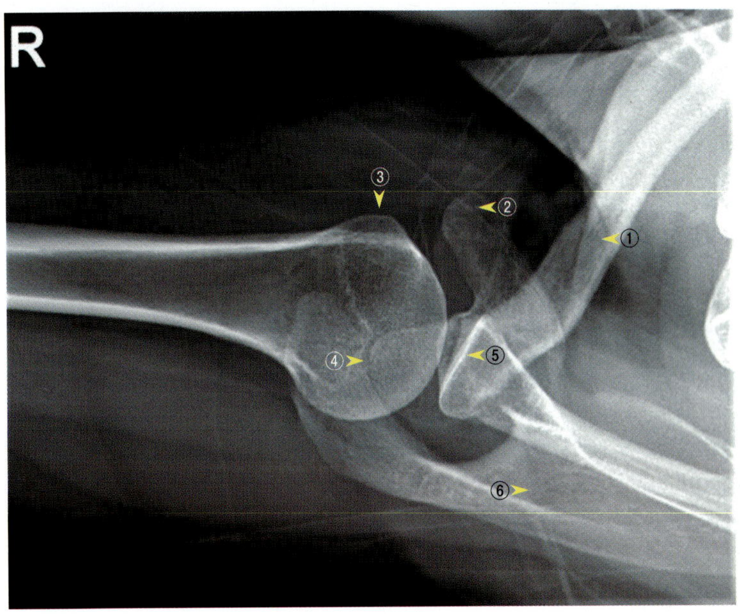

① Clavicle (빗장뼈)

② Coracoid process (부리돌기)

③ Lesser tubercle (작은결절)

④ Acromioclavicular joint (봉우리빗장관절)
Humeral head (위팔뼈머리)

⑤ Glenoid rim (접시오목테두리)

⑥ Scapula (어깨뼈)

3. 어깨관절 하상축방향 촬영 Shoulder joint inferosuperior axial projection Lawrence법

목 적	• 어깨관절 상하 축방향 촬영과 동일
자 세	• 누운 자세에서 검사 측 어깨 밑에 방사선 투과성 지지대를 놓아 어깨를 들어 올림 • 팔은 몸통으로부터 90° 벌림, 손바닥을 위로 향하게 함 • 머리는 조사야 내에 들어가지 않도록 검사 반대 측으로 돌림 • IR을 수직으로 세우고 어깨 위쪽과 목에 가능한 밀착
중 심 선	• 겨드랑과 위팔뼈머리에 대해 수평 입사(팔의 벌린 정도에 따라 안쪽방향으로 적절한 각도 부여)
영상평가	• 부리돌기가 빗장뼈 위에 투영 • 작은결절이 반측면상으로 관찰 • 봉우리빗장관절이 위팔뼈머리와 겹침 • 위팔뼈머리와 접시오목 사이 관절이 선명하게 관찰

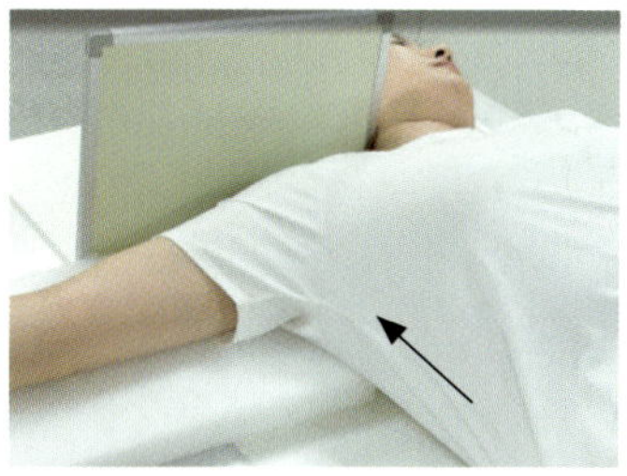

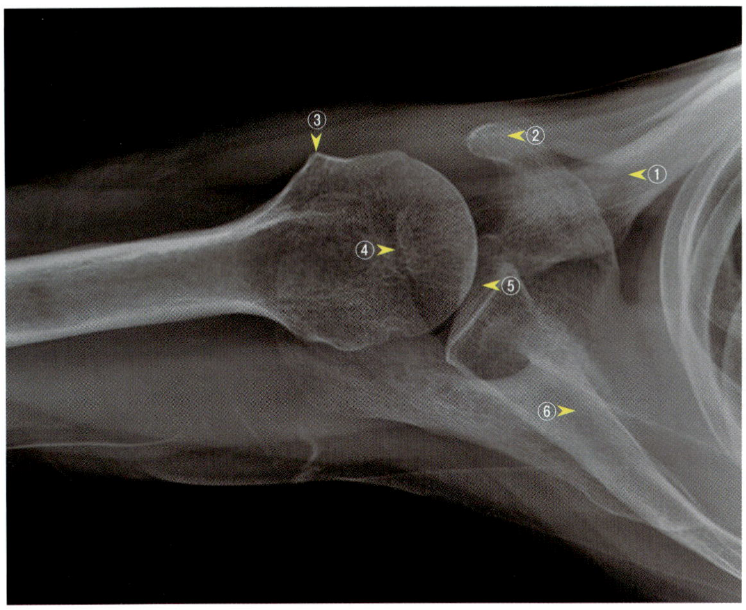

① Clavicle (빗장뼈)

② Coracoid process (부리돌기)

③ Lesser tubercle (작은결절)

④ Acromioclavicular joint (봉우리빗장관절)
Humeral head (위팔뼈머리)

⑤ Glenoid cavity (접시오목)

⑥ Scapula (어깨뼈)

MEMO

4. 어깨관절 하상축방향 촬영
Shoulder joint inferosuperior axial projection Westpoint법

목 적	• 어깨관절 상하 축방향 촬영과 동일
자 세	• **엎드린 자세**에서 검사 측 팔과 어깨 밑에 방사선 투과성 지지대를 놓아 어깨를 들어 올림 • **팔을 몸통으로부터 90° 벌림** • 머리는 조사야 내에 들어가지 않도록 검사 반대 측으로 돌림 • IR을 수직으로 세우고 어깨 쪽과 목에 최대한 밀착
중 심 선	• 입사점 : 접시오목(봉우리 모서리 밑 13cm, 내측 3cm 지점) • **접시오목을 향해 안쪽으로 25°, 앞쪽으로 25° 입사**
영상평가	• Lawrence법과 동일

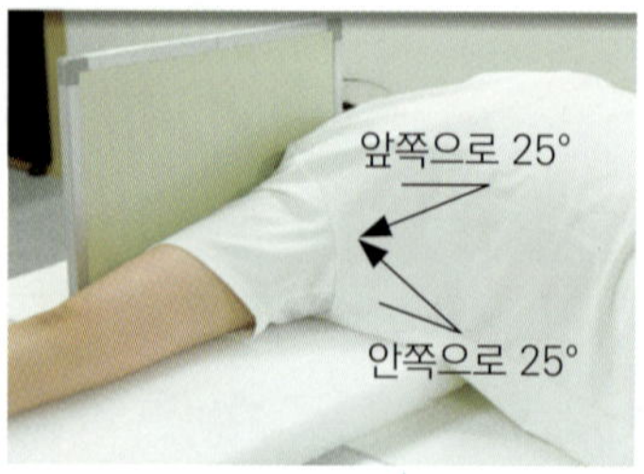

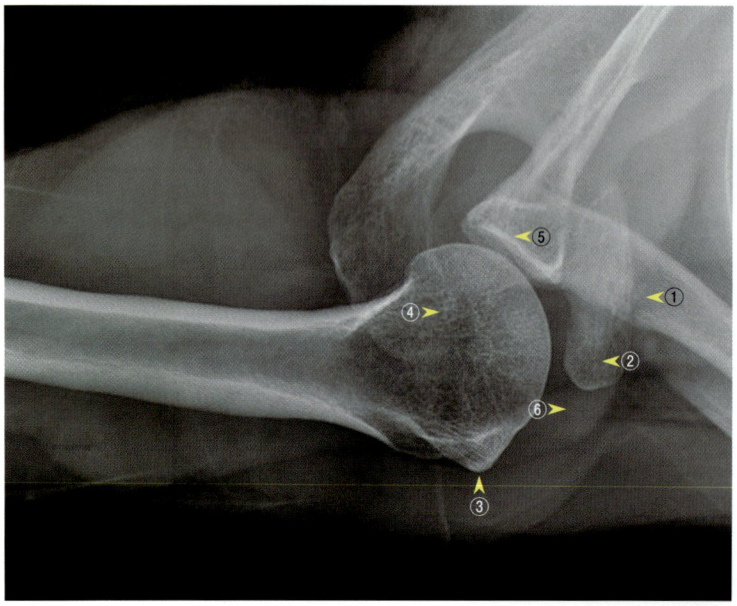

① Clavicle (빗장뼈)

② Coracoid process (부리돌기)

③ Lesser tubercle (작은결절)

④ Acromioclavicular joint (봉우리빗장관절)
Humeral head (위팔뼈머리)

⑤ Glenoid rim (접시오목테두리)

⑥ Scapula (어깨뼈)

MEMO

5. 어깨관절 후전사방향 촬영
Shoulder joint PA oblique projection   Scapula Y-view

목 적
- 외상성 어깨관절 전·후방 탈구 등의 병변 유무

자 세
- **검사 측 어깨 가쪽 앞면을 IR에 붙이고 MCP(정중이마면)와 IR이 60° (IR면 ⊥ 어깨뼈)**
- 검사 측 팔은 자연스럽게 내리고 반대 측 팔은 촬영대 옆을 잡아 고정
- 호흡을 멈춘상태

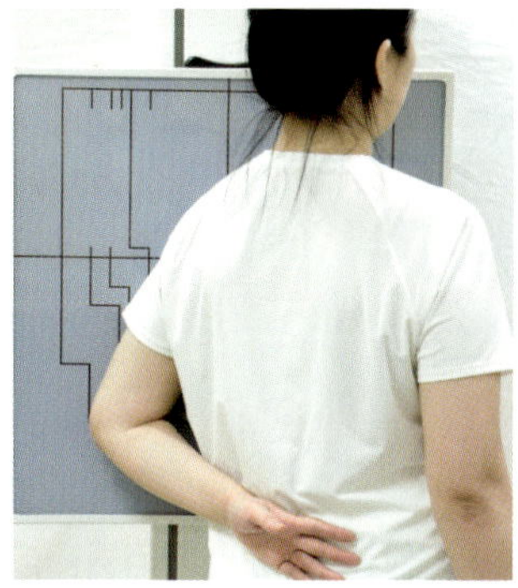

중심선
- 어깨관절을 향해 IR면에 대해 수직 입사

영상평가
- **어깨뼈가 가슴우리와 겹치지 않고 어깨뼈가시(Scapular spine)가 측면상으로 관찰**
- **Y자 : 어깨뼈 몸체, 봉우리, 부리돌기**
- **전방탈구** : 위팔뼈머리가 **부리돌기** 아래에 위치
- **후방탈구** : 위팔뼈머리가 **봉우리** 아래에 위치

▸ **가시위근 출구촬영(Supraspinatus outlet projection)**
- **Scapula Y-view자세에서 AC joint를 향해 발쪽으로 10~15° 입사**
- **봉우리빗장관절 아래로 가시위근이 지나가는 통로(➢) 관찰 목적**
- **봉우리의 형태, 봉우리뼈의 앞 아래쪽의 변화(경사도, 두께) 관찰 목적**

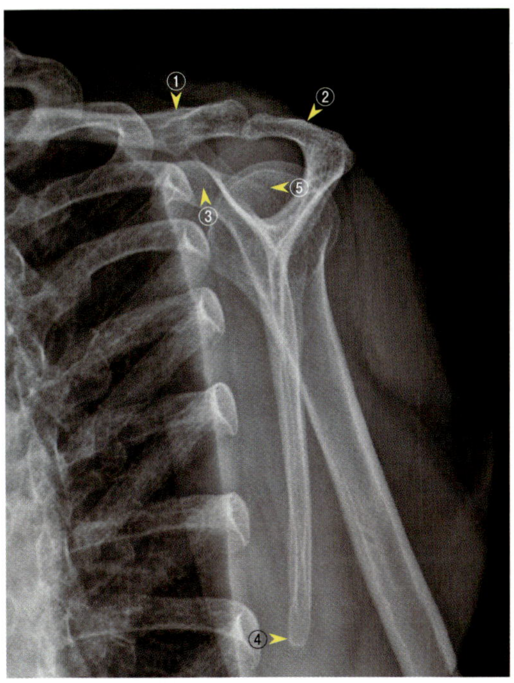

어깨관절 후전 사방향 촬영

① Clavicle (빗장뼈)
② Acromion (봉우리)
③ Coracoid process (부리돌기)
④ Inferior angle of scapula (어깨뼈아래각)
⑤ Humeral head (위팔뼈머리)

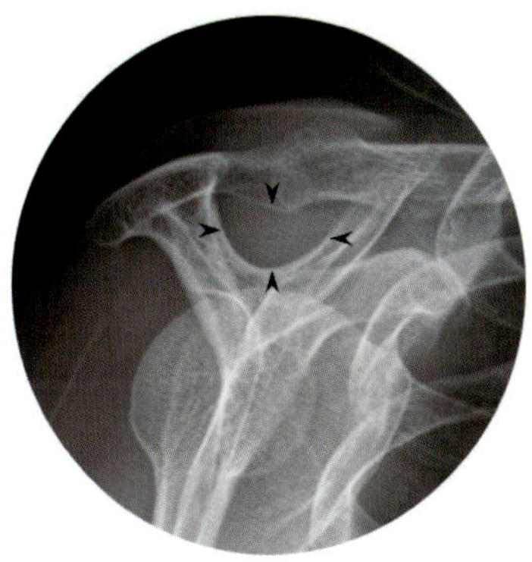

가시위근 출구 촬영

6. Stryker notch법

목 적	• Hill-sachs lesion : 어깨관절의 전방탈구에 의한 위팔뼈머리 의 뒤, 가쪽 뼈 결손 관찰 • 어깨 관절의 불안정성 진단
자 세	• 누운 자세 • 검사 측 위팔뼈를 몸통에서 직각으로 올리고 팔꿉관절을 구부려 손은 머리 위에 위치 • 변형 Stryker notch법 : 몸통 – 위팔 135° 시 수직 입사
중 심 선	• 부리돌기를 향해 머리쪽으로 10° 입사
영상평가	• 위팔뼈머리가 선명하게 관찰

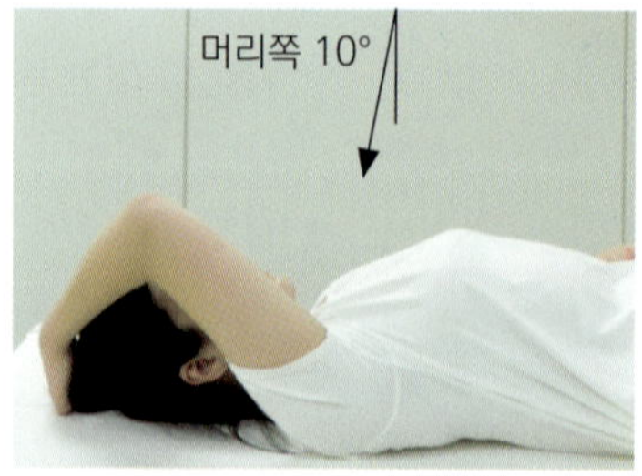

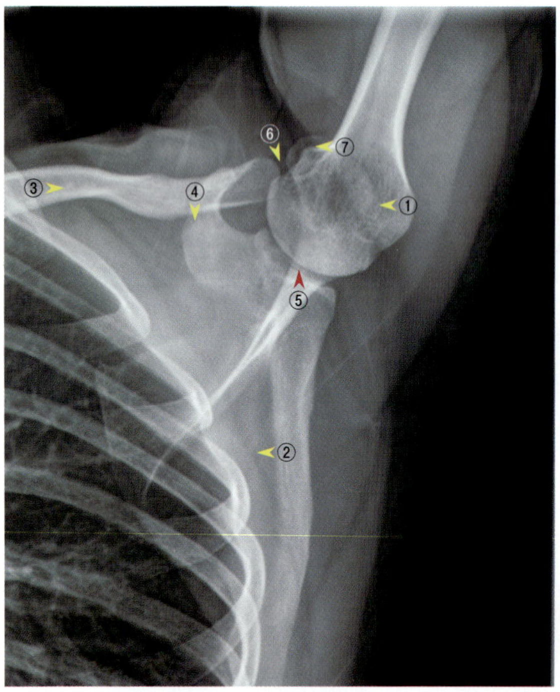

① Humeral head (위팔뼈머리)

② Scapula body (어깨뼈몸통)

③ Clavicle (빗장뼈)

④ Coracoid process (부리돌기)

⑤ Glenoid rim (접시오목테두리)

⑥ Acromioclavicular joint (봉우리빗장관절)

⑦ Acromion (봉우리)

MEMO

7. 접시오목 촬영 Glenoid cavity AP oblique projection — Grashey법

목 적	• 접시오목과 위팔뼈머리 사이 관절안의 변화 유무
자 세	• 선 자세 또는 누운 자세 • IR에 검사 측 위팔뼈머리 뒤쪽을 밀착 • 몸을 검사 측으로 45° 회전
중 심 선	• 어깨 위쪽 · 가쪽 모서리에서 안쪽으로 5cm, 아래쪽으로 5cm 지점을 향해 수평 입사
영상평가	• 위팔뼈머리와 접시오목 사이 관절이 열려 관찰 • 날숨 후 검사(균일한 농도의 영상 획득) • 접시오목이 반측면상으로 관찰

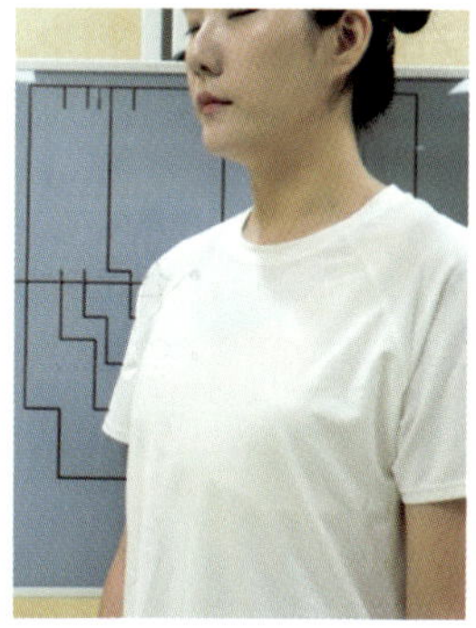

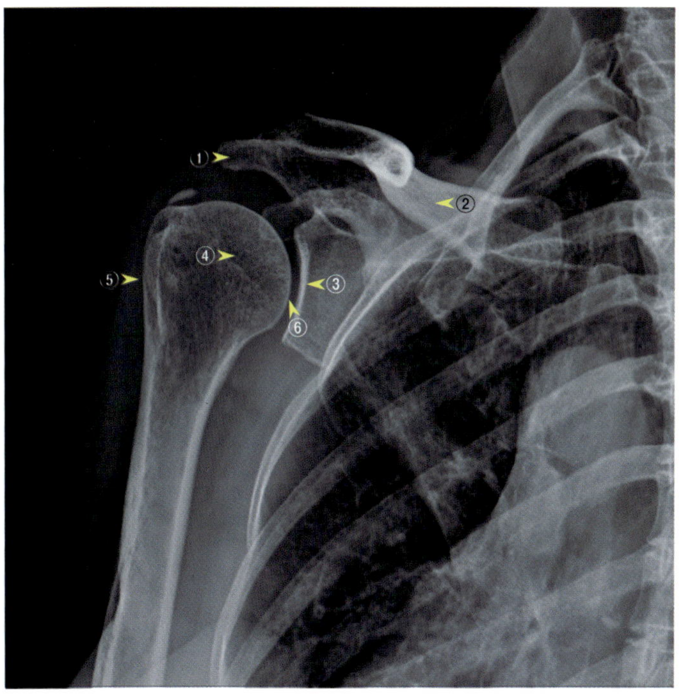

① Acromion (봉우리)

② Clavicle (빗장뼈)

③ Glenoid rim (접시오목테두리)

④ Humeral head (위팔뼈머리)

⑤ Greater tubercle (큰결절)

⑥ Glenoid cavity (접시오목)

MEMO

8. 양측 봉우리빗장관절 전후방향 촬영
A-C joints bilateral AP projection

Pearson법

목 적	• **봉우리빗장관절의 양측 정면상, 관절의 탈구, 분리증, 기능의 변화 관찰**
자 세	• 선 자세 또는 앉은 자세 • 전후 자세에서 양측 봉우리빗장관절 사이가 IR 중심과 일치 • 양발에 동일하게 체중 분산, 양어깨가 같은 수평 선상에 놓이게 위치 • **양손목에 같은 무게(3.5~6.5kg)의 물체를 매달고 무게, 방향 표시** • **양어깨에 힘을 빼고 아래로 늘어뜨림**
중심선	• **양봉우리빗장관절 사이의 중심에 수평 입사** • **원거리 촬영 : SID 180~200cm**
영상평가	• 양측 A-C joint 전체가 1장 또는 2장의 영상에 포함

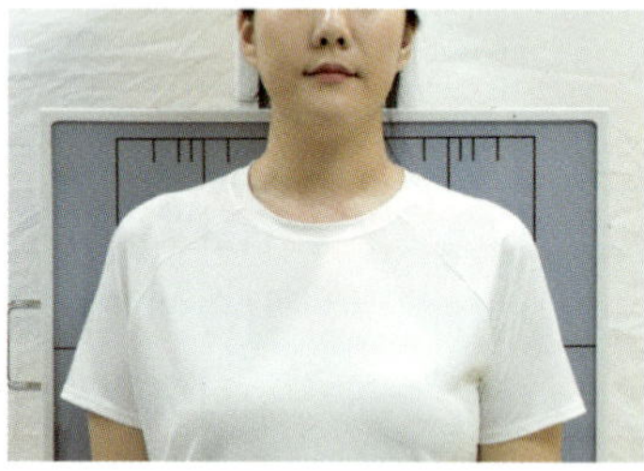

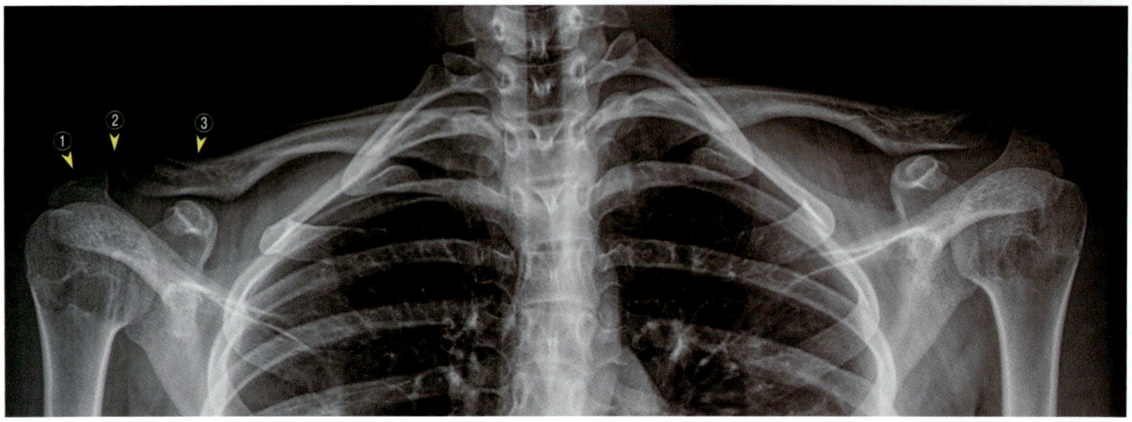

① Acromion (봉우리)

② Acromioclavicular joint (봉우리빗장관절)

③ Clavicle (빗장뼈)

MEMO

9. Shoulder joint caudal tilting view

목 적	• **어깨회전근띠(근육둘레띠, Rotator cuff muscles) 파열, A-C joint의 탈골 진단**
자 세	• 선 자세 또는 누운 자세 • 어깨관절 전후 방향 촬영의 바깥돌림 자세 • IR 중앙 : 부리돌기
중 심 선	• **A-C joint를 향해 발쪽으로 30˚ 입사**
영상평가	• 어깨뼈가시가 관절오목 위에 위치 • 어깨회전근띠 : 가시위근, 가시아래근, 작은원근, 어깨밑근

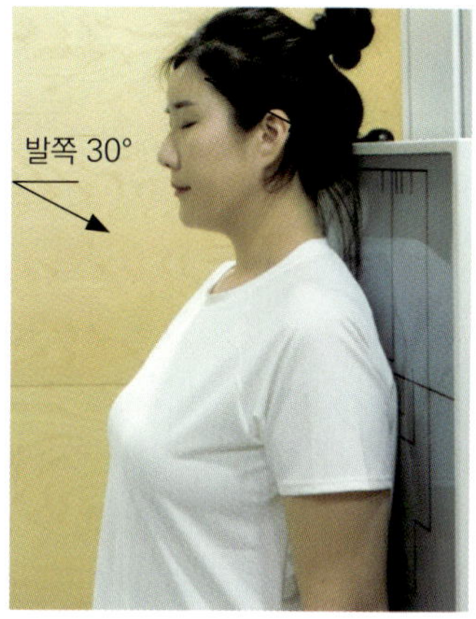

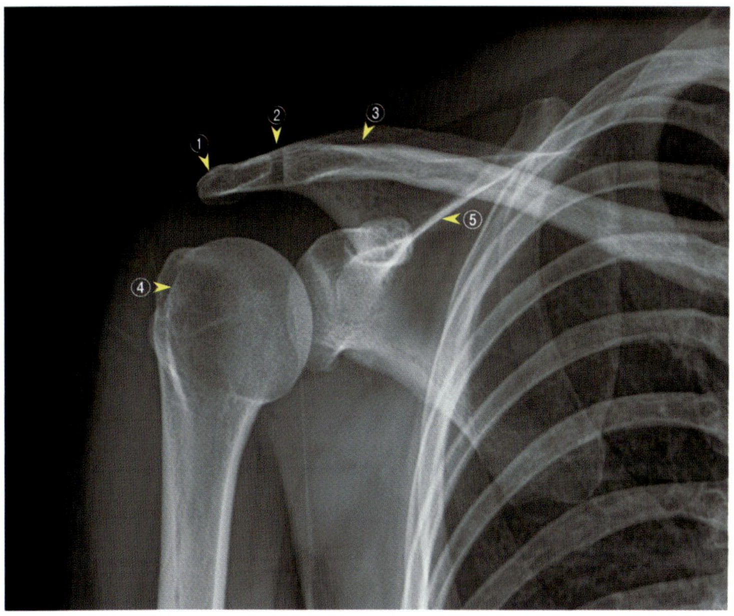

① Acromion (봉우리)

② Acromioclavicular joint (봉우리빗장관절)

③ Clavicle (빗장뼈)

④ Greater tubercle (큰결절)

⑤ Spine of scapula (어깨뼈가시)

▶ **어깨운동에 관여하는 근육** 어깨회전근띠 : 어깨의 회전운동에 관여하는 근육(①~④)

근 육	기시점	종착점
① **가시위근(Supraspinatus muscle)**	**가시위오목**	**큰결절**
② 가시아래근(Infraspinatus muscle)	가시아래오목	큰결절
③ 작은원근(Teres minor muscle)	어깨뼈가쪽모서리 중간	큰결절
④ 어깨밑근(Subscapularis muscle)	어깨뼈밑오목	작은결절
• 삼각근(Deltoid muscle)		
• 큰원근(Teres major muscle)		

2. 어깨뼈(Scapula)

1. 어깨뼈 전후방향 촬영 Scapula AP projection

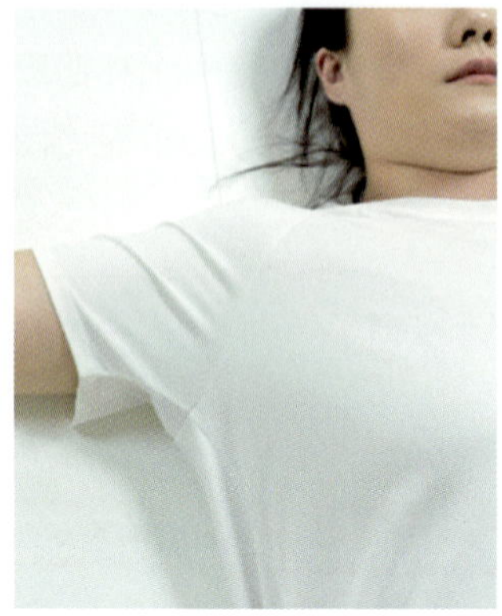

목 적	• 어깨뼈의 외상에 의한 골절, 탈구 등의 병변 관찰
자 세	• 선 자세 또는 누운 자세 • **IR 중앙 : 부리돌기 아래 5cm 지점** • **팔을 벌려(Abduction) 몸통과 직각** **- 검사 측 어깨를 가쪽으로 옮기기 위해** • **팔꿈치도 직각으로 굽히고 손바닥은 앞을 향함(Supination)** • **온화한 호흡(허파혈관의 음영을 흐리게 할 목적)** 또는 날숨 후 멈춘 상태
중심선	• 검사 측 어깨뼈 중앙(**부리돌기 아래 5cm 지점**)을 향해 IR면에 대해 수평(수직) 입사
영상평가	• 어깨뼈와 위팔뼈머리가 분리, 선명한 어깨뼈 음영이 관찰 • **어깨뼈 가쪽은 가슴우리와 겹치지 않고 분리되어 관찰**

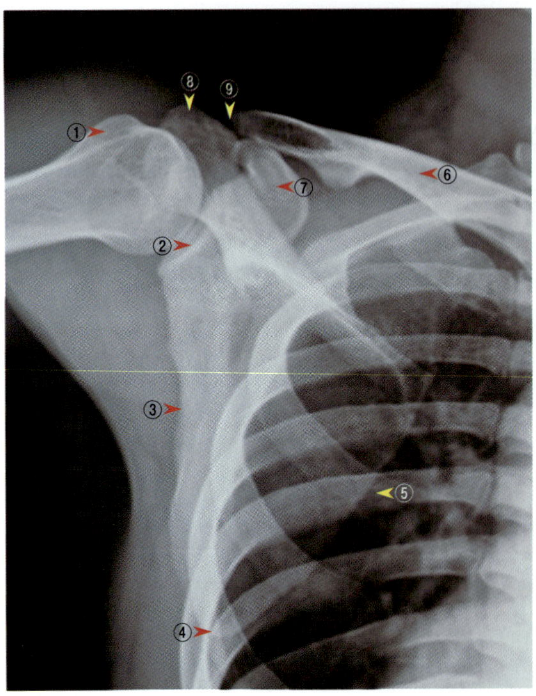

① Greater tubercle (큰결절)
② Glenoid cavity (접시오목)
③ Lateral border of sacpula (가쪽모서리)
④ Inferior angle of sacpula (아래각)
⑤ Medial border of sacpula (안쪽모서리)
⑥ Clavicle (빗장뼈)
⑦ Coracoid process (부리돌기)
⑧ Acromion (봉우리)
⑨ Acromioclavicular joint (봉우리빗장관절)

MEMO

2. 어깨뼈 측방향 촬영 Scapula lateral projection

목 적	• 어깨뼈의 외상에 의한 골절, 탈구 등의 병변 관찰
자 세	• 선 자세 또는 반 엎드린 자세 • **검사 측 어깨 가쪽 앞면을 IR에 붙이고 정중이마면(MCP)과 IR이 60° (IR ⊥ 어깨뼈)** ▸ 어깨뼈 몸통 관찰 - 검사 측 팔을 가슴 앞을 가로질러 반대 쪽 어깨를 잡음 ▸ 봉우리 · 부리돌기 관찰 - 검사 측 팔을 아래로 내리고 손등을 등에 붙임 • 호흡을 멈춘 상태
중심선	• 어깨뼈 중앙 척추면을 향해 IR면에 대해 수직 입사
영상평가	• **어깨뼈와 갈비뼈가 겹치지 않은 영상** • **어깨뼈의 가쪽 · 안쪽 모서리가 겹쳐진 영상** • **부리돌기와 봉우리는 Y자 형태를 이루고 갈비뼈와 겹치지 않은 영상**

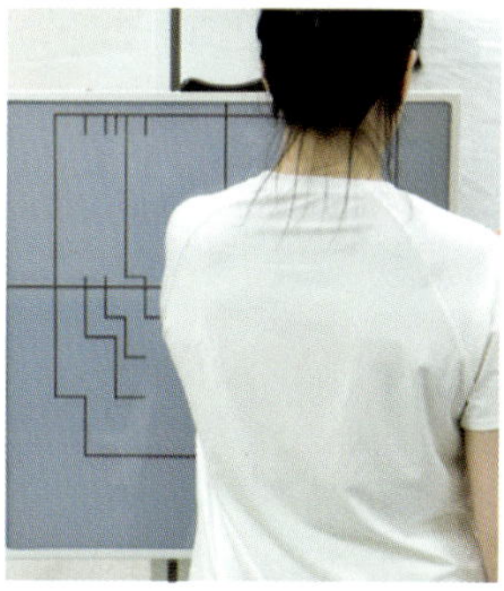

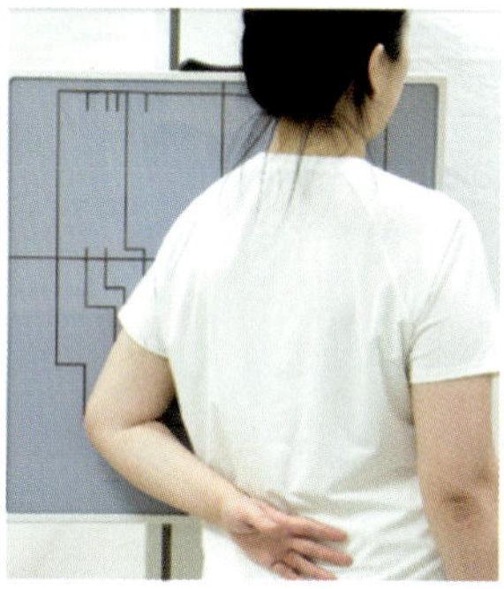

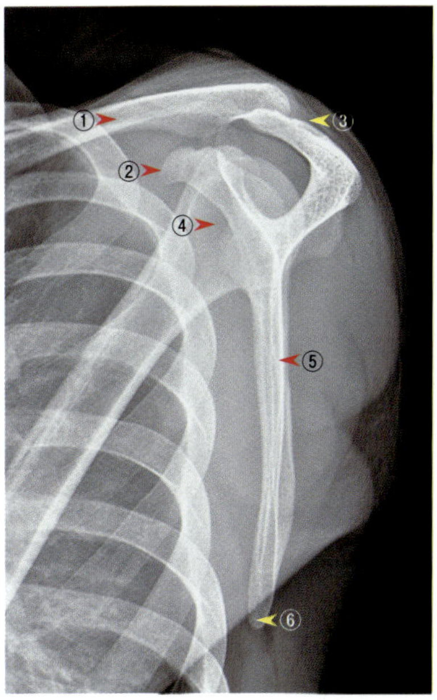

어깨뼈 몸통 관찰

① Clavicle (빗장뼈)

② Coracoid process (부리돌기)

③ Acromion (봉우리)

④ Humeral head (위팔뼈머리)

⑤ Scapula body (어깨뼈몸통)

⑥ Inferior angle of sacpula (아래각)

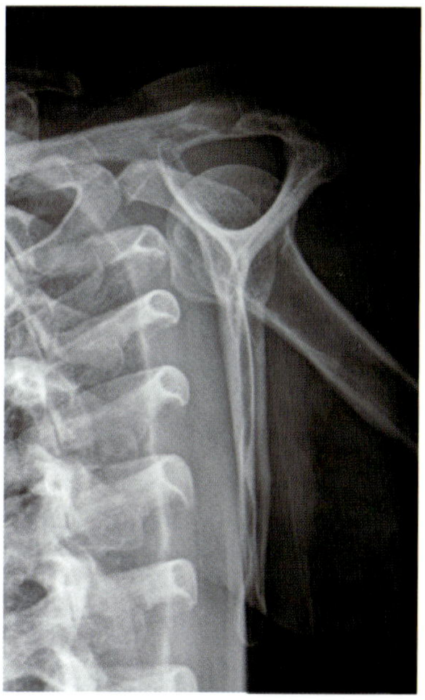

봉우리 · 부리돌기 관찰

MEMO

3. 빗장뼈(Clavicle)

1. 빗장뼈 전후·전후 축방향 촬영 Clavicle AP · AP axial projection

목 적

- 빗장뼈, A-C joint, S-C joint의 골절 등의 병변 관찰

자 세

- 빗장뼈 중앙을 IR 중심에 일치, 양팔은 몸 옆에 내려놓음
- **날숨 후 멈춘 상태**

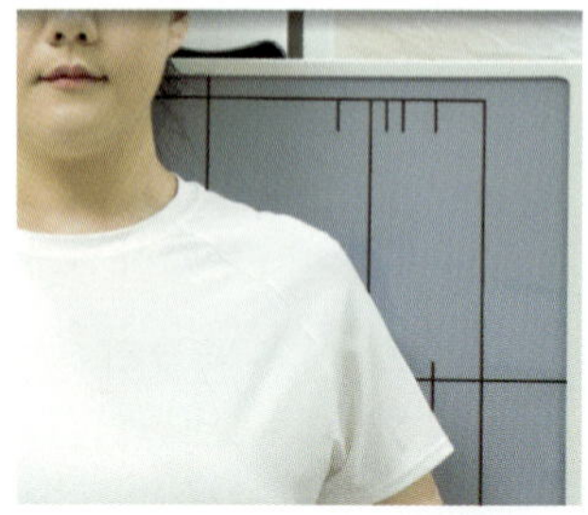

중 심 선

- **AP : 검사 측 빗장뼈 중앙을 향해 IR면에 수직 입사**
- **AP axial : 머리쪽으로 25~30° 입사**

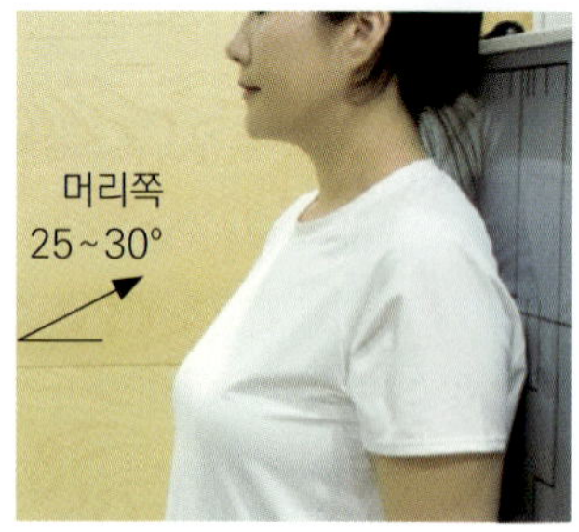

영상평가

- **빗장뼈 영상의 농도가 일정하고 선명하게 촬영 (A-C Joint 가 과농도로 관찰되지 않도록 주의)**
- **AP : 안쪽 빗장뼈는 가슴우리와 겹침, 먼쪽 빗장뼈는 봉우리 위에 관찰**
- **AP axial : 갈비뼈, 어깨뼈 위에 빗장뼈가 관찰 (빗장뼈 안쪽은 제1,2 갈비뼈와 부분적으로 겹침)**
- 복장빗장관절, 빗장뼈, 봉우리빗장관절이 영상에 포함
- PA 촬영에 비해 빗장뼈 골절 변위 및 상처 악화 방지, 자세의 편리함

- **PA : 검사 쪽 빗장뼈 중앙을 향해 IR면에 수평(수직) 입사**
- **PA axial : 발쪽으로 25~30° 입사**
- **AP 촬영에 비해 확대 방지, 선명한 영상 획득 가능**

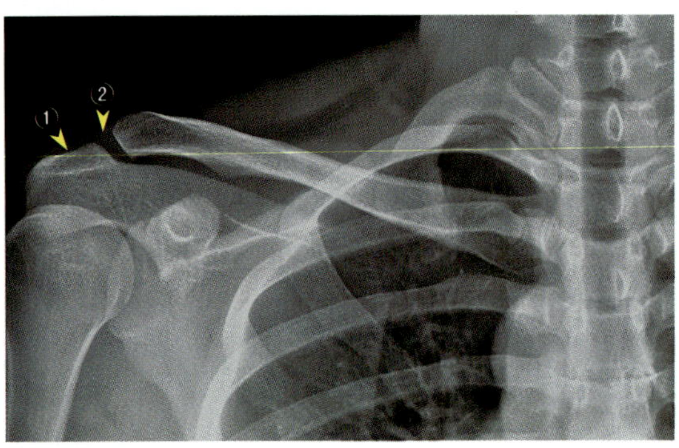

AP

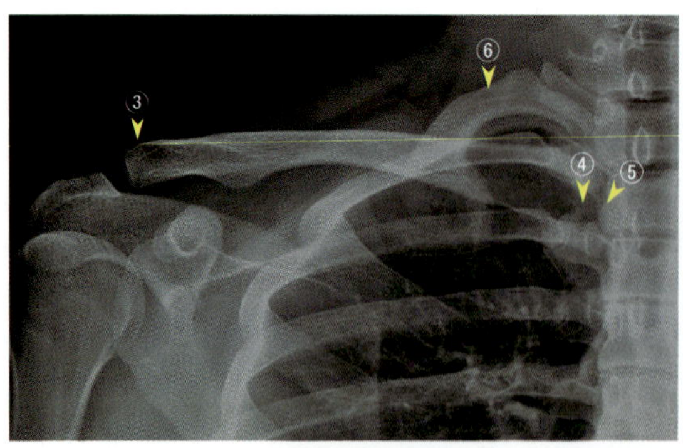

AP axial

① Acromion (봉우리)	④ Sternal end of Clavicle (빗장뼈 복장쪽 끝)
② Acromioclavicular joint (봉우리빗장관절)	⑤ Sternoclavicular joint (복장빗장관절)
③ Acromial end of Clavicle (빗장뼈 봉우리쪽 끝)	⑥ 1st Rib (제1 갈비뼈)

2. 빗장뼈 전후축방향 촬영 : 척추전만자세 Clavicle AP axial projection : Lordotic position

목 적

- 빗장뼈, A-C joint, S-C joint의 골절 등의 병변 관찰

자 세

- 선 자세 또는 앉은 자세
- **척추전만 자세 : 수직 격자 장치 30cm 앞에 선 후 검사 측 등을 IR면에 밀착**
- 양팔은 몸 옆 허리에 위치
- **들숨 후 멈춘 상태**

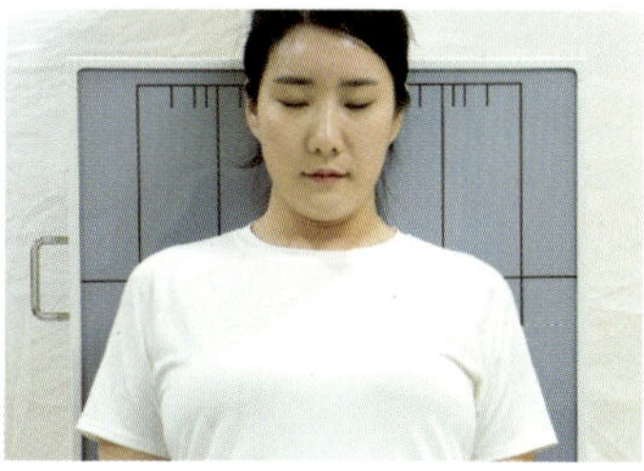

중 심 선

- 빗장뼈 중앙을 향해 IR면에 수직 입사

영상평가

- **빗장뼈가 가슴우리뼈에서 분리되고 선명하게 관찰**
- **빗장뼈 안쪽은 제1 · 2 갈비뼈와 부분적으로 겹침**
- 복장빗장관절, 빗장뼈, 봉우리빗장관절이 영상에 포함
- **체형에 따라 머리쪽 10~15° 입사(빗장뼈와 가슴우리의 겹침 방지)**

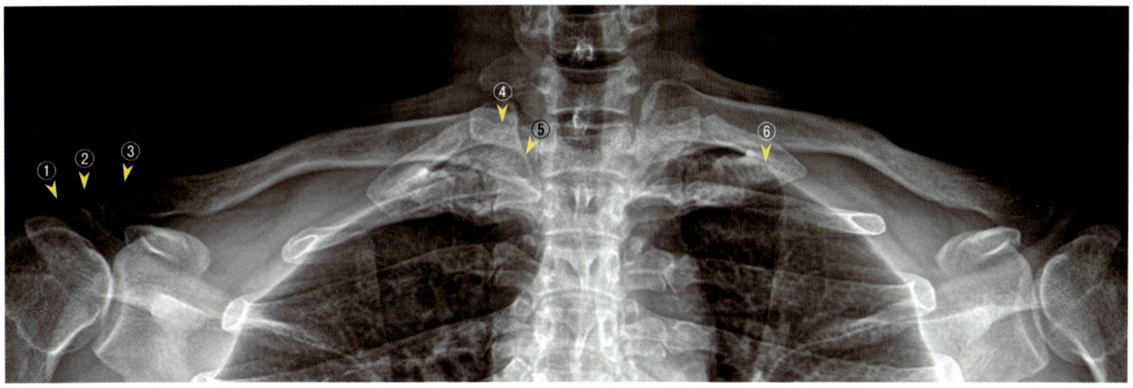

① Acromion (봉우리)	④ Sternal end of Clavicle (빗장뼈 복장쪽 끝)
② Acromioclavicular joint (봉우리빗장관절)	⑤ Sternoclavicular joint (복장빗장관절)
③ Acromial end of Clavicle (빗장뼈 봉우리쪽 끝)	⑥ 1st Rib (제1 갈비뼈)

MEMO

3. 복장빗장관절 축방향 촬영 S-C joint axial projection   Hobb's법

목 적	• S-C joint의 탈구, 외상성 빗장뼈몸통 골절 관찰
자 세	• 앉은 자세 또는 선 자세 • 가슴을 앞으로 숙이고 촬영대에 양 팔꿈치를 굽혀 아래팔뒷면을 붙임 • IR을 아래팔 위에 놓고 정중시상면과 IR면 중심선을 일치 • S-C joint가 IR면과 수평 • **날숨 후 멈춘 상태**
중 심 선	• **양쪽 S-C joint의 중앙을 향해 수직 입사**
영상평가	• **양쪽 복장빗장관절, 빗장뼈 안쪽 면이 잘 관찰** • **S-C joint는 갈비뼈, 척추 음영을 통해서 관찰**

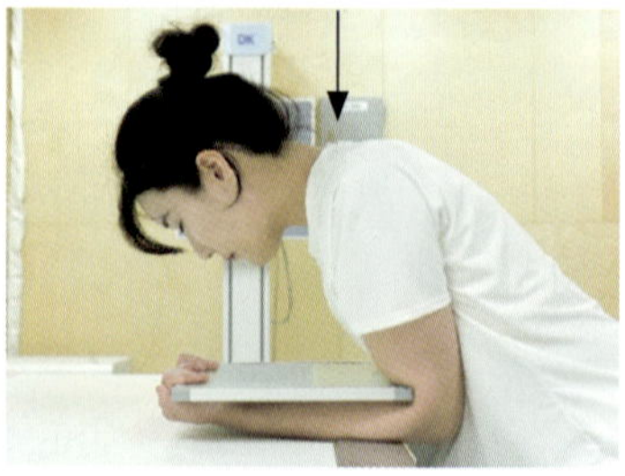

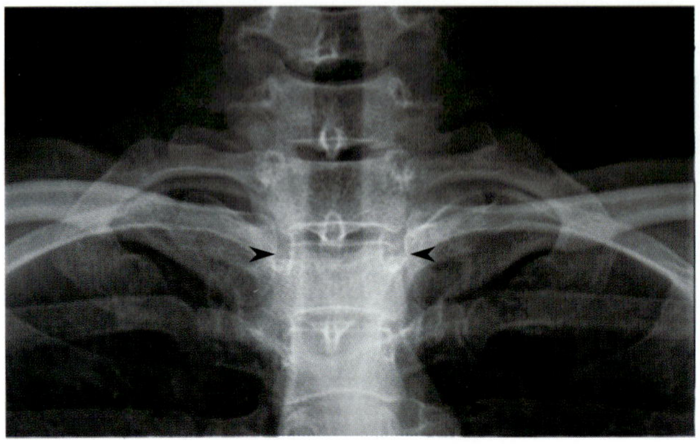

Hobb's법

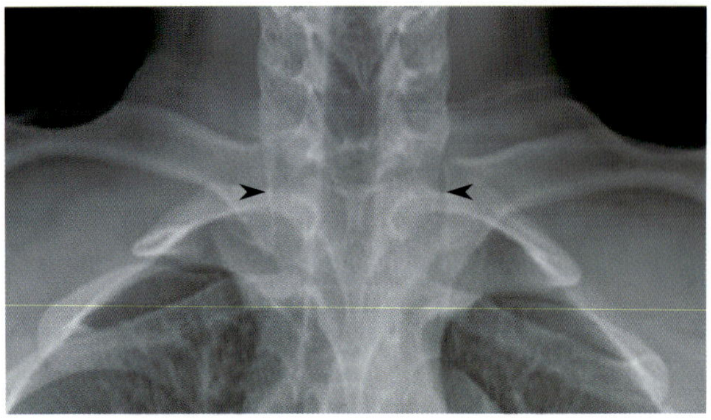

Serendipity법 : 전후축방향 촬영(머리쪽 40°)

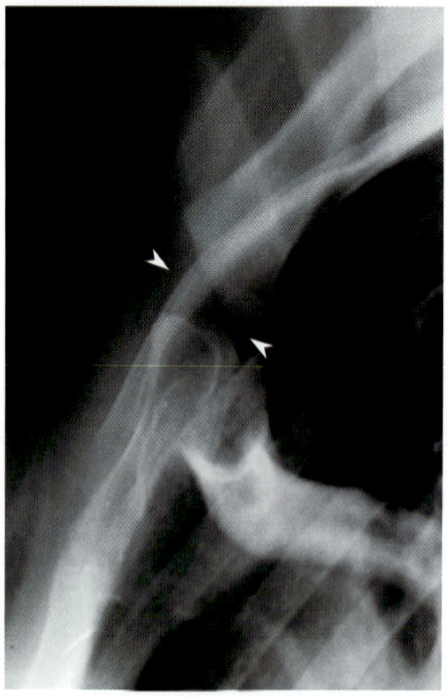

Kurzbauer법 : 축측방향 촬영(발쪽 15°)

VII

Upper Extremity

1. 손(Hand)

1. 손 후전방향 촬영 Hand PA projection

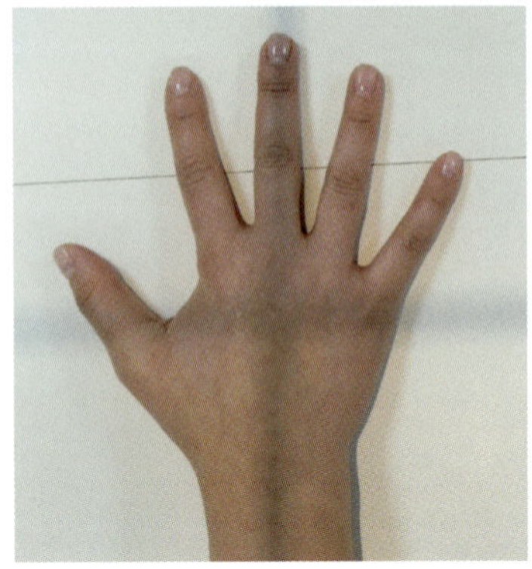

목 적	• 골절(손목뼈·손가락뼈·손허리뼈), 뼈 변형, 관절 변위
자 세	• **검사 측 손바닥을 아래로 향하고 IR 장축과 손, 아래팔이 평행되게 위치** • IR 중심 : 제3 손허리손가락관절
중심선	• **3rd MP joint를 향해 IR면에 수직 입사**
영상평가	• 엄지손가락은 사방향 영상 • **소아 뼈 연령(bone age) 측정 :** Hamate(1년), Capitate(3년), Lunate(5년), Pisiform(8~15년) • 손목관절이 반드시 포함된 영상 • 이물질 확인 : Hand AP·Lateral projection

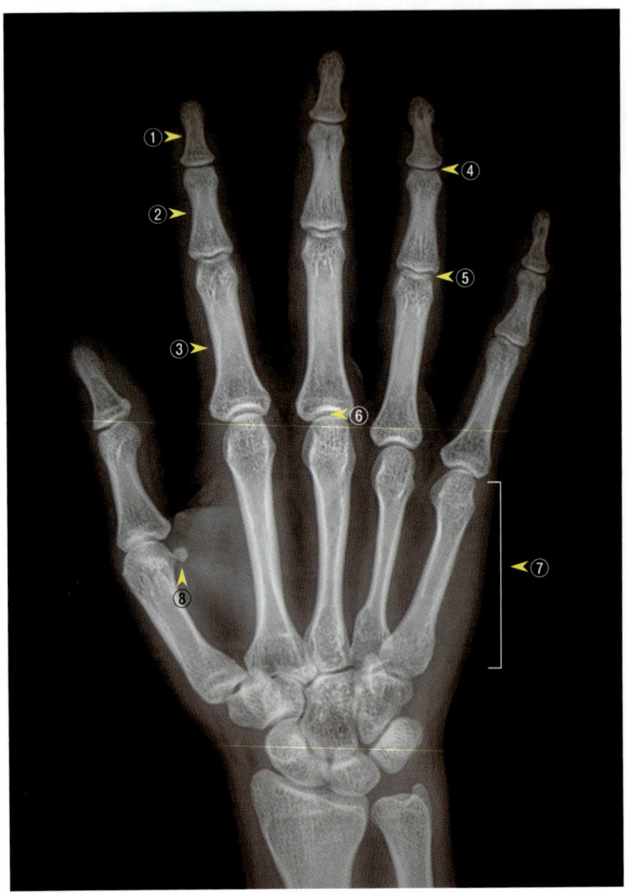

① Distal phalanx (끝마디뼈)

② Middle phalanx (중간마디뼈)

③ Proximal phalanx (첫마디뼈)

④ Distal interphalangeal joint (먼쪽손가락뼈사이관절, DIP)

⑤ Proximal interphalangeal joint (몸쪽손가락뼈사이관절, PIP)

⑥ 3rd Metacarpophalangeal joint (제3 손허리손가락관절, MP)

⑦ Metacarpal bone (손 허리뼈)

⑧ Sesamoid bone (종자뼈)

2. 손 전후사방향 촬영 Hand PA oblique projection

목　적	• 골절(손목뼈 · 손가락뼈 · 손허리뼈), 뼈 변형, 관절 변위
자　세	• 손을 엎침하여 자뼈를 아래로 향하고 MP joint와 IR면이 45° 되게 위치 • IR 중심 : 제3 손허리손가락관절
중 심 선	• 3rd MP joint를 향해 IR면에 수직 입사
영상평가	• 방사선 투과성 지지 블럭 사용

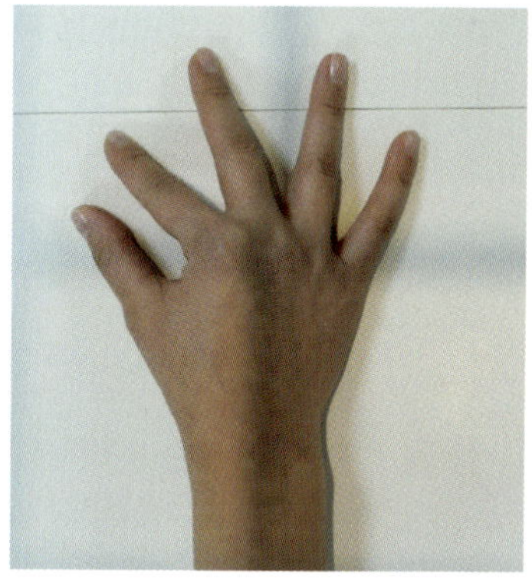

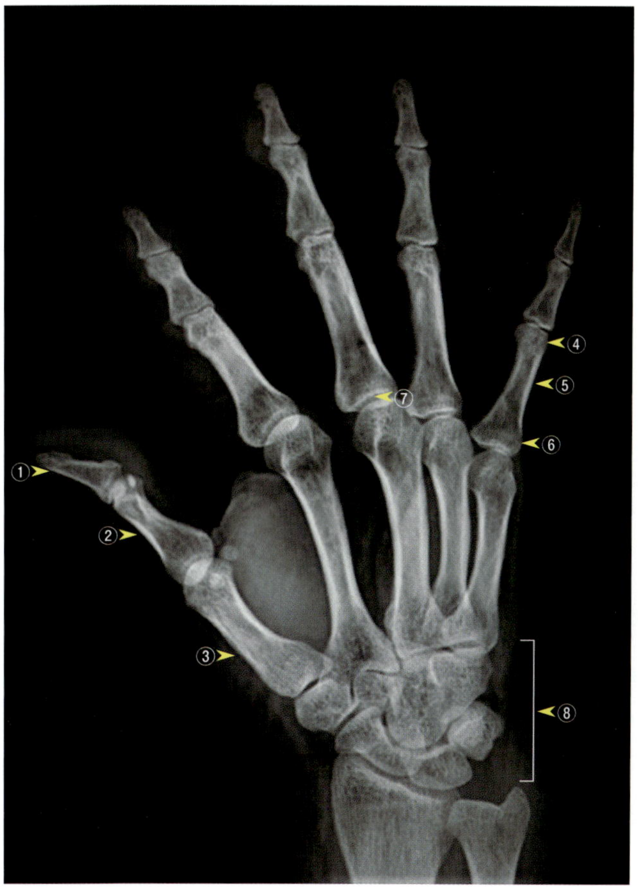

① Distal phalanx of the thumb (엄지 끝마디뼈)

② Proximal phalanx of the thumb (엄지 첫마디뼈)

③ Metacarpal bone (손 허리뼈)

④ Head (머리)

⑤ Sharft, Body (몸통)

⑥ Base (바닥)

⑦ 3rd Metacarpophalangeal joint (제3 손허리손가락관절)

⑧ Carpal bone (손목뼈)

MEMO

3. 양손 전후사방향 촬영 Both hand AP oblique projection Norgaard법

목 적	• 류마티스성 관절염(Rheumatoid arthritis)의 초기 진단 목적
자 세	• 양손을 펼쳐 손바닥이 위로 향하게 반뒤침 자세 • Ball-catcher position : 공을 잡은 것처럼 손가락을 약간 오므려 IR면과 45° 되게 고정 • IR 중심 : 양손 MP joint의 중심
중 심 선	• 양손 손허리뼈 중앙점을 향해 IR면에 수직 입사
영상평가	• 손가락에서 손목뼈까지 포함 • 손가락이 겹치지 않은 영상 • Non screen technique : 높은 해상력의 영상 획득 가능

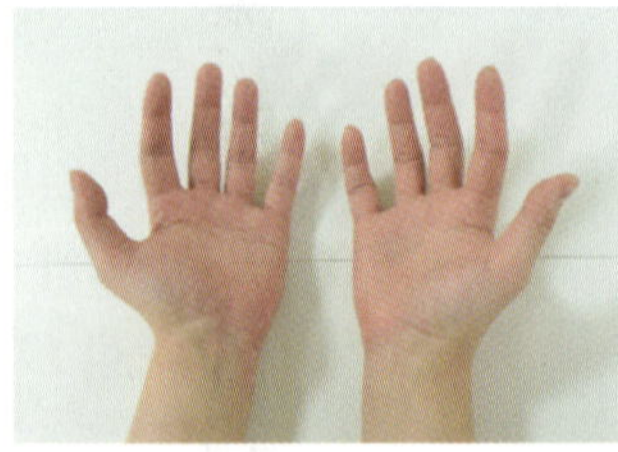

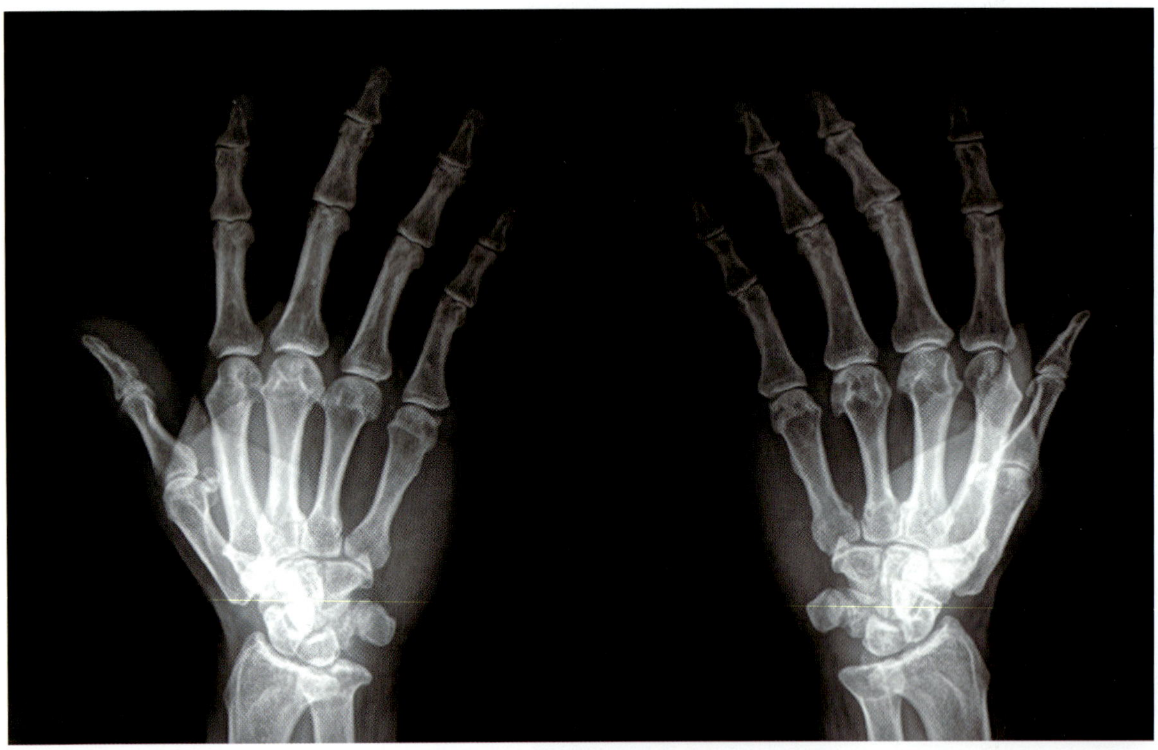

MEMO

4. 손 부채꼴자세·편자세·굽힘자세 측방향 촬영 Hand Fan·Extension·Flexion lateral projection

목 적	• 부채꼴 자세 : 골절, 뼈 변형, 관절 변위 관찰 • 편 자세 : 이물질 유무, 뼈 구조, 연부조직 측면상 관찰 • 굽힘 자세 : 골절의 변위, 뼈 구조, 연부조직 측면상 관찰
자 세	• 검사 측 팔꿉관절을 직각으로 굽히고 자뼈를 아래로 향함 • Fan : 손가락을 부채꼴 형태로 펼침 • Extension : IR면과 손바닥이 직각, 손가락을 완전히 편 상태 • Flexion : 손은 자연스러운 굽힘 상태 • IR 중심 : MP joint의 중심
중 심 선	• 2nd MP joint를 향해 IR면에 수직 입사
영상평가	• 방사선 투과성 계단 블럭 사용

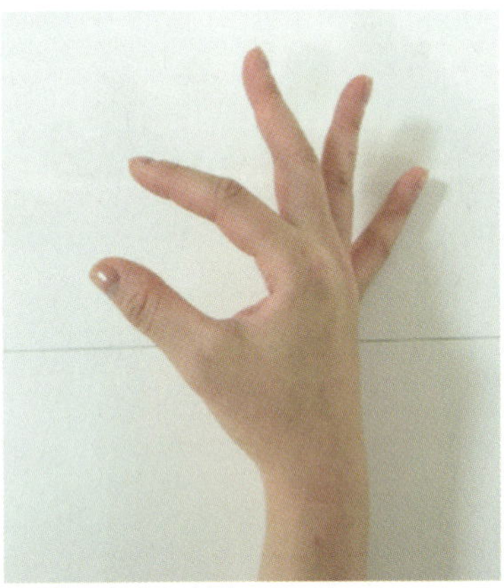
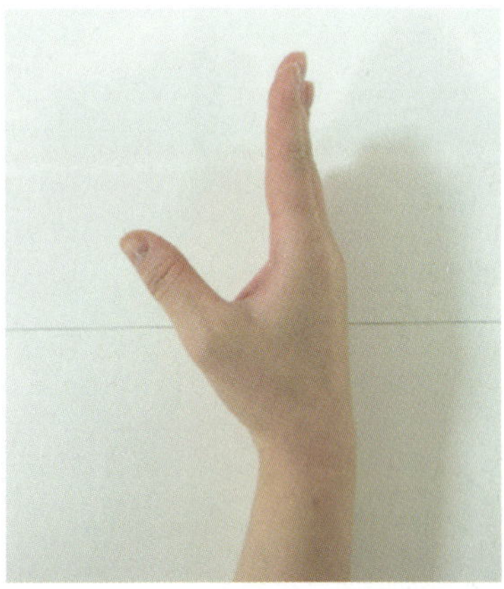
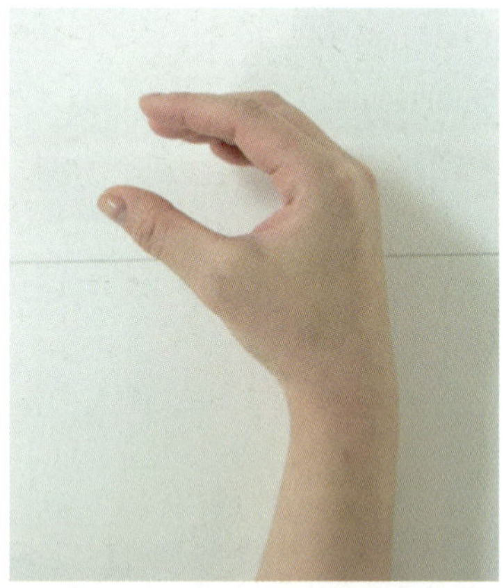

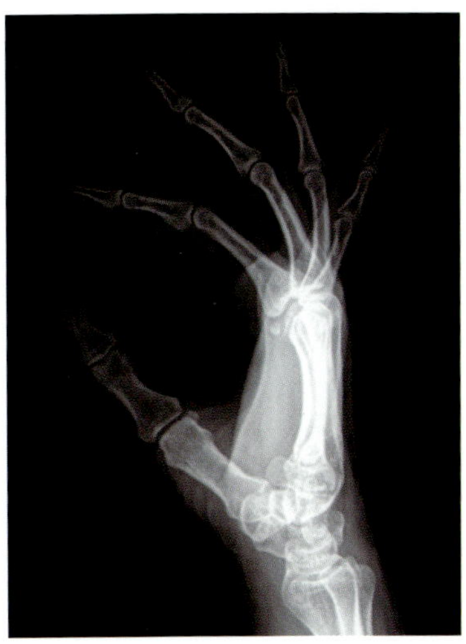
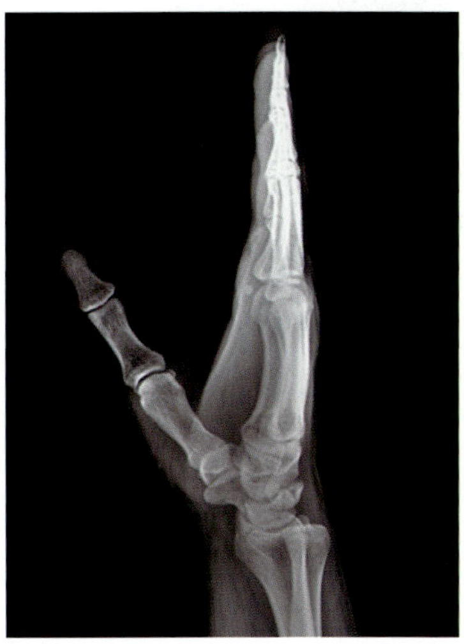
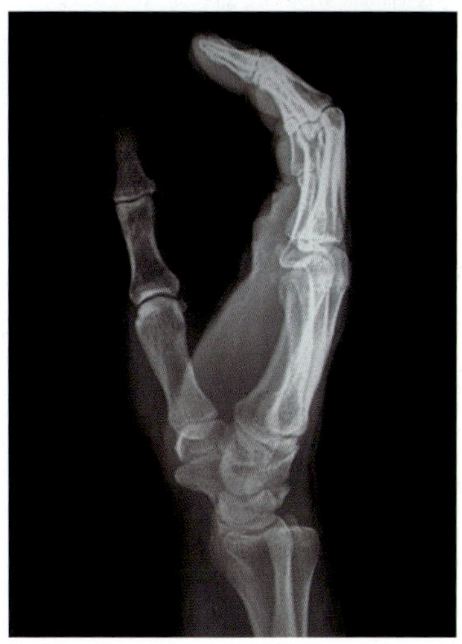

Fan lateral　　Extension lateral　　Flexion lateral

5. 양쪽 엄지 후전방향 촬영
Both thumb PA projection　　Folio법, Skier's thumb

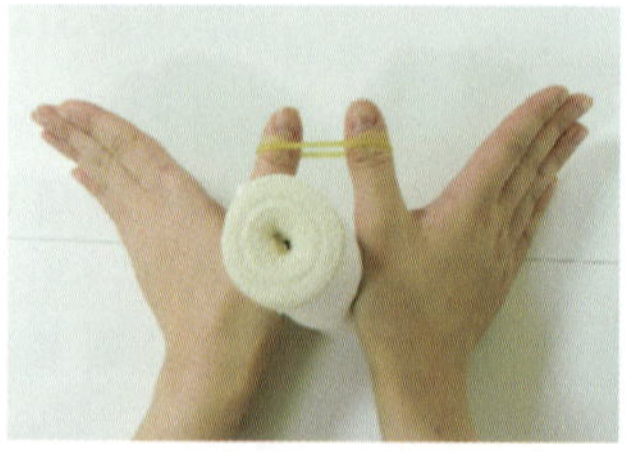

목 적	• **엄지 손허리손가락관절 곁인대(Collateral ligament) 염좌, 파열**(손허리손가락관절 각이 증가)
자 세	• **양손을 IR면에 놓고 45° 기울인 사방향 자세 (엄지는 바른 후전방향 자세)** • IR 중심 : 양쪽 엄지 MP joint의 중심 • 양쪽 손 첫째 손허리뼈 몸통 사이에 둥근 물건 위치 • 양쪽 엄지의 먼 쪽을 고무줄로 묶고 벌리면서 촬영
중 심 선	• 양쪽 엄지 MP joint를 향해 IR면에 수직 입사
영상평가	• 엄지의 회전이 없고 첫째 손허리뼈와 손허리손가락관절이 선명하게 관찰

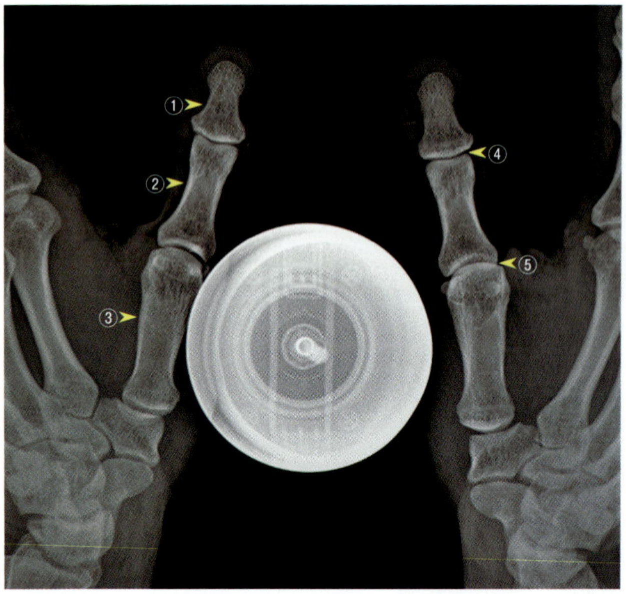

① Distal phalanx of the thumb (엄지 끝마디뼈)

② Proximal phalanx of the thumb (엄지 첫마디뼈)

③ 1st Metacarpal bone (제1 손허리뼈)

④ Distal interphalangeal joint (먼쪽손가락사이관절, DIP)

⑤ 1st Metacarpophalangeal joint (제1 손허리관절, MPJ)

MEMO

2. 손목관절(Wrist joint)

1. 손목관절 후전방향 촬영 Wrist PA projection

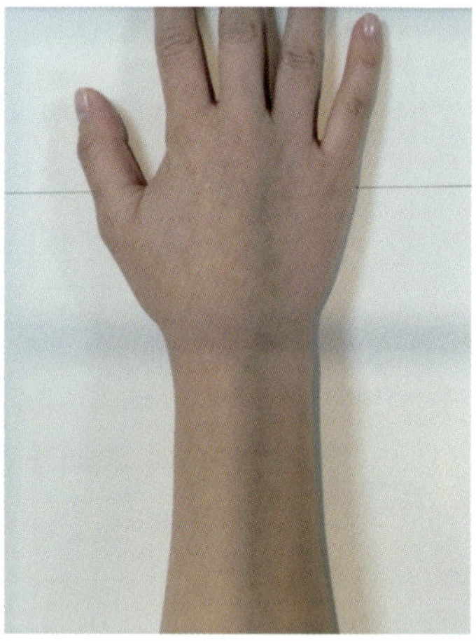

목 적	• 손목관절, 손목뼈의 골절, 변형, 배열이상, 관절안 병변 관찰
자 세	• 팔꿉관절을 직각으로 굽혀 손목과 아래팔을 IR면에 위치 • **손은 엎침, 손가락은 약간 굽혀 손목과 아래팔이 IR의 장축과 일치** • IR 중심 : 손목관절의 중앙
중 심 선	• **손목관절**의 중앙을 향해 IR면에 수직 입사
영상평가	• 손목뼈 8개와 손목관절이 잘 관찰 • **Wrist AP 촬영 : 손목뼈 사이, 손목관절 관찰이 더 용이**

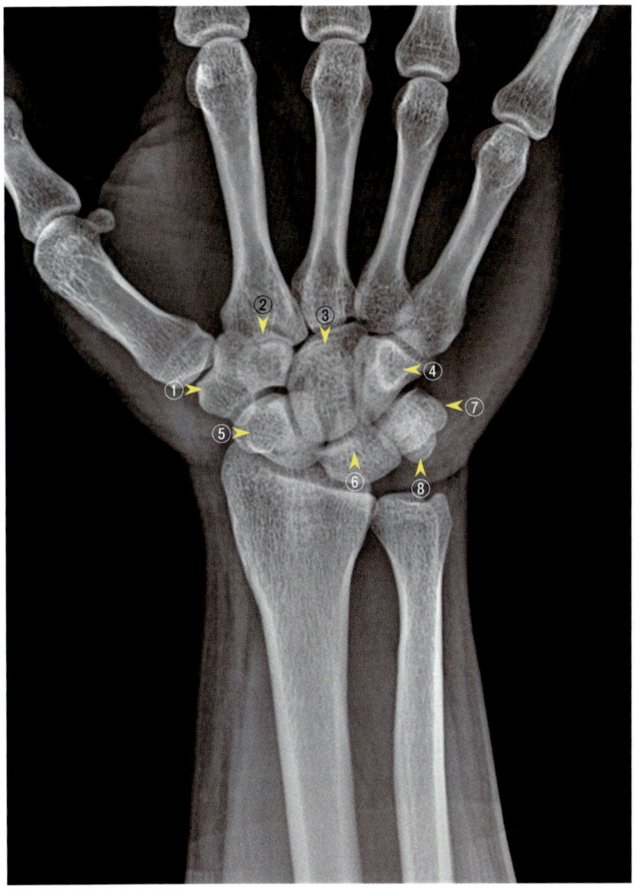

① Trapezium (큰마름뼈)

② Trapezoid (작은마름뼈)

③ Capitate (알머리뼈)

④ Hamate (갈고리뼈)

⑤ Scaphoid (손배뼈)

⑥ Lunate (반달뼈)

⑦ Triquetrum (세모뼈)

⑧ Pisiform (콩알뼈)

2. 손목관절 측방향 촬영 Wrist lateral projection

목 적	• 손목뼈, 손목관절의 골절, 뼈 변형, 탈구 등 병변 관찰
자 세	• 팔꿉관절의 직각으로 굽혀 손목과 아래팔이 IR 위에 바른 측면 자세 • 자뼈 측면이 IR면에 닿게 하고 손가락은 편 상태 • IR 중심 : 손목관절의 중앙 • **노뼈, 자뼈의 붓돌기가 IR에 수직**
중 심 선	• 손목관절의 중앙을 향해 IR면에 수직 입사
영상평가	• **노뼈, 자뼈가 겹친 영상** • **손배뼈**, 반달뼈, 자뼈, 노뼈가 선명하게 관찰

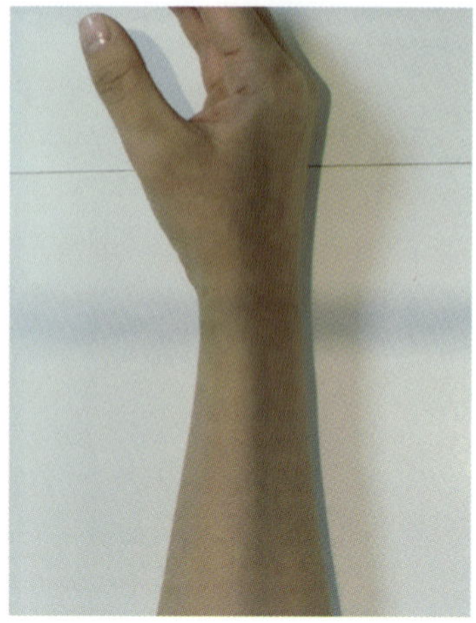

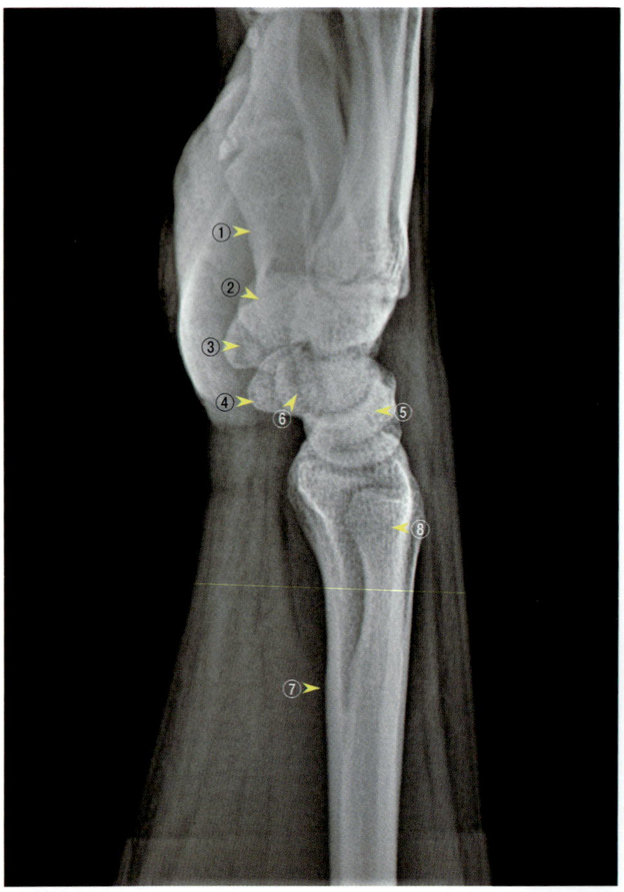

① Thumb (첫째 손가락)

② Trapezoid (작은마름뼈)

③ Trapezium (큰마름뼈)

④ Pisiform (콩알뼈)

⑤ Lunate (반달뼈)

⑥ Scaphoid (손배뼈)

⑦ Radius (노뼈)

⑧ Ulna (자뼈)

MEMO

3. 손목관절 후전사방향 촬영 Wrist PA oblique projection

목 적	• **손목뼈(손배뼈, 큰마름뼈)** 골절, 변형, 탈구 등 병변 관찰
자 세	• **자뼈를 아래로 한 손목의 측면 자세에서 손바닥을 엎침 (Pronation), IR과 45° 된 자세** • IR 중심 : 손목관절의 중앙
중 심 선	• 손배뼈를 향해 IR에 수직 입사
영상평가	• 노뼈, 자뼈의 원위부와 손허리뼈가 영상에 포함 • **손목뼈(특히 손배뼈)가 잘 관찰** • 정확한 자세 유지를 위해 45° 지지 블록 사용

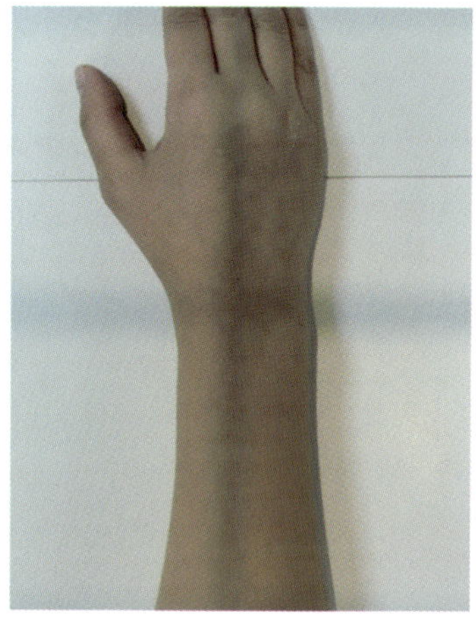

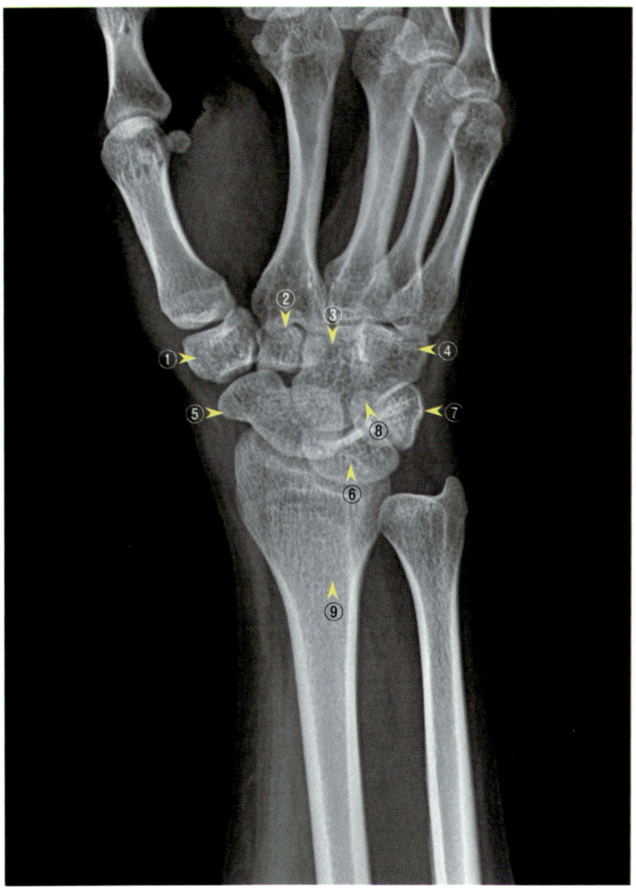

① Trapezium (큰마름뼈)

② Trapezoid (작은마름뼈)

③ Capitate (알머리뼈)

④ Hamate (갈고리뼈)

⑤ Scaphoid (손배뼈)

⑥ Lunate (반달뼈)

⑦ Triquetrum (세모뼈)

⑧ Pisiform (콩알뼈)

⑨ Radius (노뼈)

MEMO

4. 손목관절 전후사방향 촬영 Wrist AP oblique projection

목 적	• **손목뼈(콩알뼈 · 세모뼈 · 갈고리뼈)** 골절, 변형, 탈구 등 병변 관찰
자 세	• 자뼈를 아래로 한 손목 측면 자세에서 손바닥을 **뒤침 (Supination), IR과 45°** 된 자세 • IR 중심 : 손목관절의 중앙
중 심 선	• 손목관절 중앙을 향해 IR에 수직 입사
영상평가	• **손목뼈로부터 콩알뼈가 분리 관찰** • **콩알뼈 · 세모뼈가 잘 관찰**

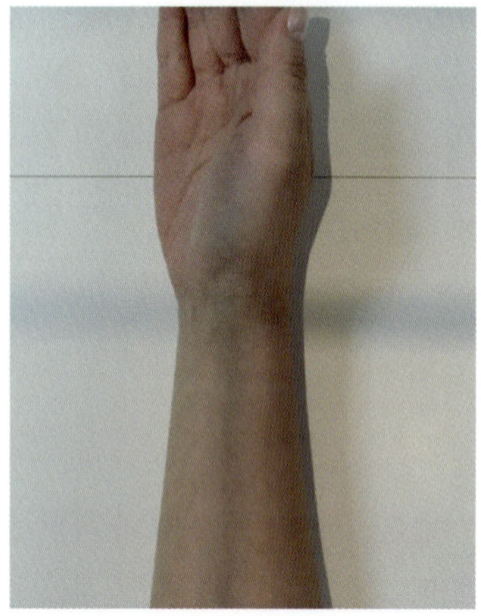

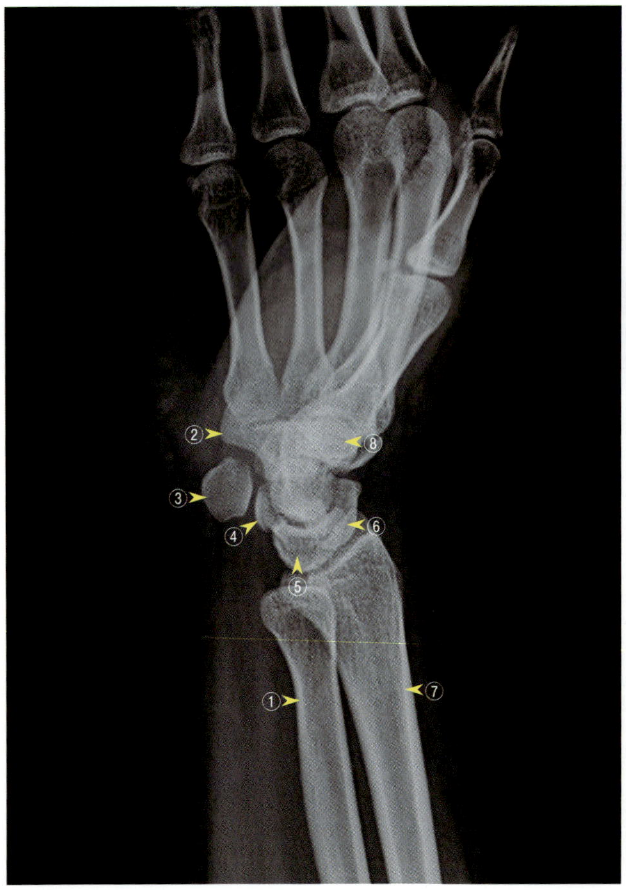

① Ulna (자뼈)

② Hamate (갈고리뼈)

③ Pisiform (콩알뼈)

④ Triquetrum (세모뼈)

⑤ Scaphoid (손배뼈)

⑥ Lunate (반달뼈)

⑦ Radius (노뼈)

⑧ Trapezium (큰마름뼈)

MEMO

5. 자뼈·노뼈 굽힘자세 후전방향 촬영 Ulnar·Radial bending projection

목 적

- Ulnar bending
  - **손목 가쪽(노뼈쪽) 관절공간, 손배뼈 골절**, 노뼈 붓돌기, 인대 손상 등 병변 관찰
- Radius bending : **손목 안쪽(자뼈쪽) 관절공간, 세모뼈·콩알뼈 골절**, 인대손상 등 병변 관찰

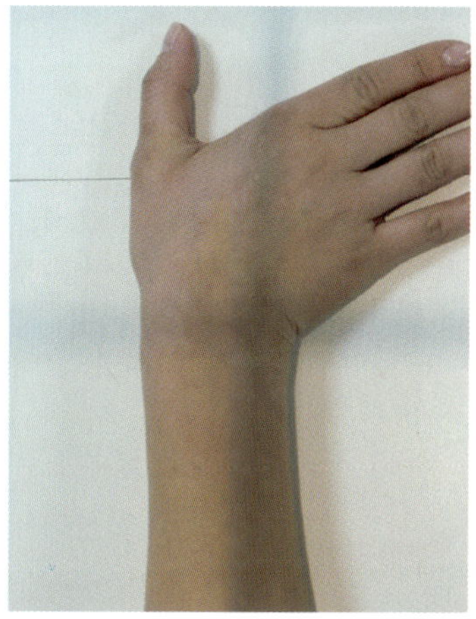

자 세

- 팔꿉관절을 직각으로 굽혀 손목과 아래팔을 IR에 위치
- IR 중심 : 손목관절의 중앙
- 손목 후전 자세에서 손목을 최대한 바깥쪽으로(자뼈 굽힘 자세), 몸쪽(노뼈 굽힘 자세)으로 돌림

중 심 선

- **손배뼈(Scaphoid)**를 향해 IR에 수직 입사

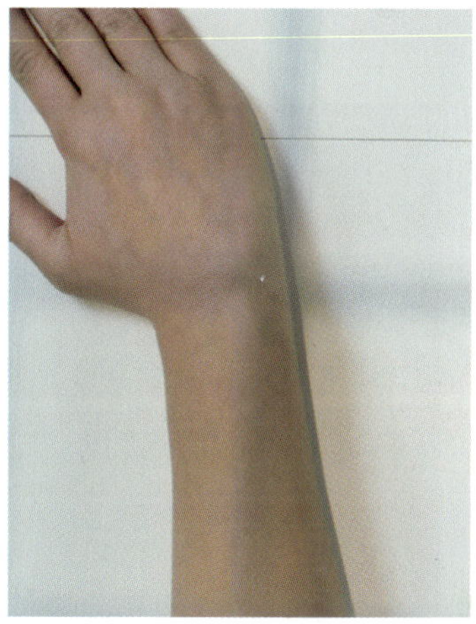

영상평가

- Ulnar bending
  - **노뼈쪽(손목의 가쪽)의 관절공간이 열려서 촬영**
  - 손배뼈 불분명 골절 확인 : 수직, 10°· 20°· 30° 입사
  - **손배뼈 골 절선의 방향을 따라 팔꿉관절을 향해 10~15° 입사 가능**
- Radius bending
  - **자뼈쪽(손목의 안쪽) 관절공간이 열려서 관찰**
- 손목이 회전되지 않고 연부조직과 뼈 구조, 형태가 선명하게 관찰

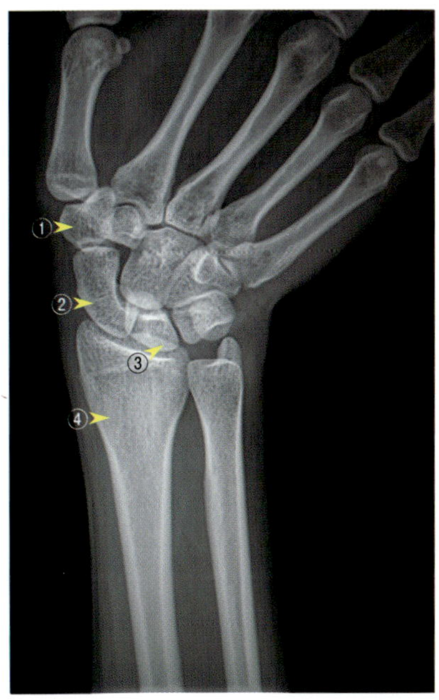

Ulnar bending

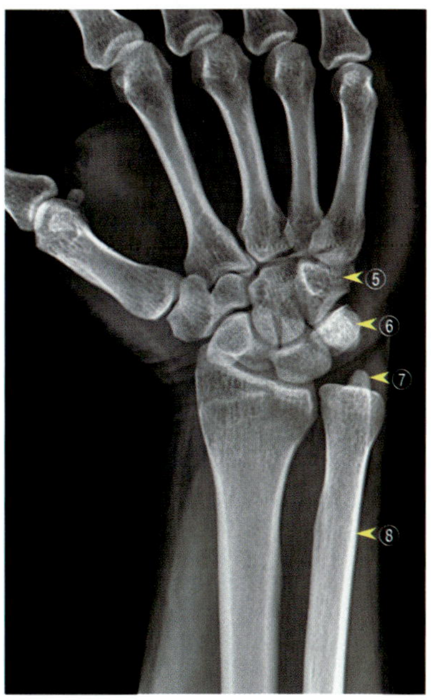

Radial bending

① Trapezium (큰마름뼈)

② Scaphoid (손배뼈)

③ Lunate (반달뼈)

④ Radius (노뼈)

⑤ Hamate (갈고리뼈)

⑥ Triquetrum (세모뼈)
Pisiform (콩알뼈)

⑦ Styloid process (붓돌기)

⑧ Ulna (자뼈)

6. 손배뼈 후전방향 촬영 Scaphoid PA projection Stecher법

목 적	• **손배뼈의 골절 및 병변의 유무 관찰**
자 세	• **팔꿈치 쪽으로 20° 기울어진 블록 사용** • IR면에 손바닥을 엎침하여 위치 • IR 중심 : 손목관절의 중앙
중 심 선	• **손배뼈를 향해 수직 입사**
영상평가	• 아래팔 원위부에서 손허리뼈 근위부까지 영상에 포함 • 손이 회전하지 않고 손배뼈가 선명하게 관찰 • **변형 Stecher법 : 손목관절 후전방향 자세에서 팔꿈치 쪽으로 20° 입사**

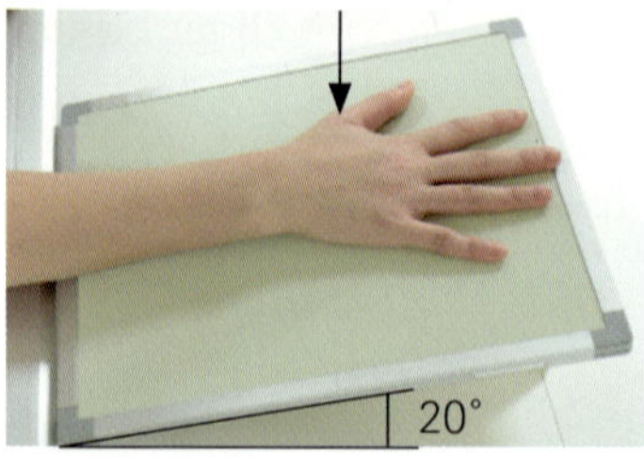

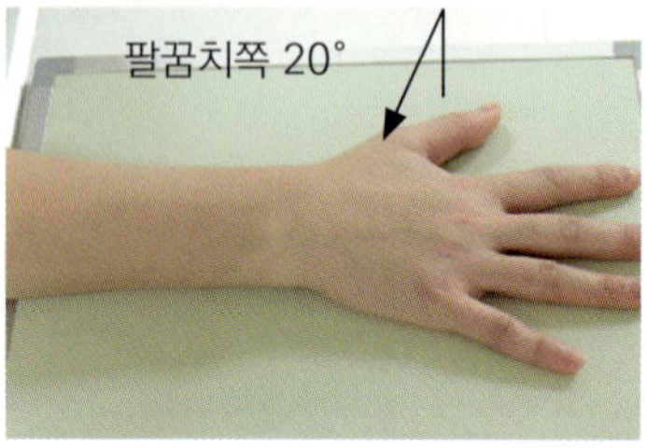

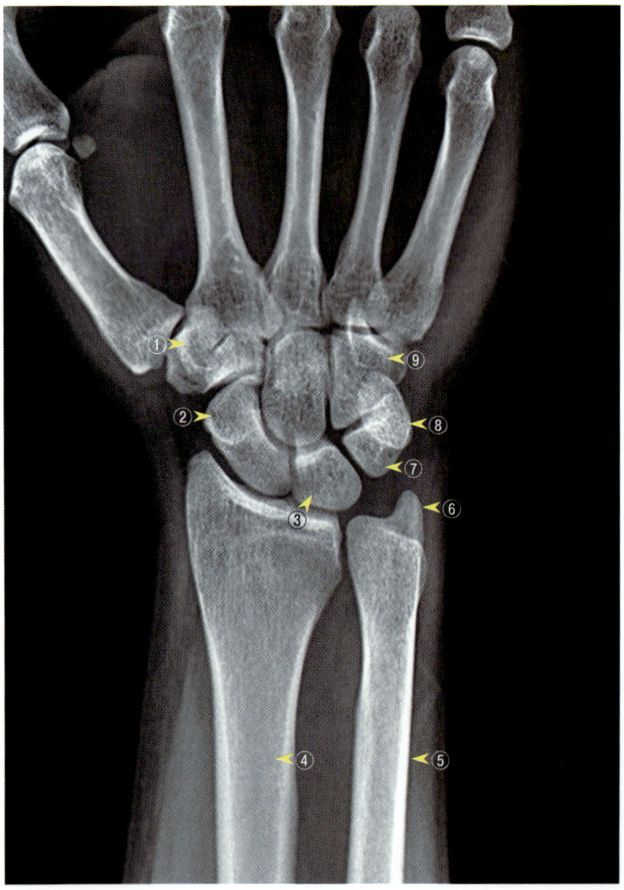

① Trapezium (큰마름뼈)

② Scaphoid (손배뼈)

③ Lunate (반달뼈)

④ Radius (노뼈)

⑤ Ulna (자뼈)

⑥ Styloid process (붓돌기)

⑦ Triquetrum (세모뼈)

⑧ Pisiform (콩알뼈)

⑨ Hamate (갈고리뼈)

MEMO

7. 큰마름뼈 후전축사방향 촬영
Trapezium PA axial oblique projection Claments-Nakayama법

목 적	• **큰마름뼈 골절**, 큰마름뼈-손목뼈의 관절 병변 관찰
자 세	• 손을 **45° 블록 위에 엎침**, 엄지손가락의 장축이 IR장축과 평행 (손목은 자뼈 쪽으로 굽힘)
중 심 선	• **큰마름뼈를 향해 먼 쪽으로 45° 입사**
영상평가	• 큰마름뼈와 인접 손목뼈 관찰이 용이

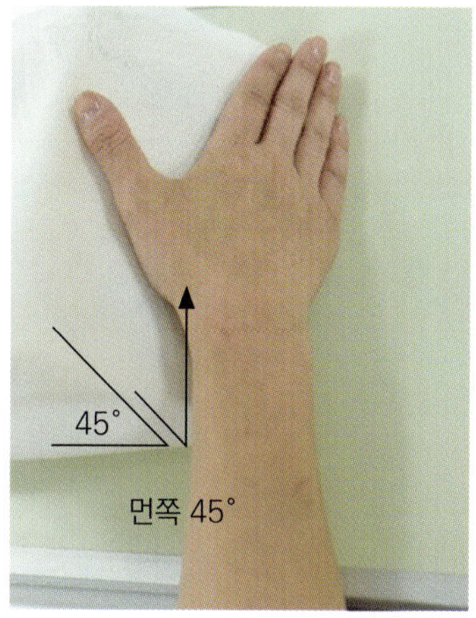

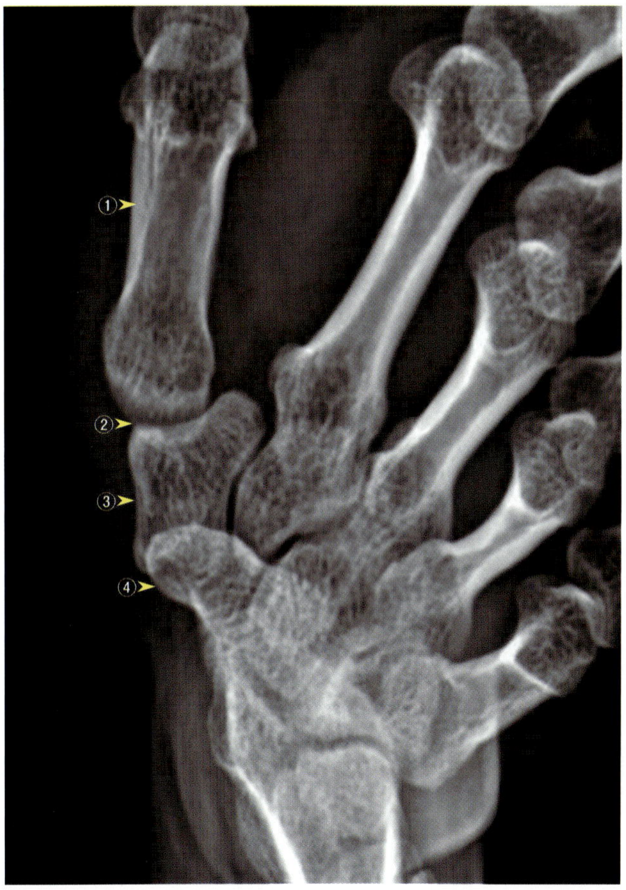

① 1st finger metacarpal bone (제1 손허리뼈)

② 1st Metacarpophalangeal joint (제1 손허리손가락관절, MP)

③ Trapezium (큰마름뼈)

④ Scaphoid (손배뼈)

MEMO

8. 수근관 접선방향 촬영
Carpal canal tangential projection　　Gaynor-Hart법

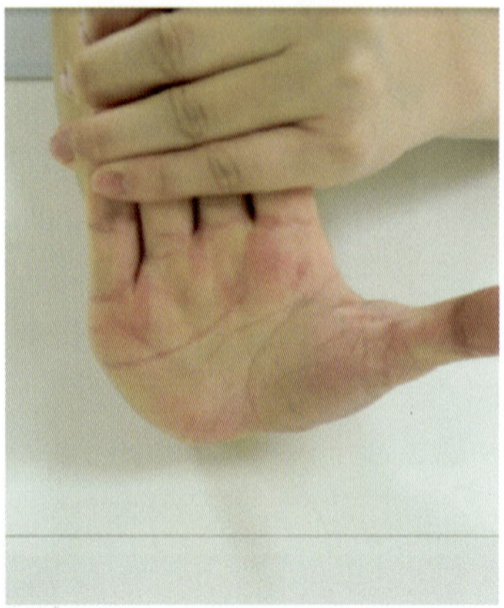

목 적	• **손목뼈의 골절, 탈구, 인대염증, 종양 등의 병변 관찰** • **손 저림 증상에 대한 정중신경 이동 통로 관찰**
자 세	• 손바닥을 아래로 엎침(Pronation)한 상태에서 검사 반대측 손으로 검사 측 손가락을 잡아당겨 손등 꺽기 • IR 중심 : 노뼈 붓돌기가 위치한 손목관절 • **갈고리뼈-콩알뼈의 겹침 방지 : 노뼈 쪽으로 10° 정도 돌림**
중 심 선	• **3rd 손허리뼈 저부에서 2.5cm 먼쪽을 향해 손바닥 장축에 대해 25~30° 입사**
영상평가	• Carpal tunnel view • **콩알뼈와 갈고리뼈는 분리 관찰** • **손목굴(콩알뼈 · 갈고리뼈 · 알머리뼈 · 손배뼈 · 큰마름뼈)이 선명하게 관찰**

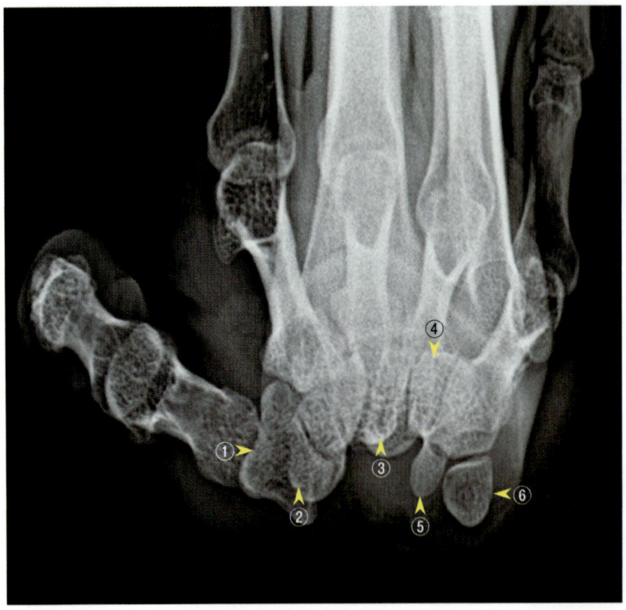

① Trapezium (큰마름뼈)

② Scaphoid (손배뼈)

③ Capitate (알머리뼈)

④ Triquetrum (세모뼈)

⑤ Hamate (갈고리뼈)

⑥ Pisiform (콩알뼈)

MEMO

9. 수근교 접선방향 촬영 Carpal bridge tangential projection

목 적	• 손배뼈 골절, 반달뼈 탈구, 손등의 석회화, 이물질 관찰 • 손목뼈 뒷면의 파편골절(Chip fracture) 등의 병변 관찰
자 세	• IR 중심 : 손등 • 손·아래팔이 직각이 되도록 손목을 구부림
중 심 선	• 손목관절에서 4 cm 몸쪽을 향해 45° 입사
영상평가	• 손목 뒷면과 손허리뼈 바닥이 겹치지 않게 영상화 • 손배뼈, 반달뼈, 알머리뼈가 잘 관찰

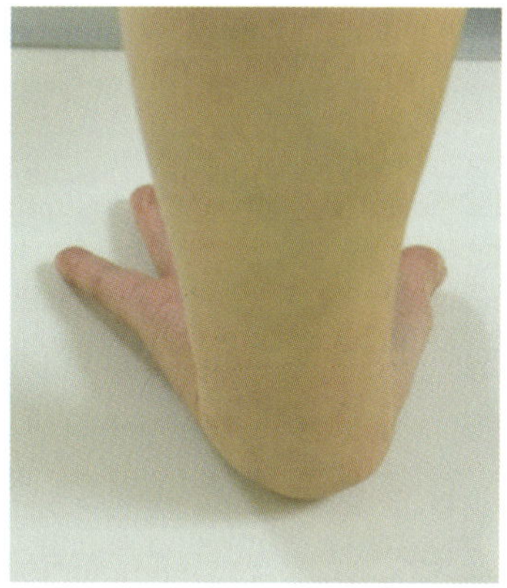

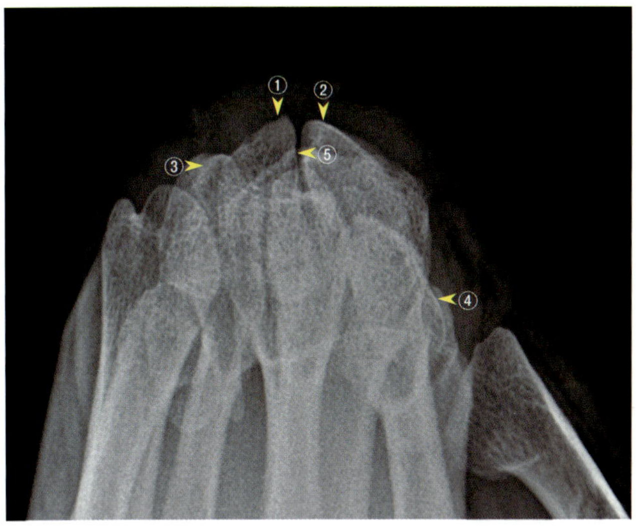

① Lunate (반달뼈)

② Scaphoid (손배뼈)

③ Triquetrum (세모뼈)

④ Trapezium (큰마름뼈)

⑤ Capitate (알머리뼈)

MEMO

3. 아래팔(Forearm)

1. 아래팔 전후방향 촬영 Forearm AP projection

목 적	• 자뼈·노뼈 골절, 골절에 따른 팔꿉, 손목관절의 변위 관찰
자 세	• **팔꿉관절을 펴고 손바닥을 뒤침(Supination)** • IR 중심 : 아래팔의 중앙
중 심 선	• 아래팔 중앙을 향해 IR에 수직 입사
영상평가	• **노뼈몸통과 자뼈몸통이 겹치지 않은 영상** • 골절변위 관찰 : 목적부위 가까운 쪽 관절 포함 • 외상성 골절 : 손목관절 - 팔꿉관절까지 포함

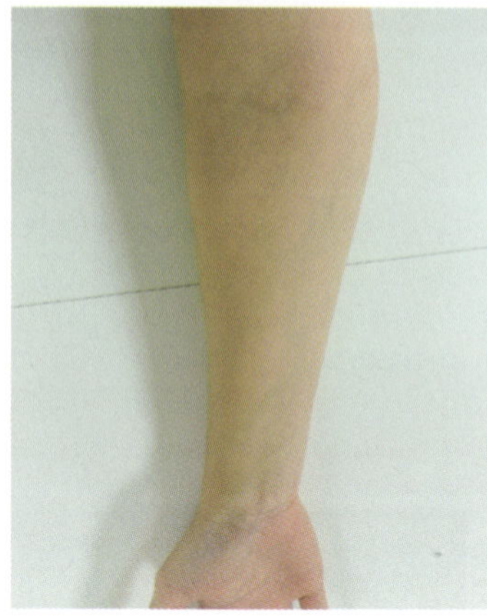

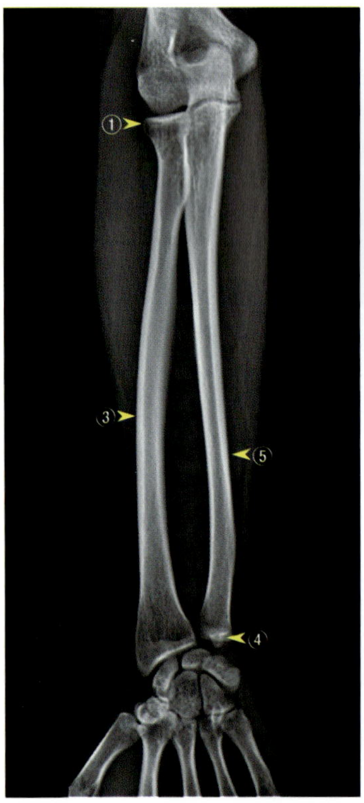

아래팔 전후방향 촬영

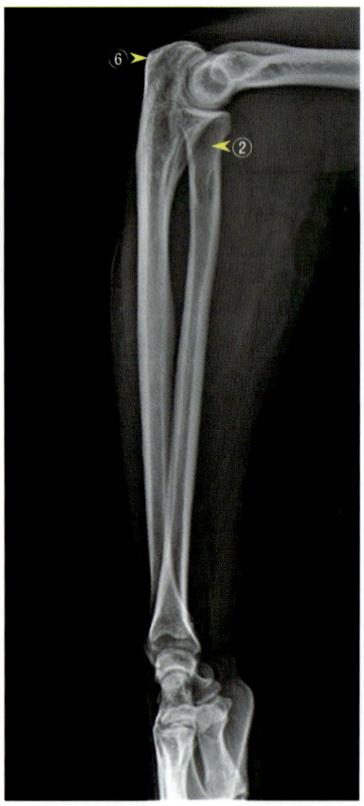

아래팔 측방향 촬영

① Head of radius (노뼈머리)

② Neck of radius (노뼈목)

③ Radial sharft (노뼈몸통)

④ Styloid process (붓돌기)

⑤ Ulna (자뼈)

⑥ Olecranon (팔꿈치머리)

MEMO

2. 아래팔 측방향 촬영 Forearm lateral projection

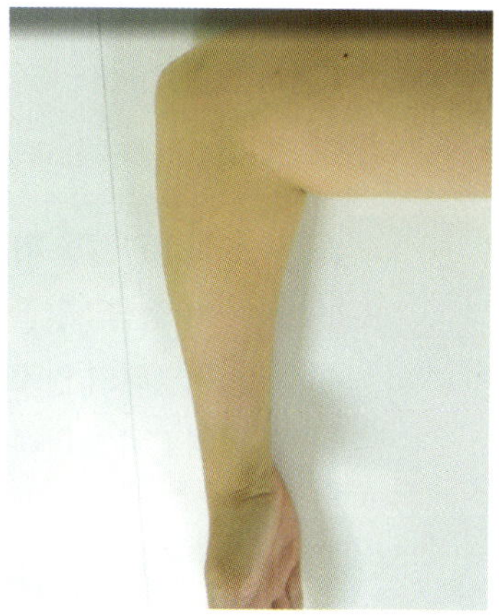

목 적	• 자뼈·노뼈 골절, 골절에 따른 팔꿉, 손목관절의 변위 관찰
자 세	• 바른 측면 자세(팔꿉관절을 직각으로 굽히고 IR면에 자뼈를 아래로 한 측방향 자세) • 어깨관절·팔꿉관절·손목관절을 같은 수평 선상에 위치 • IR 중심 : 아래팔의 중앙
중 심 선	• 아래팔 중앙을 향해 IR에 수직 입사
영상평가	• 손목관절과 팔꿉관절의 측방향 영상 • 위팔의 안쪽·가쪽 위관절융기가 겹쳐서 관찰 • 외상성 골절 : 손목관절–팔꿉관절까지 포함

4. 팔꿉관절(Elbow joint)

1. 팔꿉관절 전후방향 촬영 Elbow joint AP projection

목 적	• 팔꿉관절의 골절, 골절에 따른 변위 관찰
자 세	• **팔꿉관절을 펴고(Extension) 손바닥을 뒤침(Supination)** • **IR 중심 : 팔꿉관절 중앙** • **위팔뼈의 안쪽·가쪽 위관절융기가 IR면에 평행** • **위팔뼈와 아래팔뼈가 같은 수평선상에 놓이도록 위치**
중 심 선	• 팔꿉관절의 중앙을 향해 IR에 수직 입사
영상평가	• Baumann 각 – **위팔뼈 축에 대한 가쪽·안쪽 위관절융기가 이루는 각도(정상 : 내측으로 10~15°)** • Carrying 각 – **위팔뼈 세로축과 아래팔뼈 세로축이 이루는 각도 (정상 : 외측으로 15°)**

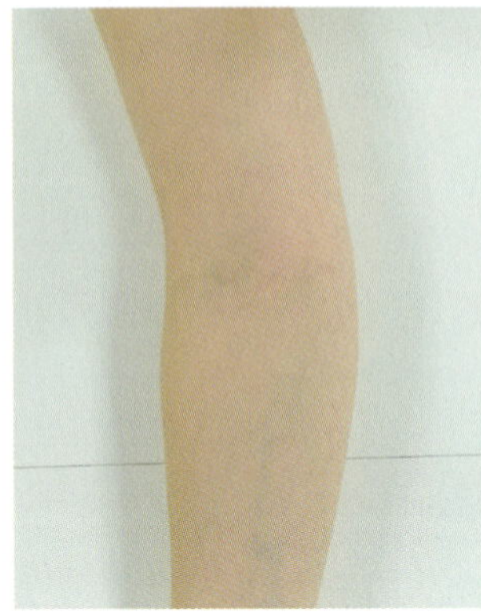

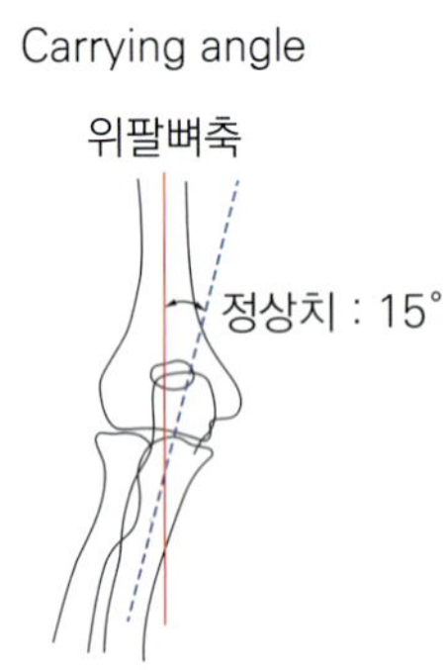

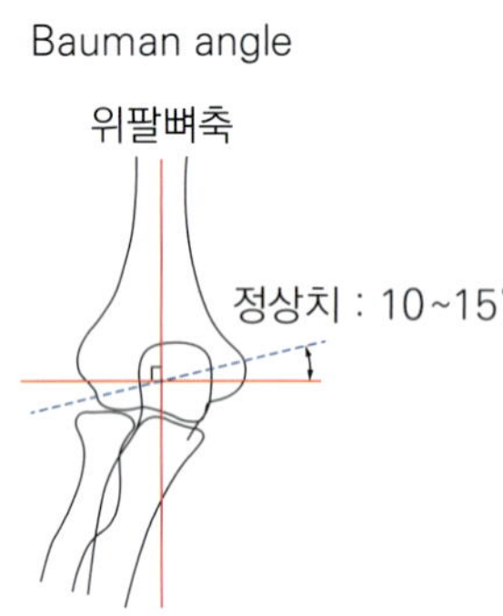

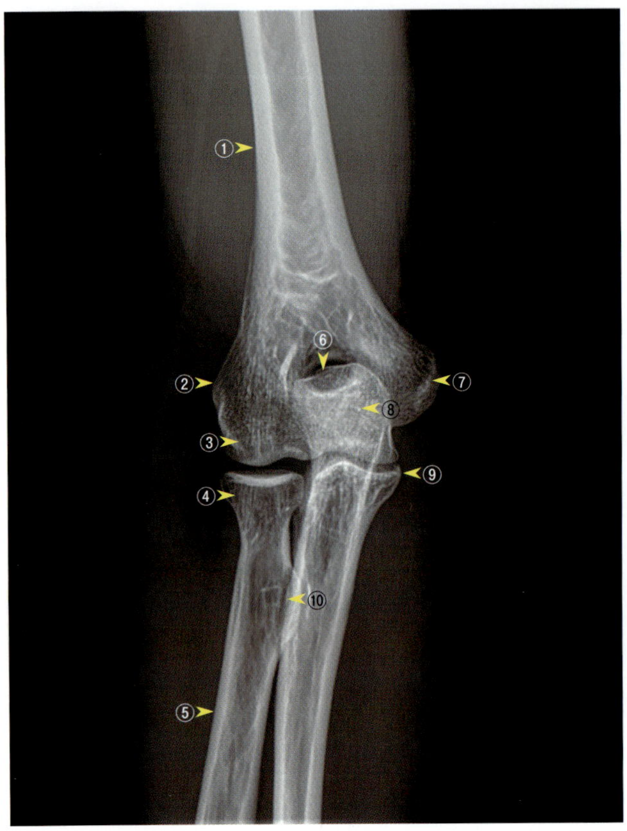

① Humerus (위팔뼈)

② Lateral epicondyle (가쪽위관절융기)

③ Capitulum of humerus (위팔뼈작은머리)

④ Head of radius (노뼈머리)

⑤ Radius (노뼈)

⑥ Olecranon fossa (팔꿈치오목)

⑦ Medial epicondyle (안쪽위관절융기)

⑧ Olecranon (팔꿈치머리)

⑨ Coronoid process (갈고리돌기)

⑩ Radial tuberosity (노뼈거친면)

2. 팔꿉관절 측방향 촬영 Elbow joint lateral projection

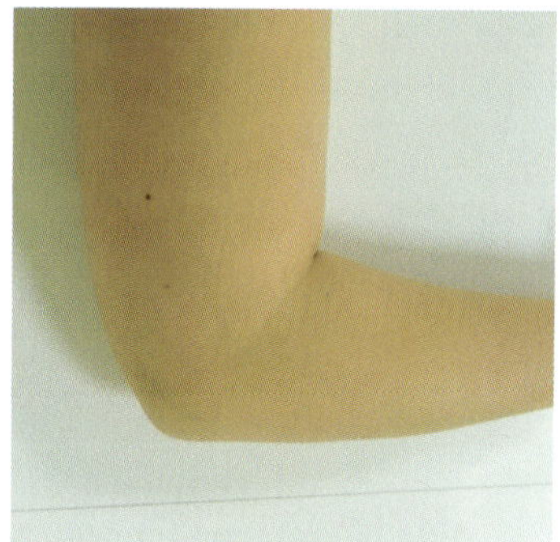

목 적	• 팔꿉관절의 골절, 골절에 따른 변위 관찰
자 세	• 바른 측면 자세 • 위팔뼈의 안쪽·가쪽 위관절융기를 잇는 선이 IR에 직각 (손목부위를 약 3cm 정도 들어올림) • IR 중심 : 팔꿉관절 중앙
중 심 선	• 팔꿉관절 중앙을 향해 IR에 수직 입사
영상평가	**• 도르래면이 동심원으로 관찰되고 도르래패임(Trochlea notch)과 같은 거리에 위치** **• 팔꿈치머리가 반측면상으로 관찰** **• 노뼈머리와 갈고리돌기는 부분적으로 겹쳐서 관찰** **• 위팔뼈의 안쪽·가쪽 위관절융기가 겹쳐서 관찰** **• 90° 굽힘자세 : 지방층이 최대로 이완된 영상, 팔꿈치머리가 반측면상으로 관찰** **• 30~35° 굽힘자세 : 팔꿈치 주위 연부조직 질환 진단**

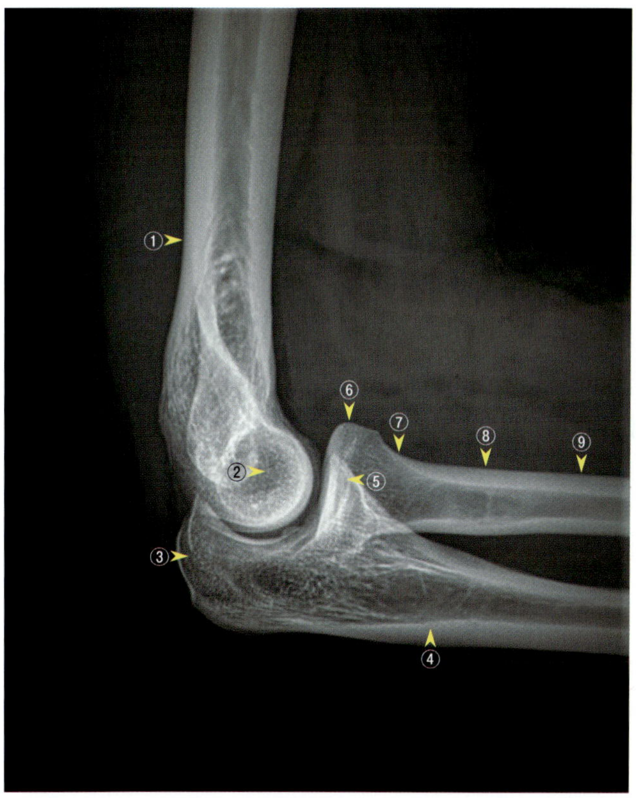

① Humerus (위팔뼈)

② Trochlea (도르래)

③ Olecranon (팔꿈치머리)

④ Ulna (자뼈)

⑤ Coronoid process (갈고리돌기)

⑥ Head of radius (노뼈머리)

⑦ Neck of radius (노뼈목)

⑧ Radial tuberosity (노뼈거친면)

⑨ Radius (노뼈)

MEMO

* 무릎관절 측방향 촬영 : 20~30° 굴곡(관절주위 근육 이완시켜 관절 안을 넓게 관찰)

3. 팔꿉관절 내측사방향 촬영 Elbow joint medial oblique projection

목 적	• 갈고리돌기, 안쪽위관절융기, 도르래의 골절, 탈구, 이물질 관찰
자 세	• 팔꿉관절을 펴고 아래팔과 손바닥을 엎침(Pronation) • IR 중심 : 팔꿉관절 중앙 • 먼쪽 위팔뼈와 팔꿉관절이 IR면에 45°
중 심 선	• 팔꿉관절의 중앙을 향해 IR에 수직 입사
영상평가	• 겹치지 않는 갈고리돌기의 사방향 영상 • 노뼈 머리, 목이 자뼈와 겹친 사방향 영상 • 팔꿈치머리는 팔꿈치오목 내에 위치

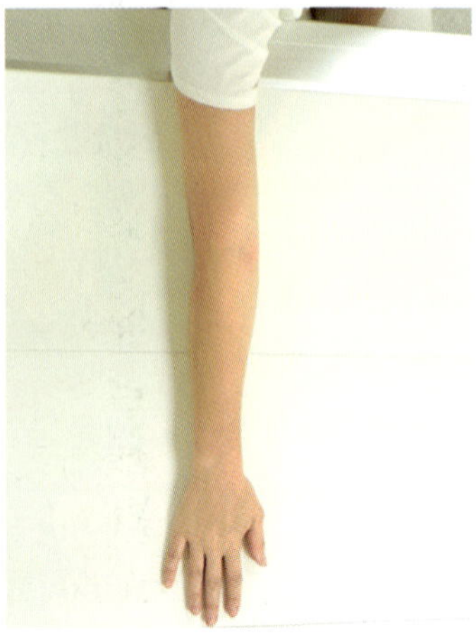

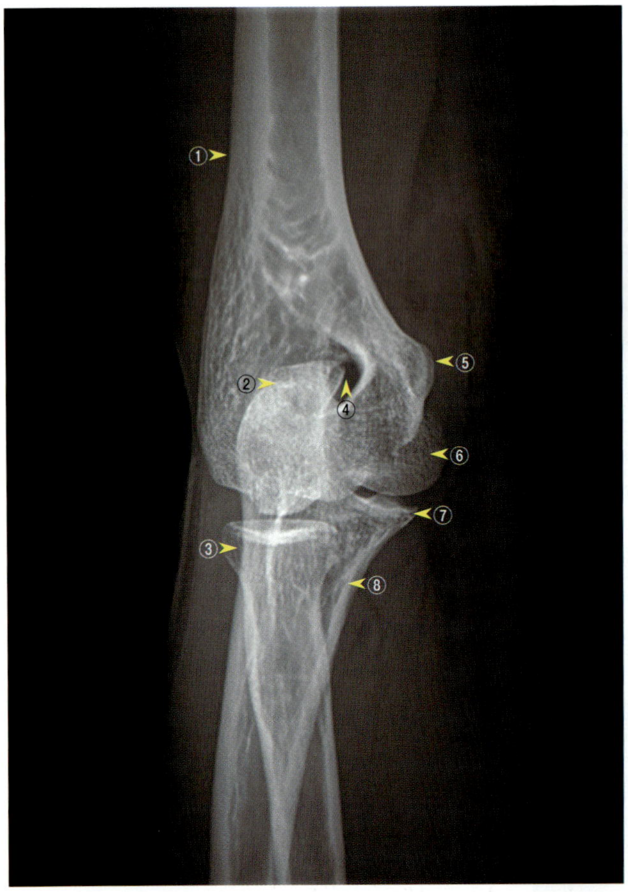

① Humerus (위팔뼈)

② Olecranon (팔꿈치머리)

③ Head of radius (노뼈머리)

④ Olecranon fossa (팔꿈치오목)

⑤ Medial epicondyle (안쪽위관절융기)

⑥ Trochlea (도르래)

⑦ Coronoid process (갈고리돌기)

⑧ Ulna (자뼈)

MEMO

4. 팔꿉관절 외측사방향 촬영 Elbow joint lateral oblique projection

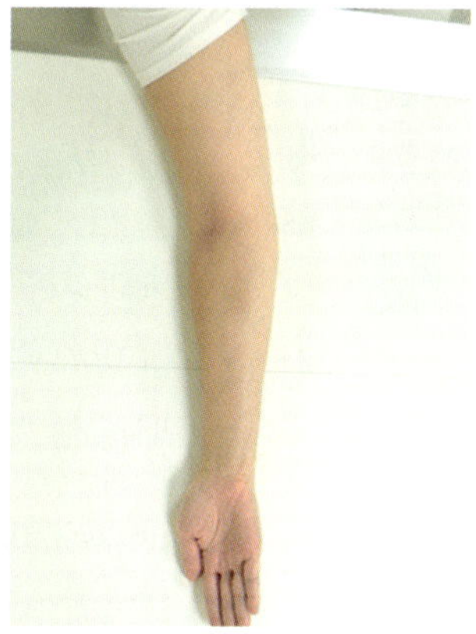

목 적	• **위팔뼈 작은머리, 노뼈머리 골절, 관절의 탈구, 이물질 유무**
자 세	• **팔꿉관절을 펴고 아래팔과 손바닥을 뒤침(Supination)** • IR 중심 : 팔꿉관절 중앙 • 전체 팔을 가쪽으로 돌려 팔꿉관절이 IR면에 **45°**
중 심 선	• 팔꿉관절 중앙을 향해 IR에 수직 입사
영상평가	• **노뼈 머리 · 목이 자뼈와 겹치지 않는 사방향 영상** • **팔꿉관절 공간이 잘 관찰**

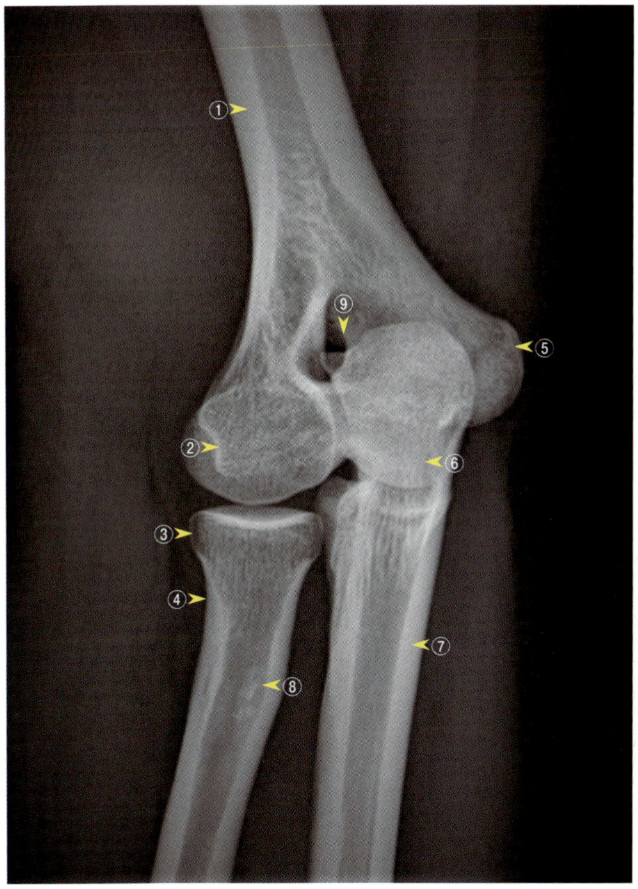

① Humerus (위팔뼈)

② Capitulum (작은머리)

③ Head of radius (노뼈머리)

④ Neck of radius (노뼈목)

⑤ Medial epicondyle (안쪽위관절융기)

⑥ Trochlea (도르래)

⑦ Ulna (자뼈)

⑧ Radial tuberosity (노뼈 거친면)

⑨ Olecranon fossa (팔꿈치오목)

MEMO

5. 팔꿉관절 완전굴곡위 촬영 Elbow joint acute flexion projection Jones법

목 적	• **겹쳐진 위팔뼈와 아래팔뼈 윤곽 관찰, 팔꿈치머리 관찰** (먼쪽위팔과 몸쪽아래팔에 대해 각각(2회) 촬영)
자 세	• IR과 위팔뼈 장축이 평행, 놓고 아래팔을 완전히 굽혀 손가락을 어깨 위에 위치 • IR 중심 : 팔꿉관절 중앙
중 심 선	• 먼쪽 위팔뼈 : 팔꿈치머리에서 **몸쪽** 5cm 지점을 향해 위팔에 수직입사 • 몸쪽 아래팔뼈 : 팔꿈치머리에서 **먼쪽** 5cm 지점을 향해 아래팔에 수직입사
영상평가	• 먼쪽 위팔과 몸쪽 아래팔이 겹쳐서 관찰 • 안쪽·가쪽 위관절융기, 도르래, 위팔뼈작은머리의 먼쪽 관찰 • **팔꿈치머리가 잘 관찰**

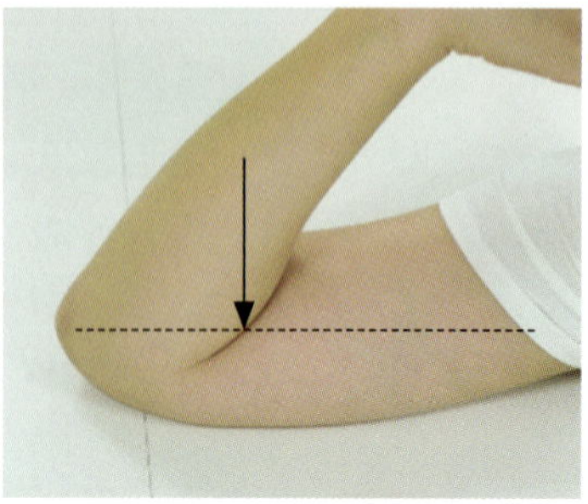

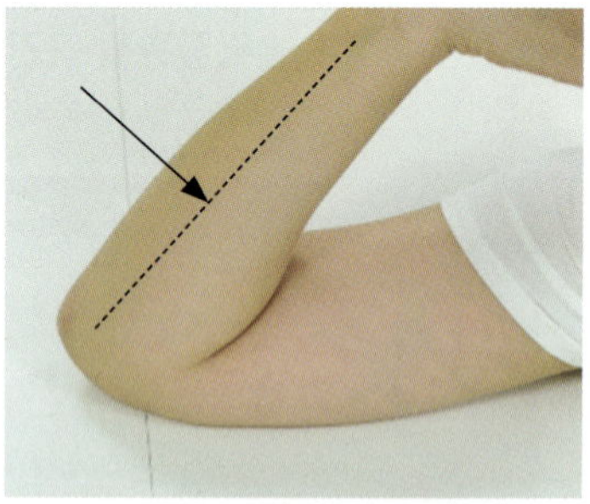

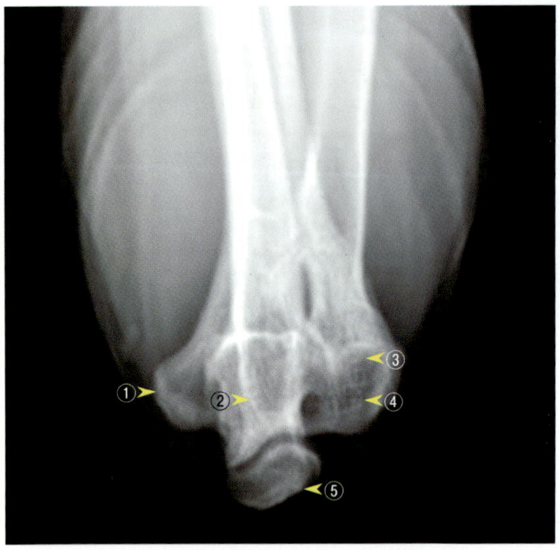

먼쪽 위팔뼈(위팔에 수직입사)

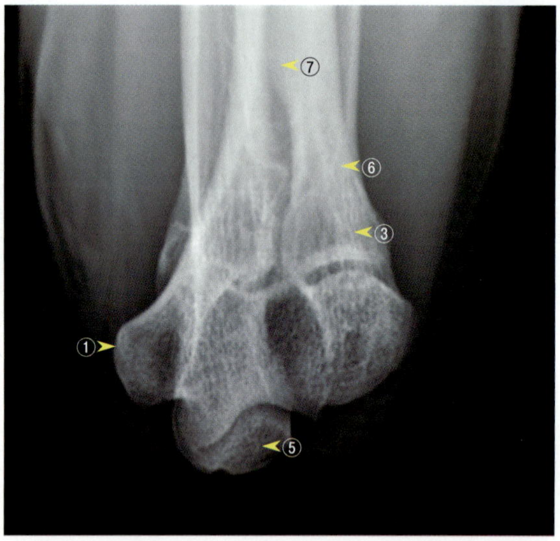

몸쪽 아래팔뼈(아래팔에 수직입사)

① Medial epicondyle (안쪽위관절융기)	⑤ Olecranon (팔꿈치머리)
② Trochlea (도르래)	⑥ Neck of radius (노뼈목)
③ Head of radius (노뼈머리)	⑦ Radial tuberosity (노뼈 거친면)
④ Capitulum (작은머리)	

6. 팔꿉관절 전후방향부분굴곡위 촬영
Elbow joint AP partial flexion projectionprojection

목 적

- **팔꿉관절을 완전히 펴지 못 하는 경우, 먼쪽위팔뼈와 몸쪽 아래팔뼈를 각각(2회) 촬영하여 병변 관찰**

자 세

- **먼쪽 위팔 촬영**
  - 먼쪽 위팔을 IR 위에 놓고 들려진 아래팔은 지지 블럭으로 고정한 팔꿉관절 전후방향 자세
- **몸쪽 아래팔 촬영**
  - 몸쪽 아래팔 등쪽을 IR 위에 놓은 팔꿉관절 전후방향 자세
- IR 중심 : 팔꿉관절 중앙

중 심 선

- 팔꿉관절 중앙을 향해 IR면에 수직입사

영상평가

- 관찰 목적 부위 : IR면에 평행하게 위치하는 위팔 또는 아래팔 부분

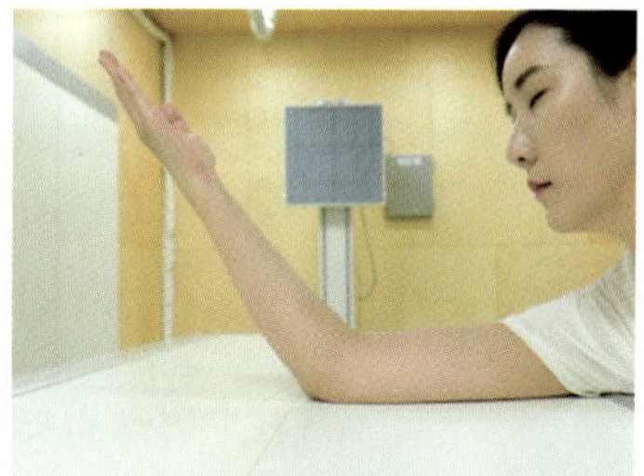

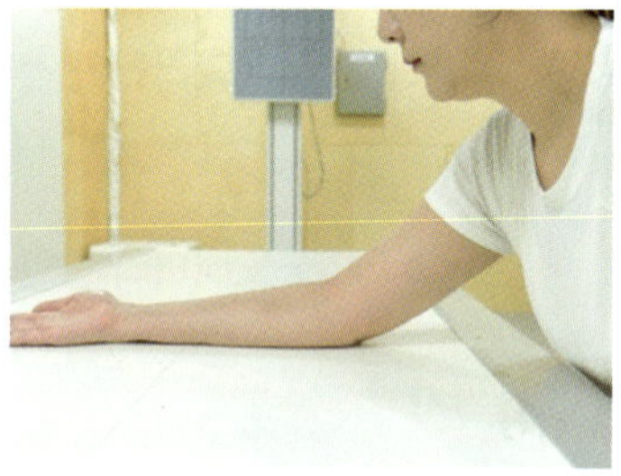

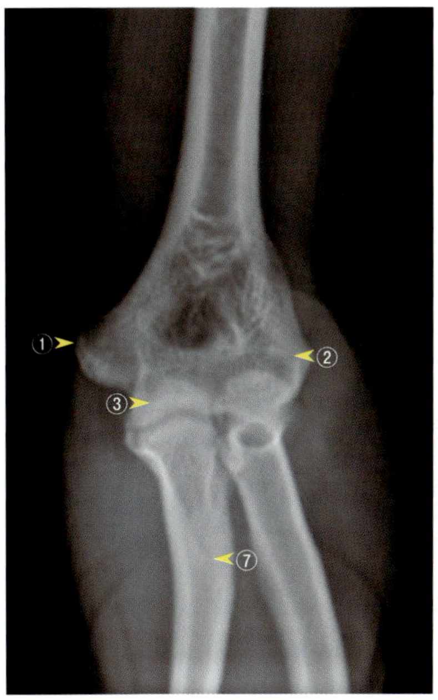

먼쪽 위팔뼈 촬영

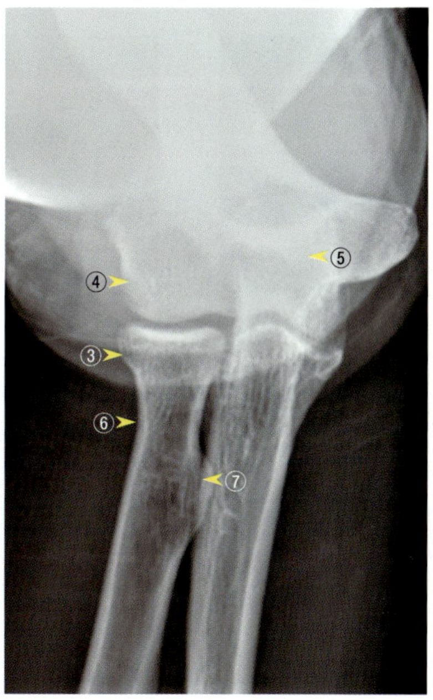

몸쪽 아래팔뼈 촬영

① Medial epicondyle (안쪽위관절융기)

② Trochlea (도르래)

③ Head of radius (노뼈머리)

④ Capitulum (작은머리)

⑤ Olecranon (팔꿈치머리)

⑥ Neck of radius (노뼈목)

⑦ Radial tuberosity (노뼈 거친면)

MEMO

7. Coyle법

목 적	• 갈고리돌기, 노뼈머리 부위, 갈고리돌기와 도르래 사이의 병변 관찰
자 세	• IR 중심 : 팔꿉관절 중앙 • **노뼈머리 검사 : 팔꿉관절을 90° 굽히고 손바닥을 엎침** • **갈고리돌기 검사 : 팔꿉관절을 80° 굽히고 손바닥을 엎침**
중 심 선	• **노뼈머리 검사(RHC(Radial head capitulum) view)** – 노뼈머리를 향해 **어깨관절 쪽으로 45° 입사** • **갈고리돌기 검사** – 어깨관절에서 **팔꿉관절 중앙을 향해 45° 입사**
영상평가	• **노뼈머리 촬영** – **노뼈 머리, 노뼈머리-위팔뼈작은머리관절 공간 관찰** • **갈고리돌기 촬영** – **갈고리돌기의 먼쪽, 갈고리돌기-도르래관절 공간이 관찰**

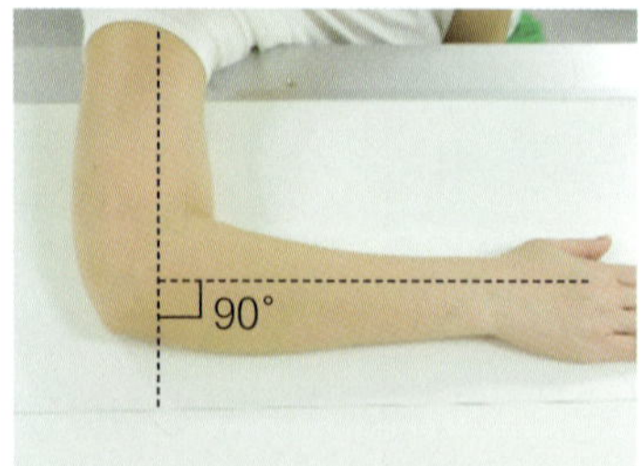

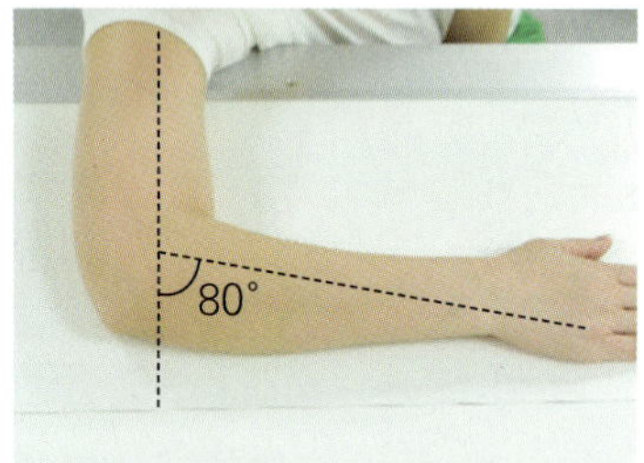

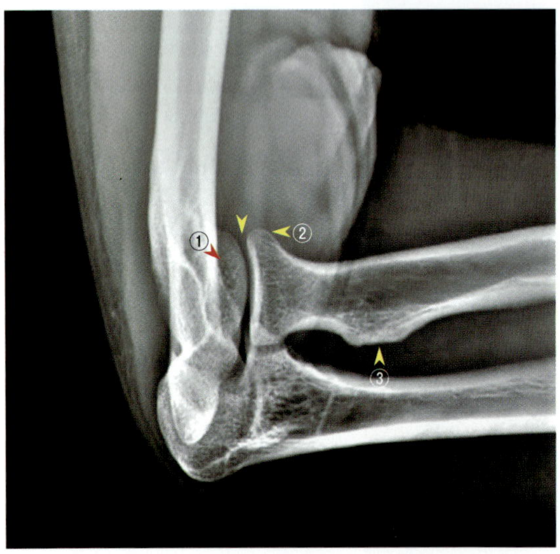

노뼈머리 촬영

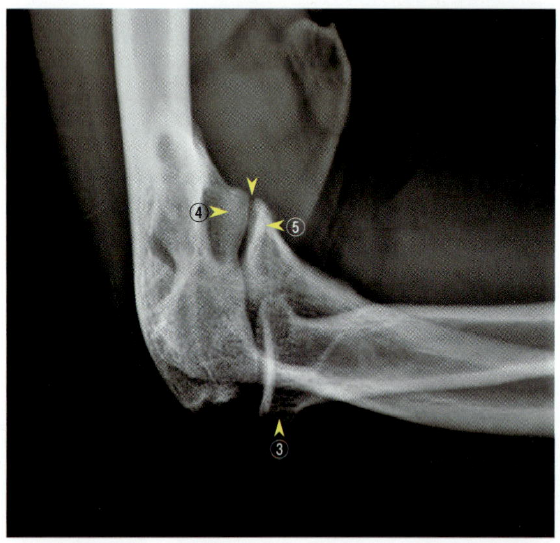

갈고리돌기 촬영

① Capitulum (작은머리)	④ Trochlea (도르래)
② Head of radius (노뼈머리)	⑤ Coronoid process (갈고리돌기)
③ Radial tuberosity (노뼈 거친면)	

MEMO

8. 자뼈 신경고랑 촬영 Ulnar nerve projection of groove

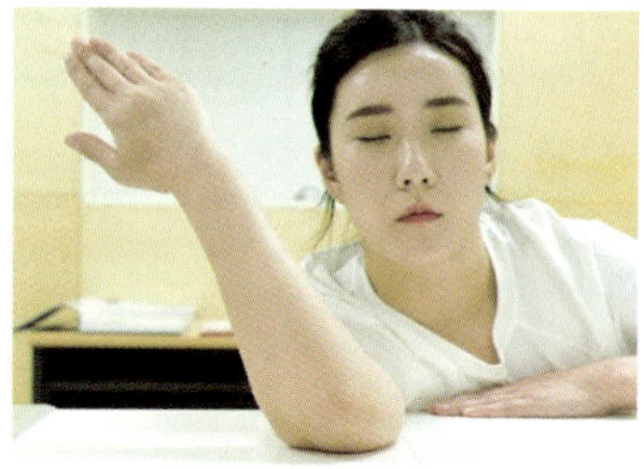

목 적	• 변형성 팔꿉관절에서 자뼈신경고랑의 변형, 뼈가시 형성 유무 관찰
자 세	• 위팔뼈와 아래팔뼈가 45° 되도록 팔꿉관절을 굽힘 • 몸통에서 위팔을 20° 벌려 IR 중앙에 팔꿉관절을 위치
중 심 선	• 위팔뼈 안쪽위관절융기에서 1.5 cm 내측점을 향해 수직 입사
영상평가	• 자뼈 신경고랑이 선명하게 관찰

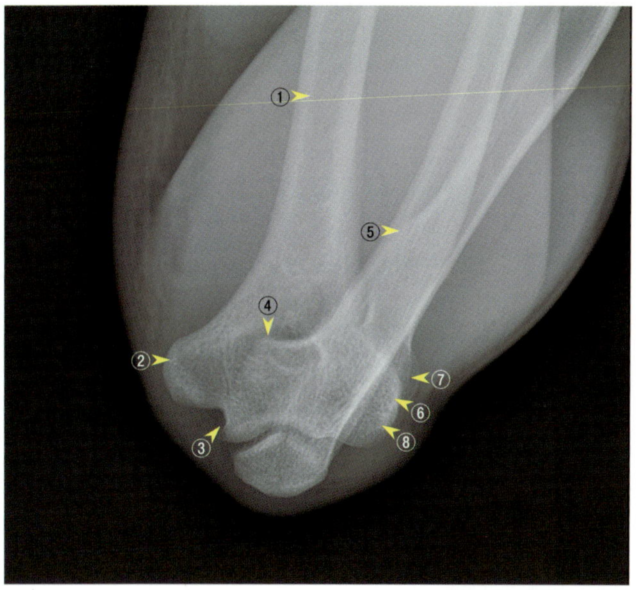

① Humerus (위팔뼈)

② Medial epicondyle (안쪽위관절융기)

③ Groove of ulnar nerve (자뼈신경고랑)

④ Coronoid process (갈고리돌기)

⑤ Radial tuberosity (노뼈 거친면)

⑥ Capitulum (작은머리)

⑦ Head of radius (노뼈머리)

⑧ Lateral epicondyle (가쪽위관절융기)

MEMO

5. 위팔뼈(Humerus)

1. 위팔뼈 전후방향 촬영 Humerus AP projection

목 적	• 위팔뼈 골절, 병변유무, 관절의 변위 등의 관찰
자 세	• **아래팔은 최대한 펴고 안쪽 · 가쪽 위관절융기가 IR과 평행** • 위팔뼈 장축이 IR 장축과 평행 • IR 중심 : 위팔뼈 중앙
중 심 선	• 위팔뼈 중앙을 향해 IR에 수직 입사
영상평가	• 위팔뼈머리에서 도르래(어깨관절 – 팔꿉관절)까지 포함 • **위팔뼈머리, 큰결절의 반측면상** • **위팔뼈머리와 어깨뼈관절오목은 최소로 겹친 영상**

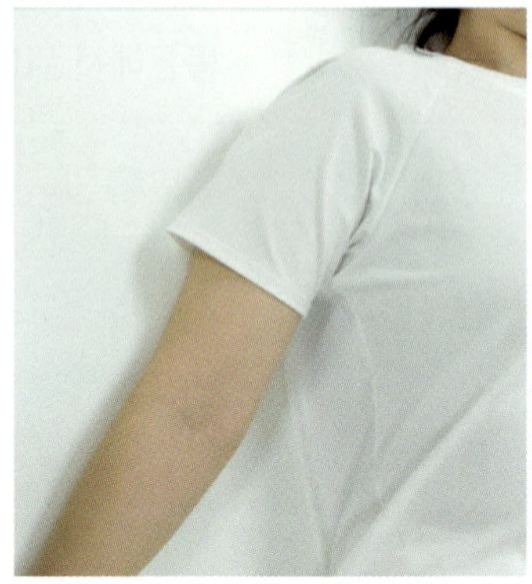

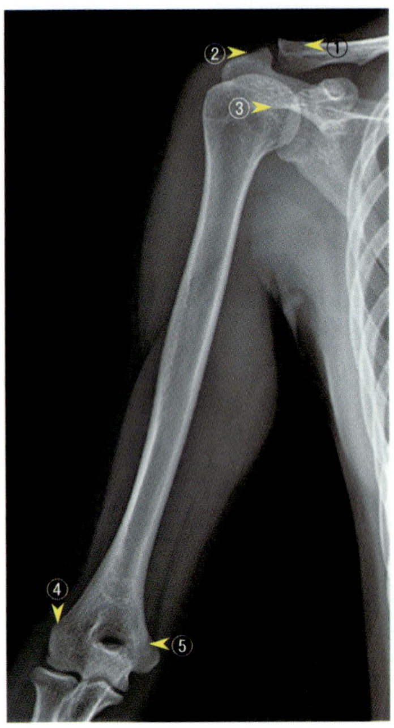

위팔뼈 전후방향 촬영

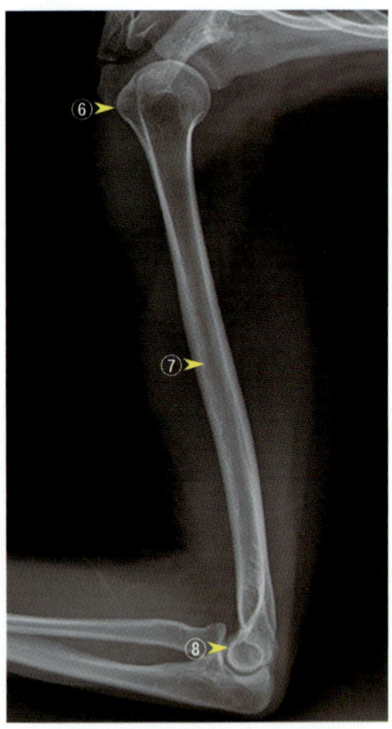

위팔뼈 측방향 촬영

① Clavicle (빗장뼈)

② Acromion (봉우리)

③ Head of humerus (위팔뼈머리)

④ Lateral epicondyle (가쪽위관절융기)

⑤ Medial epicondyle (안쪽위관절융기)

⑥ Greater tubercle (큰결절)

⑦ Humeral body (위팔뼈몸통)

⑧ Trochlea (도르래)

MEMO

2. 위팔뼈 측방향 촬영 Humerus lateral projection

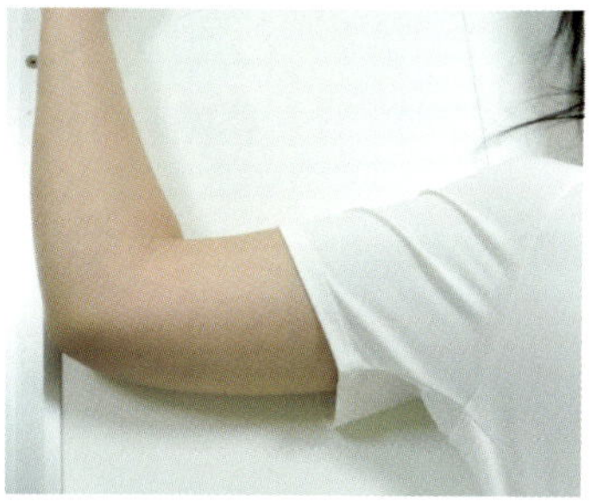

목 적	• 위팔뼈 골절, 병변유무, 관절의 변위 등의 관찰
자 세	• IR 중심 : 위팔뼈 중앙 • 바로 누운 자세 : 위팔을 몸에서 약간 벌리고 팔꿉관절을 편 상태, 안쪽으로 회전시켜 바른 측면 자세 유지 • 선 자세 : 팔꿉관절을 90° 구부려 안쪽·가쪽 위관절융기가 완전히 겹친 바른 측면 자세 유지
중심선	• 위팔뼈 중앙을 향해 IR에 수직 입사
영상평가	• 위팔뼈머리에서 위팔뼈 도르래(어깨관절-팔꿉관절)까지 포함, 팔꿉관절은 측방향 자세 **• 안쪽·가쪽 위관절융기가 정확히 겹친 영상** **• 위팔뼈목의 심한 외상환자는 흉곽을 통한 측방향 촬영(Lawrence법) 적용**

3. 흉곽을 통한 위팔뼈 측방향 촬영
Transthoracic Humerus lateral projection **Lawrence법**

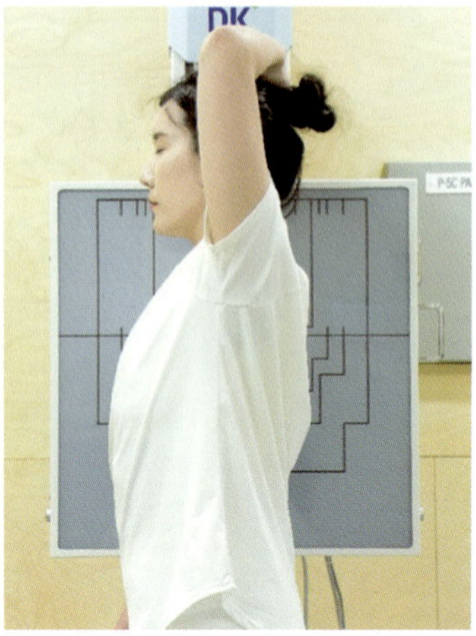

목 적	• 흉곽을 통한 몸쪽 어깨관절, 위팔뼈의 측면상 관찰
자 세	• 선 자세 또는 앉은 자세 • 검사 측 위팔뼈를 IR에 밀착시킨 바른 측면자세 • 검사 측 팔은 자연스럽게 내리고 반대 측 팔은 들어 머리위에 손을 놓음 • **IR 중심 : 검사 측 위팔뼈목**
중 심 선	• **흉곽을 통해 위팔뼈목을 향해 IR에 수직 입사**
영상평가	• **팔을 회전하거나 축방향 촬영을 위해 벌림(외전)을 할 수 없는 환자에 적용** • **어깨를 들 수 없는 경우 머리쪽으로 10~15° 입사** • **자연호흡법** 또는 들숨 후 멈춘 상태 • **Low mA-Long exposure time : mAs 유지, 3~4초 정도 노출시간**

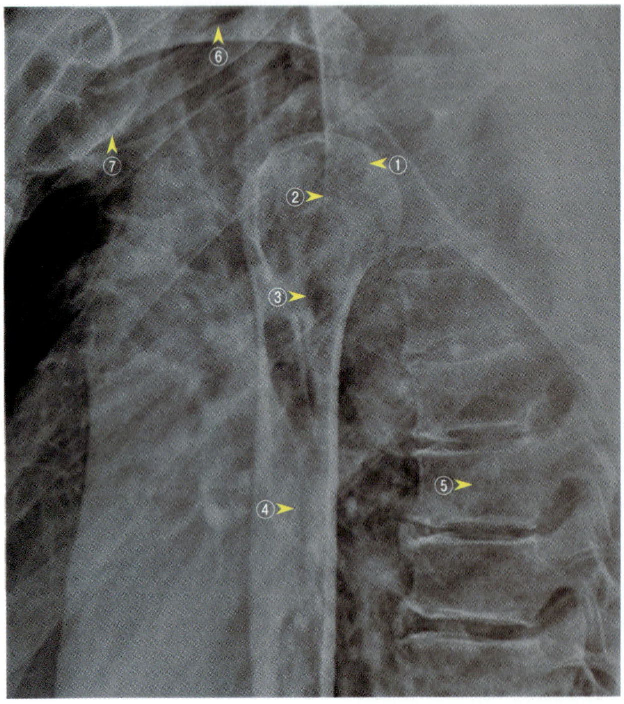

① Head of Humerus (위팔뼈머리)

② Anatomical neck (해부목)

③ Surgical neck (외과목)

④ Body of Humerus (위팔뼈몸통)

⑤ Thoracic spine (등뼈)

⑥ Clavicle (IR면에 밀착된쪽 빗장뼈)

⑦ Clavicle (IR면에서 먼쪽 빗장뼈)

MEMO

4. 결절사이고랑 접선방향 촬영 Intertubercular tangential projection

Fisk변법

목 적	• **위팔뼈 머리의 결절사이고랑(이두근이 지나가는 통로)의 반측면상 관찰**
자 세	• 선 자세 또는 누운 자세 • **선 자세** - 팔꿉관절을 굽혀 아래팔 뒷면을 촬영대에 위치 - **손을 뒤침하여 IR을 수평을 잡고 위팔뼈를 수직에서 앞으로 10~15° 정도 기울임**
중심선	• **선 자세 : 결절사이고랑의 중앙을 향해 수직 입사** • 누운 자세 : 결절사이고랑을 향해 위팔뼈 장축에 뒤 쪽으로 10~15° 입사
영상평가	• **결절사이고랑이 반측면상으로 관찰** • **연부조직도 선명하게 관찰**

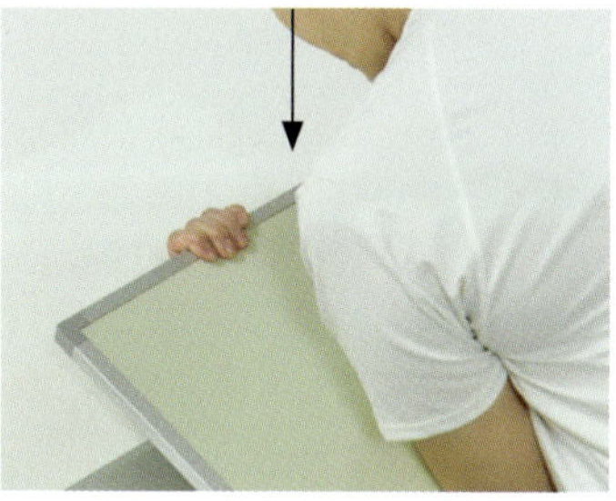

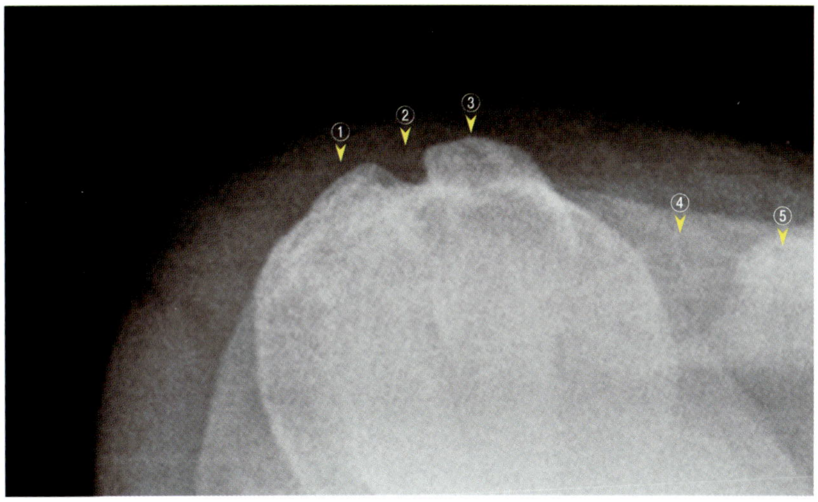

① Greater tuberosity (큰결절)
② Intertubercular groove (결절사이고랑)
③ Lesser tuberosity (작은결절)
④ Clavicle (빗장뼈)
⑤ Coracoid process (부리돌기)

MEMO

Ⅷ

Lower Extremity

1. 발(Foot)

1. 발 전후방향 촬영 Foot AP projection

목 적	• 발 전체의 뼈 및 관절의 변형성 질환, 골절 등의 병변 관찰
자 세	• 앉은 자세 또는 바로 누운 자세 • 검사 측 다리의 무릎을 세우고 발바닥을 IR면에 밀착 • 발목관절을 펴고 발과 IR의 장축이 일치 • IR 중심 : 셋째 발허리뼈 바닥
중 심 선	**• 3rd Metatarsal base을 향해 발뒤꿈치 방향으로 IR면에 대해 10° 입사** **• Heel effect 적용** **• 관찰 목적 부위에 따라 적정 노출 조건 설정**
영상평가	• 발허리뼈·발목뼈의 뼈밀도가 선명하게 관찰 • 발꿈치뼈는 잘 관찰되지 않음 • 종자뼈는 첫째 발허리뼈 머리에서 관찰

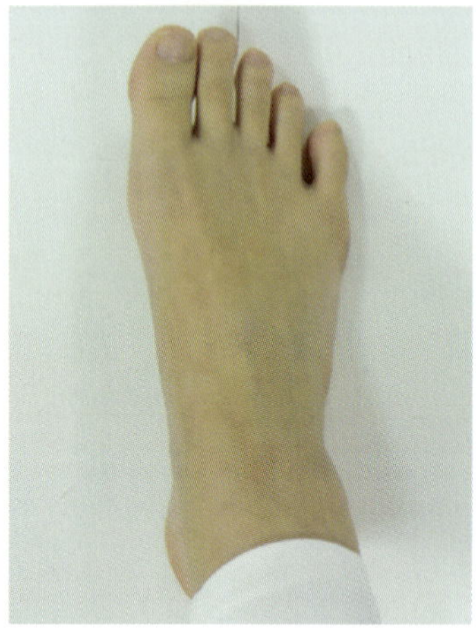

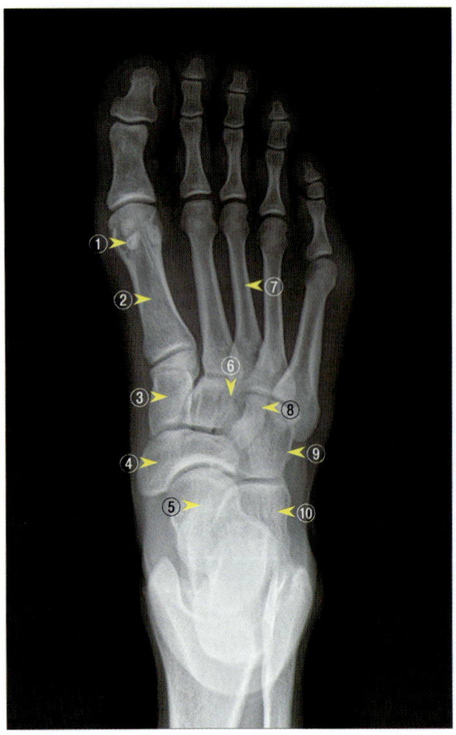

① Sesamoid (종자뼈)
② Metatarsal bone (발허리뼈)
③ Medial cuneiform (첫번째 쐐기뼈)
④ Navicular (발배뼈)
⑤ Talus (목말뼈)
⑥ Intermediate cuneiform (두번째 쐐기뼈)
⑦ 3rd metatasrsal body (제3 발허리뼈 몸통)
⑧ Lateral cuneiform (세번째 쐐기뼈)
⑨ Cuboid (입방뼈)
⑩ Calcaneus (발꿈치뼈)

MEMO

* Toes AP projection – IR 중앙 : 셋째 발허리발가락관절
  – 중심선 : 셋째 발허리발가락관절 향해 발꿈치뼈 방향 15° 입사

2. 발 전후내측사방향 촬영 Foot AP medial oblique projection

목 적	• 발 전체의 뼈 및 관절의 변형성 질환, 골절 등의 병변 관찰
자 세	• 바로 누운 자세 또는 앉은 자세 • 검사 측 다리의 무릎을 세우고 발바닥을 IR면에 밀착 • **발을 안쪽으로 회전, 발바닥이 IR면의 장축에 대해 30°** • IR 중심 : 셋째 발허리뼈 바닥
중 심 선	• 3rd metatarsal base를 향해 IR면에 대해 수직 입사
영상평가	• 발허리뼈·발목뼈의 뼈 밀도가 선명하게 관찰 • **발목뼈굴, 입방뼈와 주변 관절공간, 목말뼈-발배뼈 관절공간이 잘 관찰** • **40~45° : 발목뼈와 발허리뼈가 겹치지 않고 가로발바닥활 관찰이 용이**

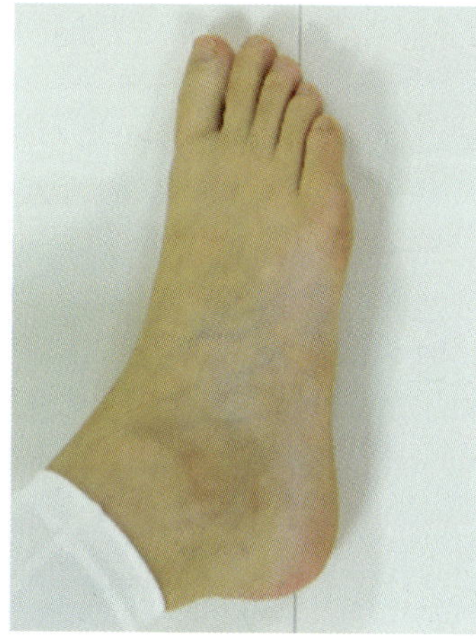

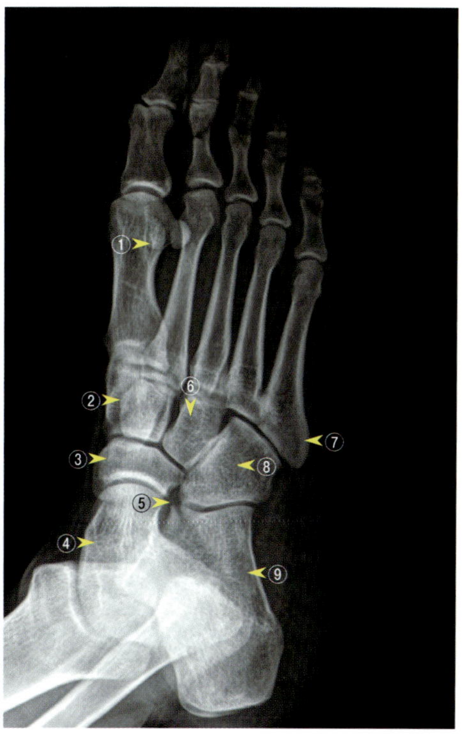

① Sesamoid (종자뼈)

② Medial, intermediate cuneiform (첫, 두번째 쐐기뼈)

③ Navicular (발배뼈)

④ Talus (목말뼈)

⑤ Tarsi (발목뼈굴)

⑥ Lateral cuneiform (세번째 쐐기뼈)

⑦ 5th Metatarsal bone base (제5 발허리뼈바닥)

⑧ Cuboid (입방뼈)

⑨ Calcaneus (발꿈치뼈)

MEMO

3. 발 전후외측사방향 촬영 Foot AP lateral oblique projection

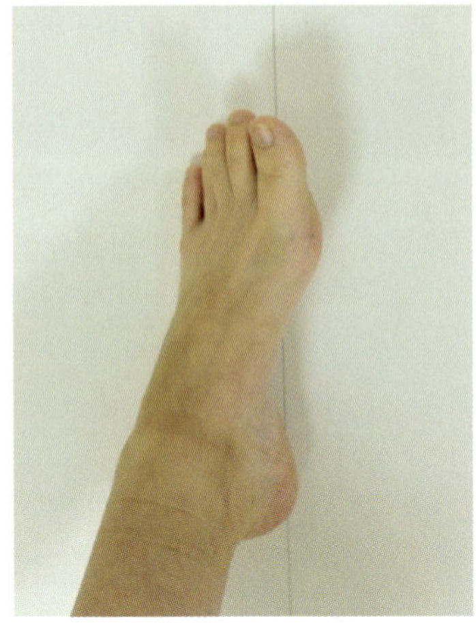

목 적	• 발 전체의 뼈 및 관절의 변형성 질환, 골절 등의 병변 관찰
자 세	• 바로 누운 자세 또는 앉은 자세 • **발을 가쪽으로 회전하여 발바닥이 IR면과 30°** • IR 중심 : 셋째 발허리뼈 바닥
중 심 선	• 3rd Metatarsal base를 향해 IR면에 대해 수직 입사
영상평가	• 발허리뼈·발목뼈의 뼈 밀도가 선명하게 관찰 • **1st · 2nd 쇄기뼈와 주변 관절공간이 잘 관찰** • Grashey법(후전 사방향 촬영) – 엎드린 자세에서 발을 안쪽으로 30°, 가쪽으로 20° 회전 시켜 촬영

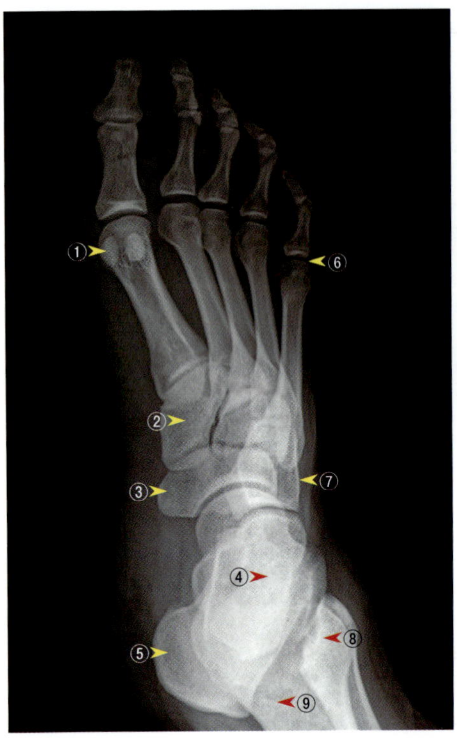

① Sesamoid (종자뼈)

② Medial, intermediate cuneiform (첫, 두번째 쇄기뼈)

③ Navicular (발배뼈)

④ Talus (목말뼈)

⑤ Calcaneus (발꿈치뼈)

⑥ Metatarsophalangeal joint (발허리발가락관절)

⑦ Cuboid (입방뼈)

⑧ Fibula (종아리뼈)

⑨ Tibia (정강뼈)

MEMO

4. 발 내외측방향 촬영 Foot mediolateral projection

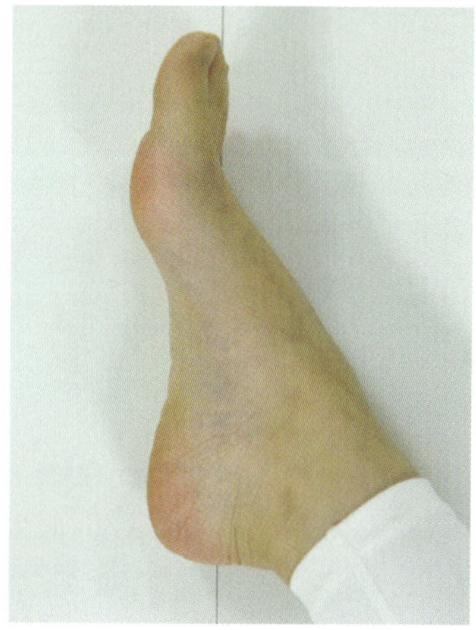

목 적	• 발목뼈와 발허리뼈 골절 및 변위, 관절 이상, 이물질 위치 확인 등
자 세	• 앉은 자세 또는 옆으로 누운 자세 • 검사 측 무릎은 45° 정도 구부리고 발의 가쪽 모서리를 아래로 향함 • 발바닥은 IR면에 수직, 발바닥의 장축이 IR면과 평행 • IR 중심 : 쐐기뼈
중 심 선	• 안쪽 쐐기뼈를 향해 IR면에 대해 수직 입사
영상평가	• 목말발꿈치관절의 관절 사이와 뼈 밀도가 선명하게 관찰 • 정강뼈 안쪽복사와 종아리 가쪽복사를 포함 • **Bohler angle : 20~40°** **(발꿈치뼈뒤위모서리–목말밑관절뒤위모서리, 발꿈치입방관절–목말밑관절앞위모서리가 이루는 각)**

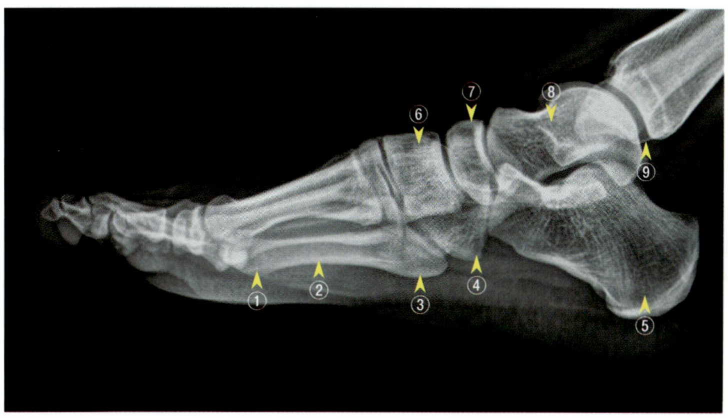

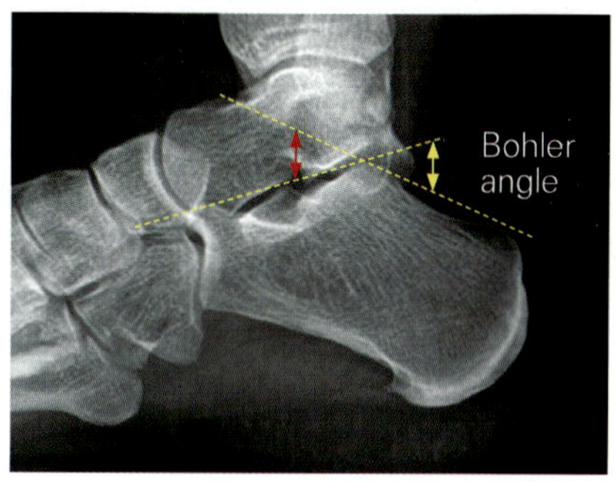

① 5th Metatarsal bone head (발허리뼈머리)	⑥ Medial, intermediate, lateral cuneiform (1~3 쐐기뼈)
② 5th Metatarsal bone body (발허리뼈몸통)	
③ 5th Metatarsal bone base (발허리뼈바닥)	⑦ Navicular (발배뼈)
④ Cuboid (입방뼈)	⑧ Talus (목말뼈)
⑤ Calcaneus (발꿈치뼈)	⑨ Talotibial joint (목말정강관절)

MEMO

5. 세로발바닥활 측방향 촬영 - 체중부하 Longitudinal arch lateral projection in weight-bearing position

목 적	• **세로발바닥활의 구조적 상태 관찰**
자 세	• 선 자세, IR를 세워 넣을 수 있는 구멍 뚫린 상자 위에 양발에 체중을 균등 분산 • IR 중심 : 5th 발허리뼈 바닥 • 한 발씩 측방향 촬영을 시행하여 양발을 비교
중 심 선	• **5th 발허리뼈 바닥을 향해 수평 입사**
영상평가	• 발 전체, 정강뼈와 종아리뼈 먼쪽이 영상에 포함 • 발바닥면과 발목뼈, 발허리뼈가 적정 농도로 관찰 • **평발(Flat foot)의 진단 및 평가**

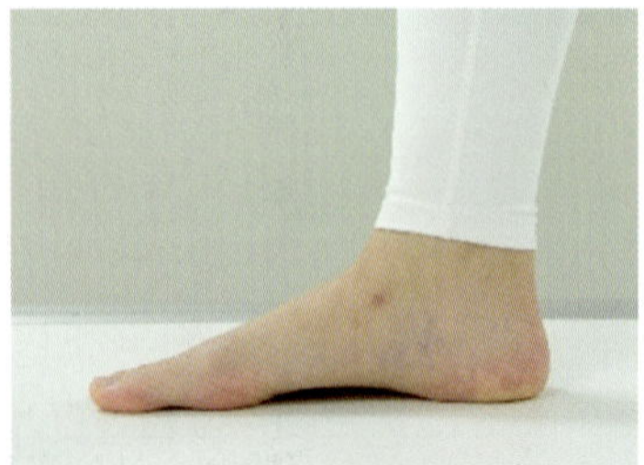

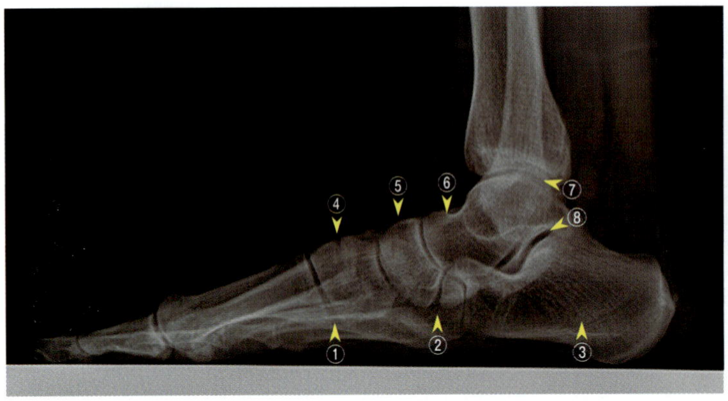

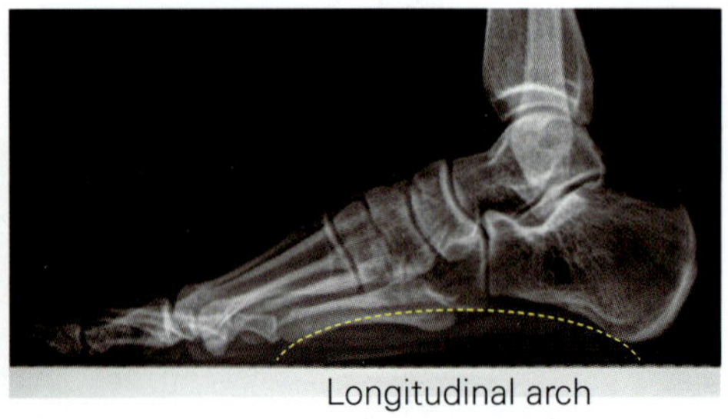

Longitudinal arch
(세로발바닥활)

① 5th Metatarsal bone (제5 발허리뼈)	⑤ Navicular (발배뼈)
② Cuboid (입방뼈)	⑥ Talus (목말뼈)
③ Calcaneus (발꿈치뼈)	⑦ Talotibial joint (목말정강관절)
④ Medial, intermediate, lateral cuneiform (1~3 쐐기뼈)	⑧ Talocalcaneal joint (목말발꿈치관절)

MEMO

6. 발 합성 전후축방향 촬영
Composite AP axial projection in weight-bearing position

목 적	**• 선 자세에서 다리와 겹침 없는 발전체의 축방향 영상 획득, 발 전체의 병변 유무**
자 세	• IR을 밟고 선 자세에서 발의 장축과 IR의 장축이 일치 • 발 앞쪽 검사 : 반대측 발을 한 걸음 뒤로 물러선 뒤 검사 • 발 뒤쪽 검사 : 반대측 발을 한 걸음 앞으로 이동시켜 다시 검사 (발목관절과 다리의 중복 방지)
중 심 선	**• 발 앞쪽 검사 : 셋째 발허리뼈 바닥을 향해 뒤쪽으로 15° 입사** **• 발 뒤쪽 검사 : 앞쪽으로 25° 입사**
영상평가	• 발 전체 뼈 윤곽이 다리와 겹침 없이 관찰 • 피사체 두께를 고려하여 적정 노출 조건 설정

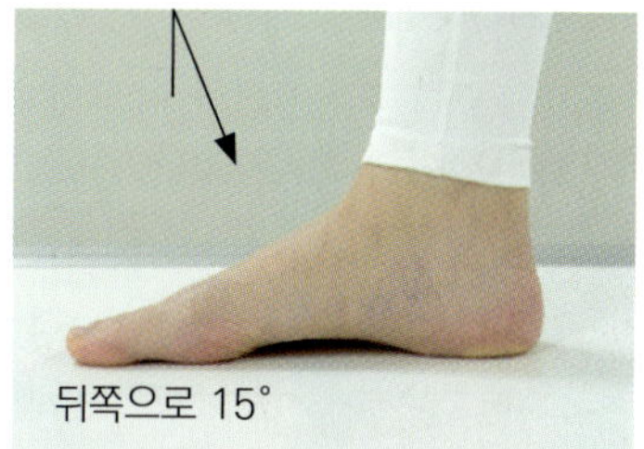

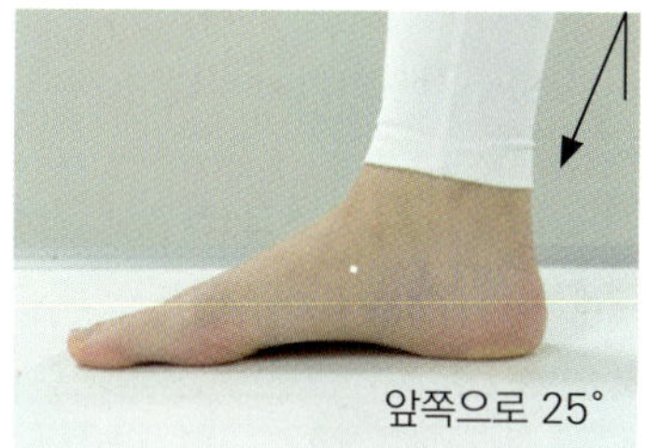

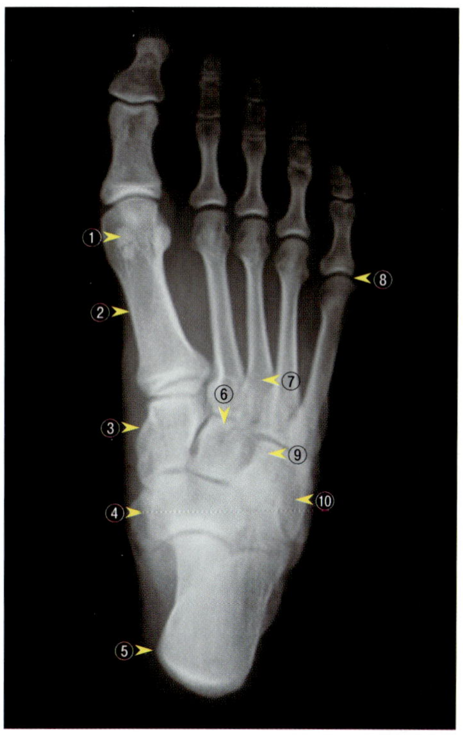

① Sesamoid (종자뼈)

② Metatarsal bone (발허리뼈)

③ Medial cuneiform (첫번째 쐐기뼈)

④ Navicular (발배뼈)

⑤ Calcaneus (발꿈치뼈)

⑥ Intermediate cuneiform (두번째 쐐기뼈)

⑦ 3rd metatarsal base (제3 발허리뼈바닥)

⑧ Metatarsophalangeal joint (발허리발가락관절)

⑨ Lateral cuneiform (세번째 쐐기뼈)

⑩ Cuboid (입방뼈)

MEMO

7. 종자뼈 측축방향 촬영 Sesamoid lateroaxial projection Caustone법

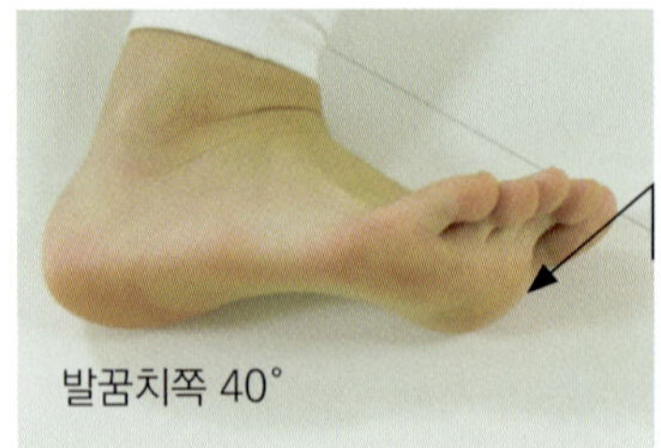

목 적	• 종자뼈의 골절 확인
자 세	• 검사 측 무릎을 굽히고 발 안쪽면을 아래로 한 측면 자세 • 발바닥·첫째 발허리발가락관절(1st MP-joint)이 IR과 수직 • IR 중심 : 1st MP Joint
중 심 선	• **1st MP Joint를 향해 발뒤꿈치 쪽으로 40° 입사**
영상평가	• 2개의 종자뼈가 분리되어 관찰

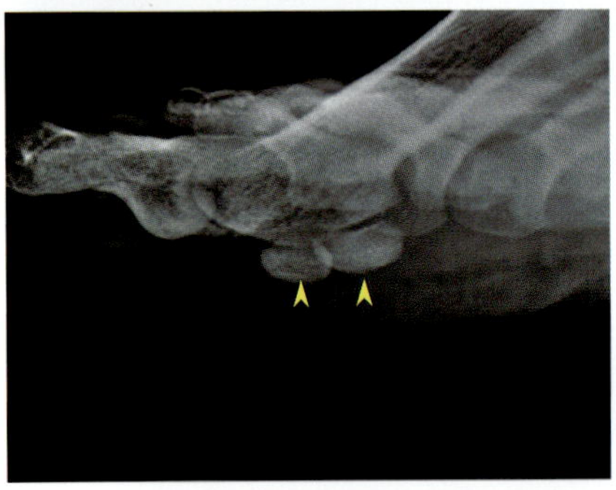
Caustone법

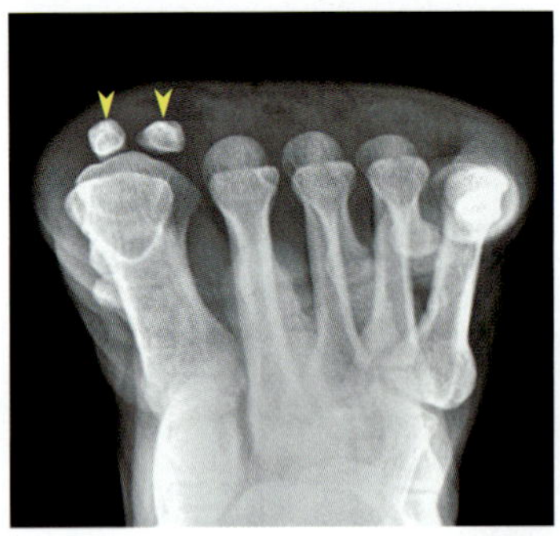
Holly법

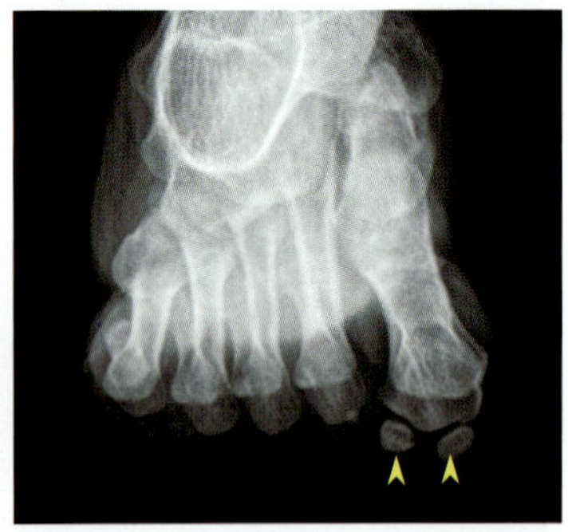
Lewis법

8. 종자뼈 접선방향 촬영 Sesamoid tangential projection Holly법, Lewis법

목 적	• 종자뼈의 골절 확인
자 세	• **Holly법 : Supine 자세** ‣ 발가락을 끈으로 잡아당겨 발등 굽힘 자세 ‣ **발바닥이 IR면에 대해 75°** ‣ IR 중심 : 첫째 발허리뼈 머리 • **Lewis법 : Prone 자세** ‣ 발가락을 발등 굽힘 자세 ‣ IR 중심 : 첫째 발허리뼈 머리 ‣ **발바닥이 IR면에 대해 75°**
중 심 선	• **첫째 발허리뼈 머리**를 향해 IR면에 대해 수직 입사
영상평가	• **2개의 종자뼈가 첫째 발허리뼈머리와 분리되어 관찰** • **Holly법 : 상의 확대로 선예도 저하(Lewis법과 비교)**

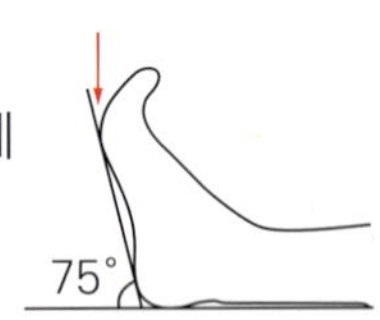

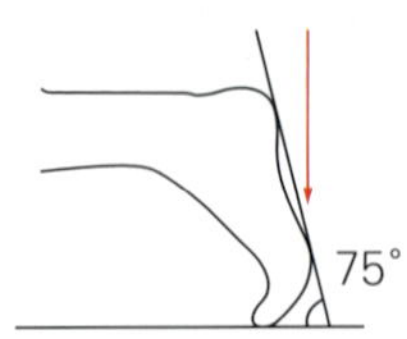

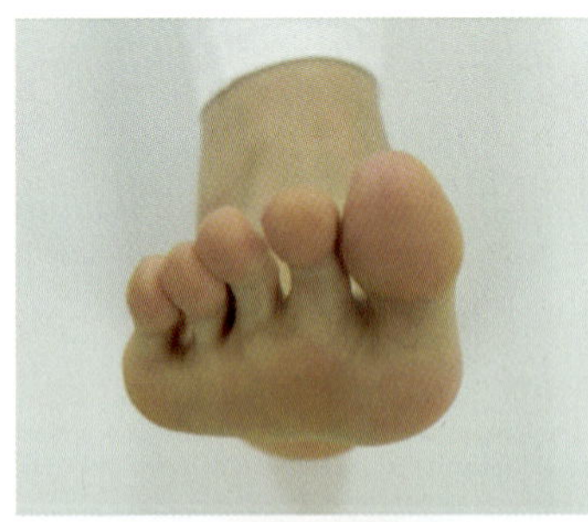

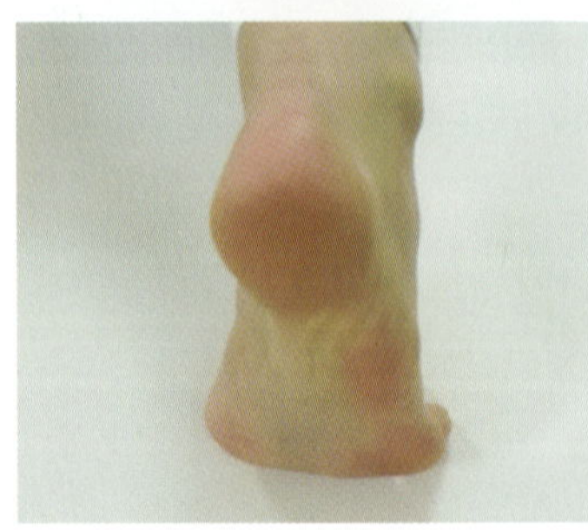

9. 발꿈치뼈 후전축방향 촬영 Calcaneus plantodorsal axial projection

목 적	• **발꿈치 골절 및 변위, 목말발꿈치뼈관절의 변형**
자 세	• 바로 누운 자세 또는 앉은 자세 • 검사 측 다리를 펴고 발은 발등 굽힘 자세 • 발바닥과 둘째 발가락이 IR면에 수직(붕대나 끈을 이용)
중 심 선	• **가쪽복사 아래 끝의 높이로 발바닥 중앙을 향해 머리 40° 입사 (후전축방향 : 발바닥 → 발등)**
영상평가	• 발꿈치뼈의 뼈 밀도가 선명하게 관찰 • **발꿈치뼈의 세로골절 관찰이 용이** • **목말받침돌기가 반측면상으로 관찰** • **목말발꿈치관절, 발꿈치뼈융기, 도르래돌기, 안쪽 · 가쪽 돌기가 잘 관찰**

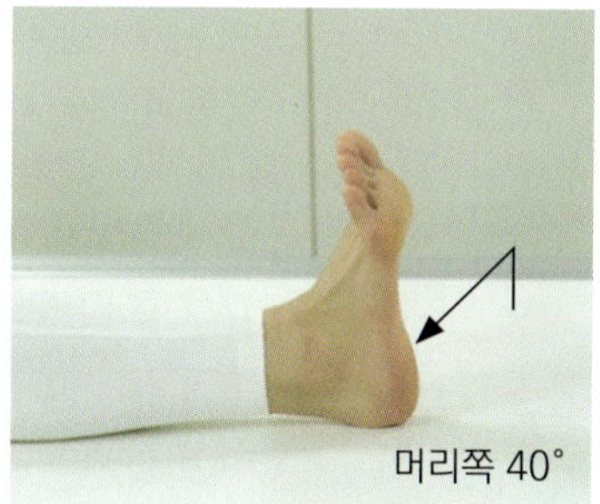

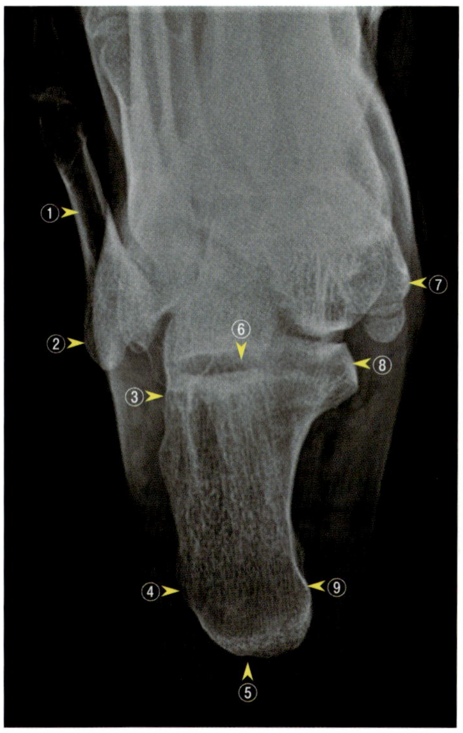

① 5th metatarsal bone (발허리뼈)

② Lateral malleolus (가쪽복사)

③ Trochlear process (도르래돌기)

④ Lateral process (가쪽돌기)

⑤ Tuberosity (발꿈치뼈융기)

⑥ Subtalar joint (목말밑관절)

⑦ Medial malleolus (안쪽복사)

⑧ Sustentaculum process (목말받침돌기)

⑨ Medial process(tali) (안쪽돌기)

MEMO

10. 목말밑관절 상하사방향 촬영
Subtalar joint superoinferior oblique projection

목 적	• **앞쪽과 뒤쪽 목말발꿈치뼈관절의 변형성 질환 진단**
자 세	• 검사 측을 아래로 하고 옆으로 누운 자세 • 검사 측 다리는 펴고 측면 자세에서 약간 앞으로 기울임 • IR 중심 : 발목관절에서 2.5~4cm 먼쪽 • IR 면과 종아리의 장축이 평행 • **바른 측면 자세에서 발꿈치를 4cm 들어 올려 발허리뼈가 앞쪽으로 경사진 자세**
중 심 선	• **발목관절을 향해 앞쪽으로 5˚, 발쪽으로 23˚ 입사**
영상평가	• **목말밑관절이 열리고 발목뼈굴이 넓게 관찰** • 가쪽복사뼈의 선명도가 높은 적정 노출 조건

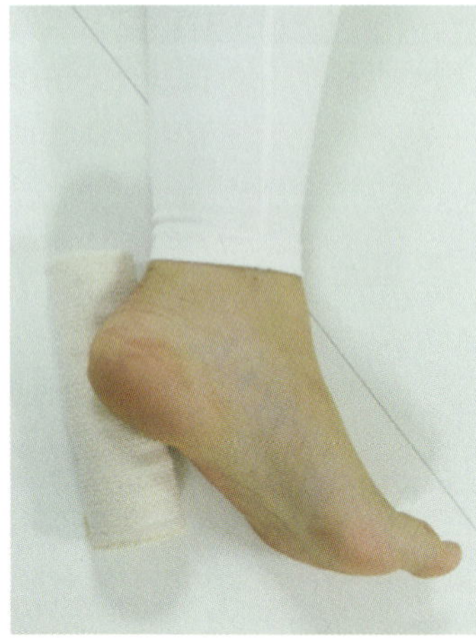

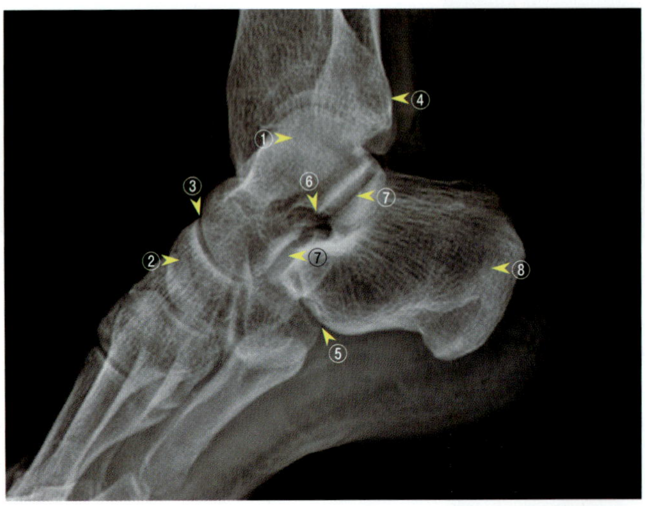

① Talus (목말뼈)	⑤ Calcaneocuboidal joint (발꿈치입방관절)
② Navicular (발배뼈)	⑥ Sinus tarsi (발목뼈굴)
③ Talonavicular joint (목말발배관절)	⑦ Subtalar joint (목말밑관절)
④ Lateral process (가쪽돌기)	⑧ Calcaneus (발꿈치뼈)

MEMO

11. 목말밑관절 전후축사방향 촬영
Subtalar joint AP axial oblique projection Broden법

목 적	• **목말밑관절의 분쇄골절** 시 관절의 관련 여부, **발꿈치뼈뒤쪽 관절면의 변형성 질환** 등의 병변 관찰
자 세	• 바로 누운 자세 • **Ankle medial oblique 자세** (발목관절을 발등 쪽으로 90° 굽히고 안쪽으로 45° 기울임)
중심선	• 제5 발허리뼈 바닥과 가쪽복사의 가장 돌출한 지점을 연결한 중간지점(가쪽복사 아래 2~3cm 지점)을 향해 • **머리쪽으로 10° · 20° · 30° · 40° 입사**
영상평가	• **목말밑관절 = 목말종아리관절(Taloclcaneal joint)이 열려서 관찰** - **10° : 목말밑관절면의 뒷부분 잘 관찰** - 20~30° : 목말받침돌기와 목말뼈 사이 관절 관찰 - **40° : 목말밑관절면의 앞부분 잘 관찰**

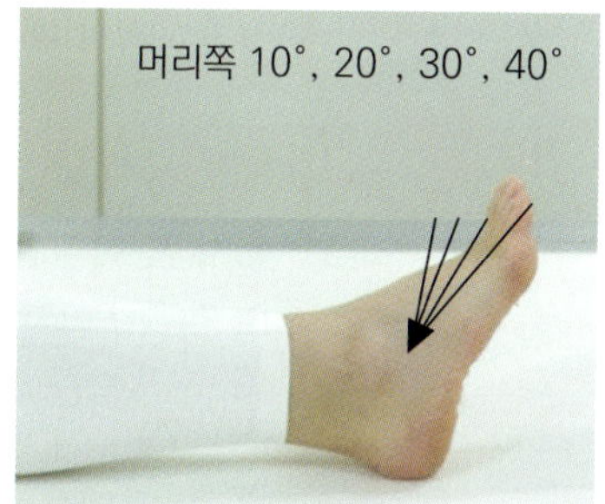

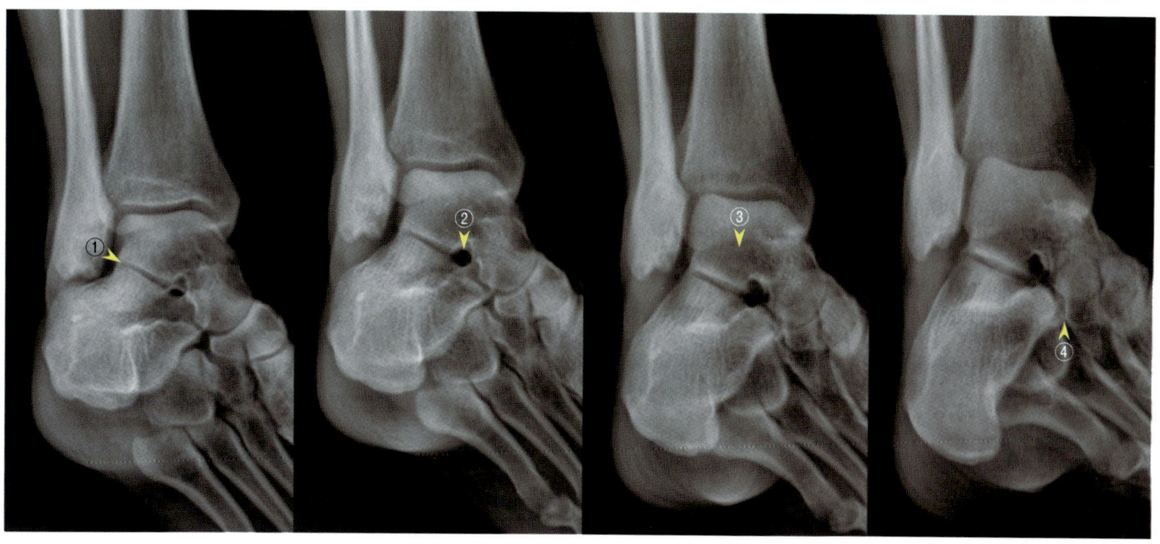

10° 20° 30° 40°

① Posterior subtalar joint (뒤목말밑관절)	③ Talus (목말뼈)
② Sinus tarsi (발목뼈굴)	④ Anterior subtalar joint (앞목말밑관절)

MEMO

2. 발목관절(Ankle joint)

1. 발목관절 전후방향 촬영 Ankle joint AP projection

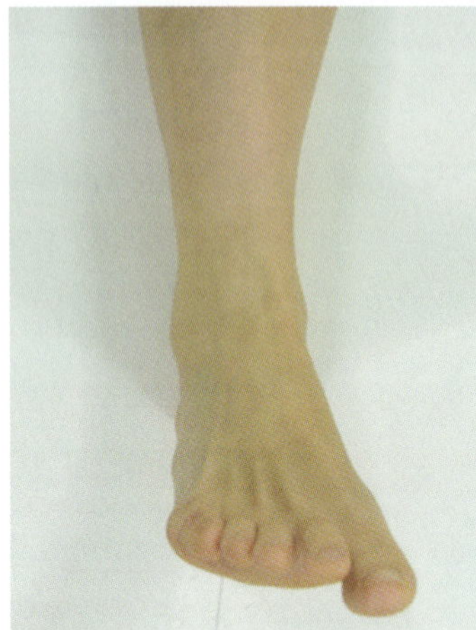

목 적	• 발목관절의 골절, 변형성 질환 등의 유무 관찰
자 세	• 누운 자세 또는 앉은 자세 • 검사 측 다리를 펴고 발등 굽힘 자세 • IR 중심 : 발목관절 중앙 • 발바닥·둘째 발가락과 발꿈치의 중앙을 연결한 선이 IR면에 수직
중 심 선	• 발목관절의 중앙을 향해 수직 입사
영상평가	• **목말정강관절이 열려서 관찰(ㄱ자 모양)** • **정강-종아리뼈, 목말-종아리뼈는 겹쳐서 관찰** • 안쪽·가쪽 복사가 선명하게 관찰(가쪽복사가 과농도가 되지 않게 촬영)

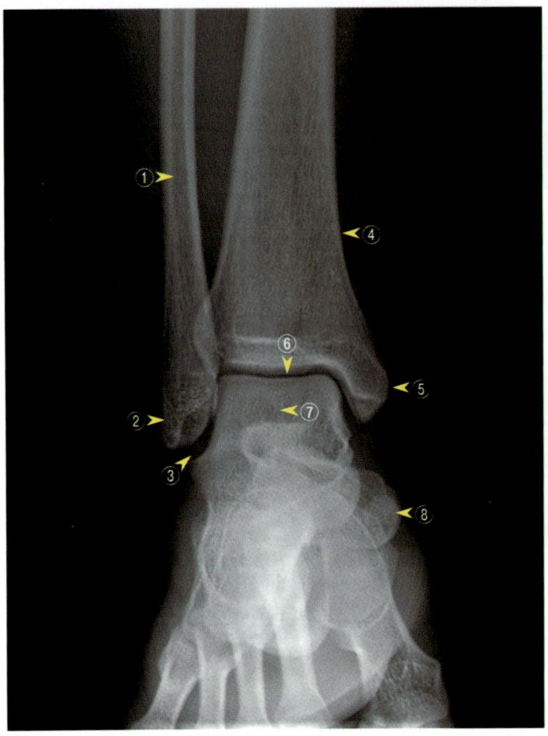

① Fibula (종아리뼈)

② Lateral malleolus (가쪽복사)

③ Talofibular joint (목말종아리관절)

④ Tibia (정강뼈)

⑤ Medial malleolus (안쪽복사)

⑥ Talotibial joint (목말정강관절)

⑦ Talus (목말뼈)

⑧ Calcaneus (발꿈치뼈)

MEMO

2. 발목관절 내외측방향 촬영 Ankle joint mediolateral projection

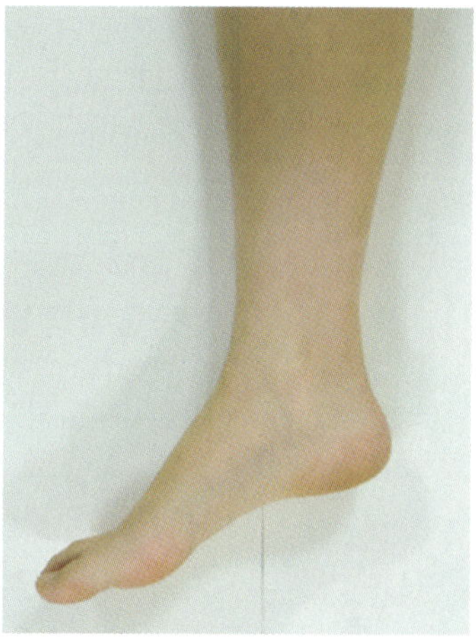

목 적	• 발목관절의 골절, 변형성 질환 등의 유무 관찰
자 세	• 바로 누운 자세 또는 앉은 자세 • 검사 측 엉덩관절, 무릎관절을 가볍게 구부려 가쪽복사면을 아래로 향함 • IR면과 다리의 장축이 평행 • IR 중심 : 발목관절 중앙 • 발등을 굽혀 바른 측면 자세
중 심 선	• 발목관절의 중앙을 향해 수직 입사
영상평가	• **목말정강관절이 열려서 관찰** • **종아리뼈가 먼쪽 정강뼈 위에 중복되어(겹침) 관찰**

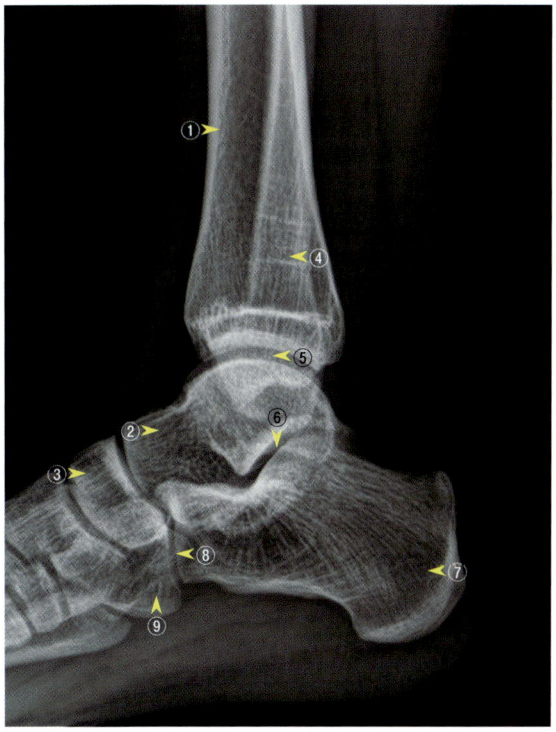

① Tibia (정강뼈)

② Talus (목말뼈)

③ Navicular (발배뼈)

④ Fibula (종아리뼈)

⑤ Talotibial joint (목말정강관절)

⑥ Talocalcaneal joint (목말발꿈치관절)

⑦ Calcaneus (발꿈치뼈)

⑧ Calcaneocuboid joint (발꿈치입방관절)

⑨ Cuboid (입방뼈)

MEMO

3. 발목관절 전후내측사방향 촬영 Ankle joint AP medial oblique projection

목 적	• 발목관절의 골절, 변형성 질환 등의 유무 관찰
자 세	• 바로 누운 자세 또는 앉은 자세 • 검사 측 다리를 펴고 IR면과 다리의 장축이 평행 • IR 중심 : 발목관절 중앙 **• 발등을 굽혀 발바닥이 수직 되게 한 후 45˚ 안쪽으로 돌림**
중 심 선	• 안쪽·가쪽 복사뼈의 중앙을 향해 수직 입사
영상평가	**• 목말종아리관절이 열려서 관찰** **• 가쪽복사가 잘 관찰** • 정강뼈, 종아리뼈 먼쪽부, 발허리뼈 몸쪽부가 영상에 포함

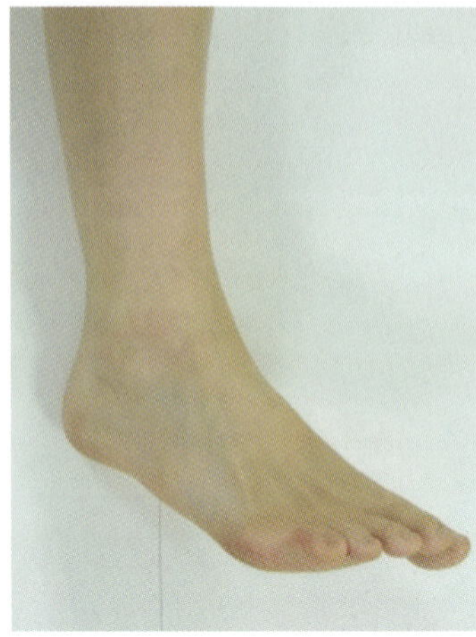

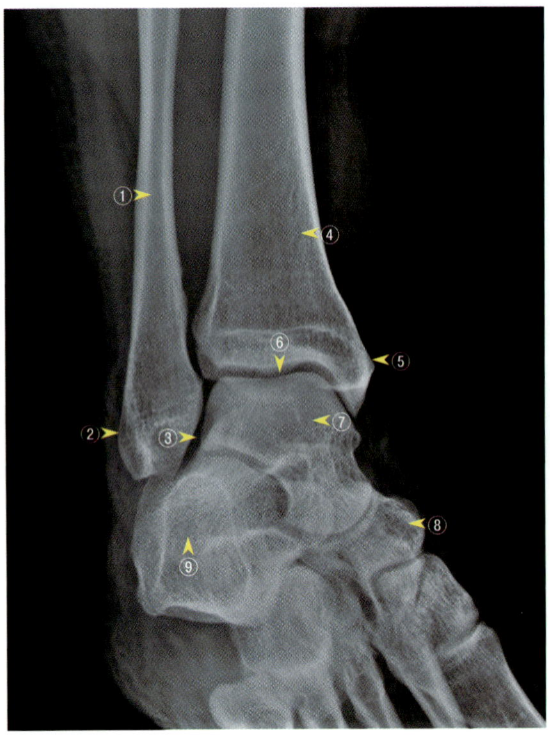

① Fibula (종아리뼈)

② Lateral malleolus (가쪽복사)

③ Talofibular joint (목말종아리관절)

④ Tibia (정강뼈)

⑤ Medial malleolus (안쪽복사)

⑥ Talotibial joint (목말정강관절)

⑦ Talus (목말뼈)

⑧ Navicular (발배뼈)

⑨ Calcaneus (발꿈치뼈)

MEMO

4. 발목관절 내외측방향 촬영 Ankle joint AP lateral oblque projection

목 적	• 발목관절의 골절, 변형성 질환 등의 유무 관찰
자 세	• 바로 누운 자세 또는 앉은 자세 • 검사 측 다리를 펴고 IR면과 다리의 장축이 평행 • IR 중심 : 발목관절 중앙 • **발등을 굽혀 발바닥이 수직 되게 한 후 45° 가쪽으로 돌림**
중 심 선	• 안쪽·가쪽 복사뼈의 중앙을 향해 수직 입사
영상평가	• 정강뼈 앞쪽에서 종아리뼈가 겹쳐서 관찰 • 목말발꿈치관절이 관찰되고 골절 진단에 유용

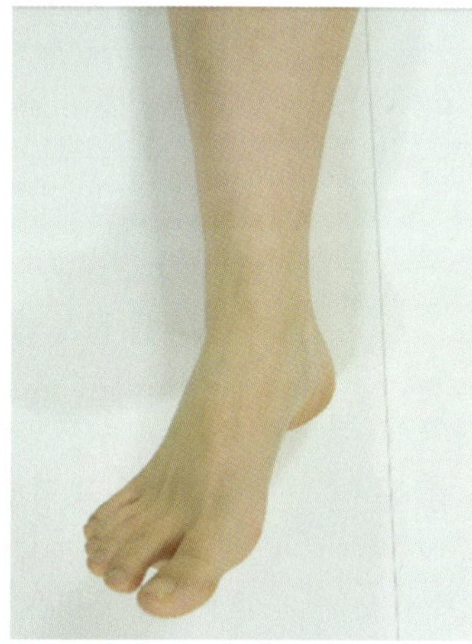

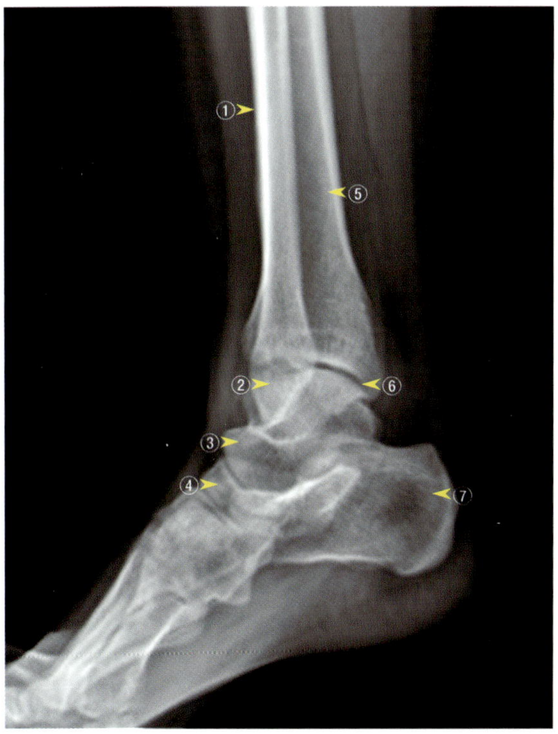

① Fibula (종아리뼈)

② Lateral malleolus (가쪽복사)

③ Talus (목말뼈)

④ Navicular (발배뼈)

⑤ Tibia (정강뼈)

⑥ Talotibial joint (목말정강관절)

⑦ Calcaneus (발꿈치뼈)

MEMO

5. 발목관절 전후내측사방향 촬영
Ankle joint AP medial oblique projection Mortis법

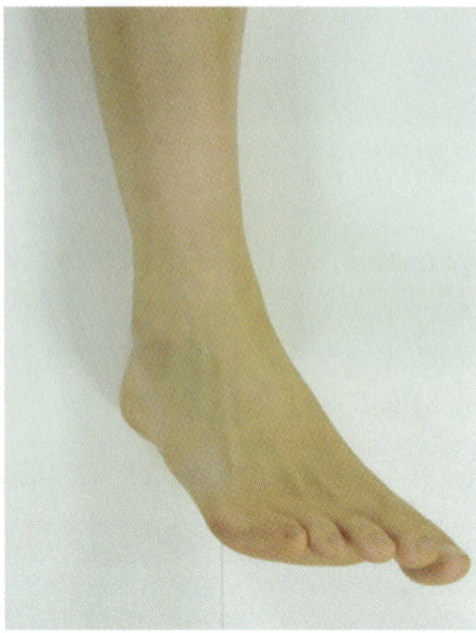

목 적	• 발목관절의 외상, 염좌, 탈구가 의심되는 병변 유무 관찰
자 세	• 검사 측 다리를 펴고 IR면과 다리의 장축이 평행 • IR 중심 : 발목관절 • **발등을 굽혀 발바닥이 수직 되게 한 후 안쪽으로 15~20° 돌림 (안쪽번짐, Inversion)**
중 심 선	• 안쪽·가쪽 복사뼈의 중앙을 향해 수직 입사
영상평가	• Mortise line : **목말정강관절 · 목말종아리관절 · 정강종아리관절이 열려서 관찰** • 목말발꿈치 사이 유합증의 뼈가시 등이 선명하게 관찰

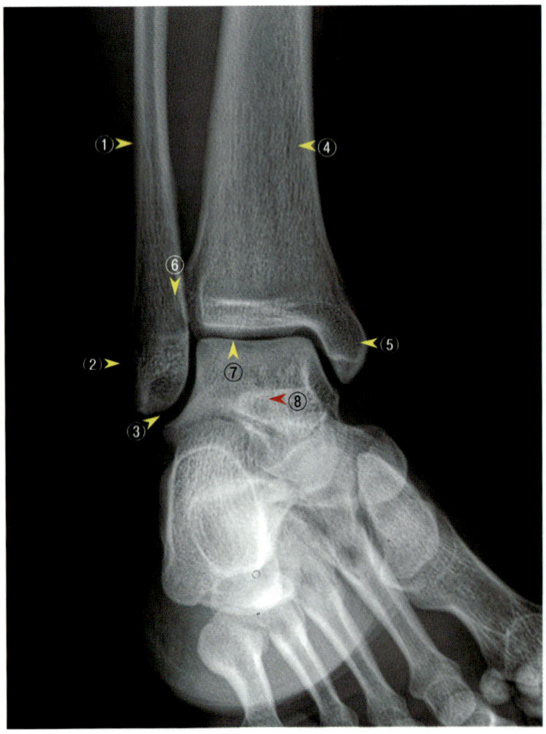

① Fibula (종아리뼈)

② Lateral malleolus (가쪽복사)

③ Talofibular joint (목말종아리관절)

④ Tibia (정강뼈)

⑤ Medial malleolus (안쪽복사)

⑥ Tibiofibular joint (정강종아리관절)

⑦ Talotibial joint (목말정강관절)

⑧ Talus (목말뼈)

MEMO

6. 발목관절 전후방향 스트레스 촬영
Ankle joint AP stress projection — Valgus · Varus

목 적

- 발목관절의 인대파열, 단절, 분리 관찰

자 세

- 바로 누운 자세
- 검사 측 다리를 펴고 IR면과 다리의 장축이 평행
- IR 중심 : 발목관절 중앙
- 발등 굽힘 하여 발바닥이 수직 되는 바른 전후방향 자세
  - **Valgus : 검사 측 다리와 발을 잡고 가쪽번짐(Eversion)**
  - **Varus : 검사 측 다리와 발을 잡고 안쪽번짐(Inversion)**

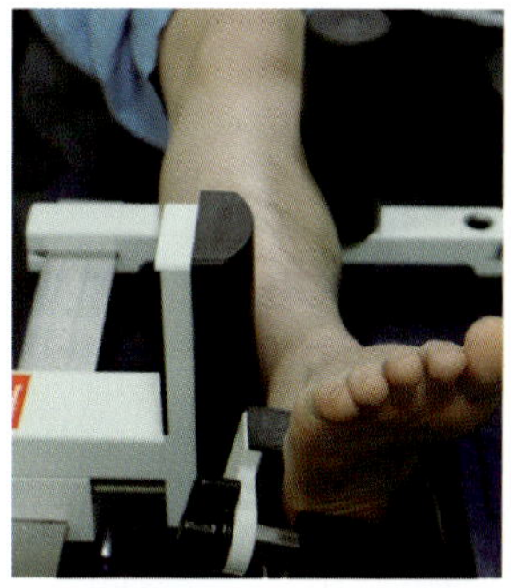

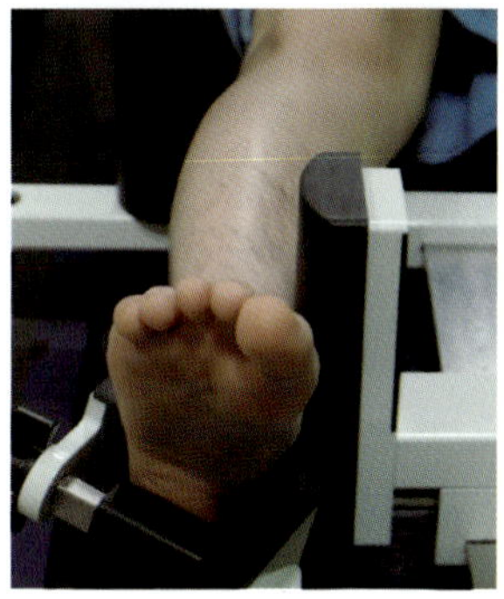

중 심 선

- 안쪽·가쪽 복사뼈의 중앙을 향해 수직 입사

영상평가

- 먼쪽 정강뼈·종아리뼈와 몸쪽 발허리뼈를 포함하여 **양측 촬영 후 비교**
- 스트레스 가하는 행동이 영상에 포함
- 움직임에 의한 불선예도가 발생되지 않도록 촬영
  - **Valgus : 안쪽인대 손상 진단**
  - **Varus : 가쪽인대(목말종아리인대, 발꿈치종아리인대) 손상 진단**
- **TTA(Talotibial angle)** : 5° 이하(정상), 5~15°(목말정강인대 손상)
- **Telometer 사용** : 15° 이상(발꿈치종아리인대 손상)
  - **안정된 환자 자세와 움직임에 의한 불선예도 방지**
  - **방사선사 피폭 방지**
  - **동일한 스트레스 압력(15pound)을 가해 정확한 검사 가능**

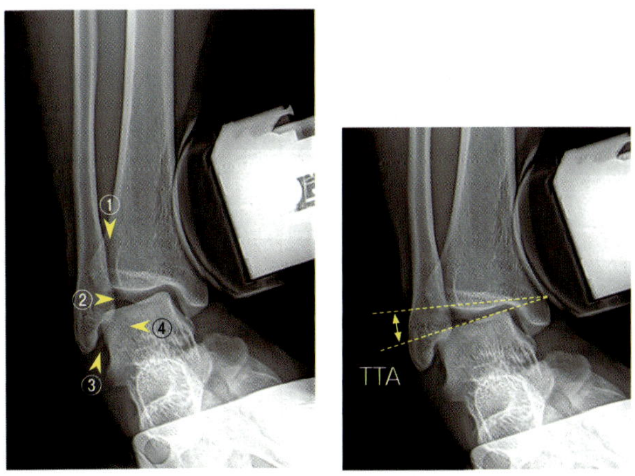

Varus

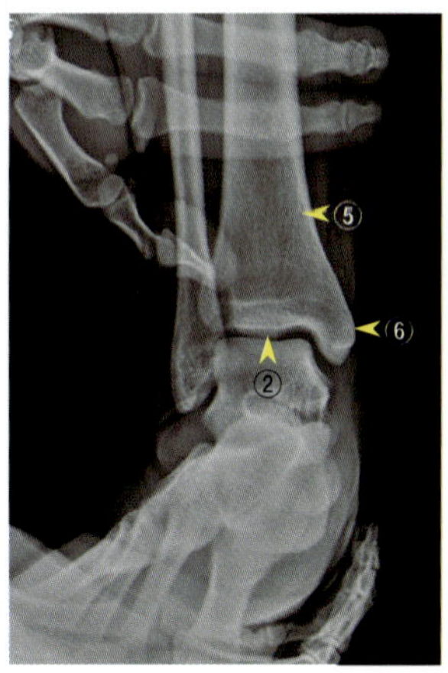

Valgus

① Tibiofibular joint (정강종아리관절)	④ Talus (목말뼈)
② Talotibial joint (목말정강관절)	⑤ Tibia (정강뼈)
③ Talofibular joint (목말종아리관절)	⑥ Medial malleolus (안쪽복사)

7. 발목관절 측방향 스트레스 촬영
Ankle joint lateral stress projection — Anterior draw

목 적

- 발목관절의 인대파열, 단절, 분리 관찰

자 세

- 검사 측을 아래로 옆으로 누운 자세
- 검사 측 엉덩관절, 무릎관절을 가볍게 굽히고 가쪽복사면을 아래로 한 바른 측면 자세
- IR 중심 : 발목관절 중앙
- 한 손으로 먼쪽 다리뼈의 앞쪽을 잡고 반대 손은 발꿈치를 잡아 앞쪽으로 stress를 가함과 동시에 검사

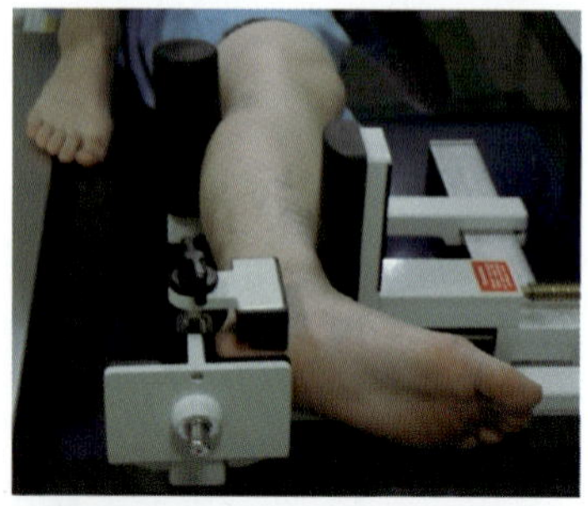

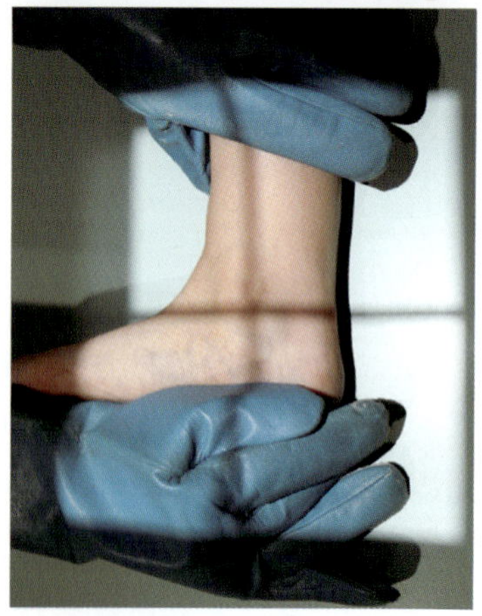

중 심 선

- 발목관절의 중앙을 향해 수직 입사

영상평가

- Stress 촬영에서 인대파열 시 파열정도에 따라 변형된 관절공간이 관찰
- 움직임에 의한 불선예도가 발생되지 않도록 촬영
- **관찰 인대** : ① **앞목말종아리인대**
  ② 종아리발꿈치인대
  ③ 뒤목말종아리인대 손상 관찰
- **TTA(Talotibial angle) 측정**
- Telometer 사용

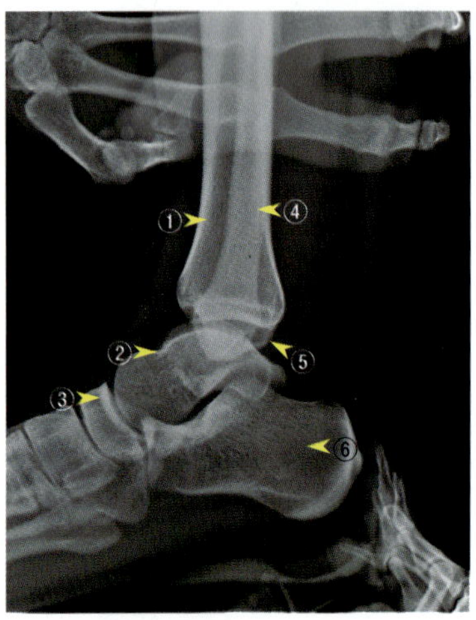

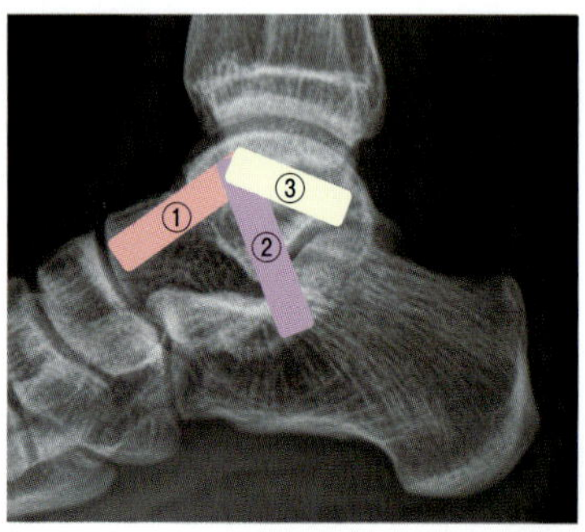

Anterior talofibular ligament(①)
Fibulocalcaneal ligament(②)
Posterior talofibular ligament(③)

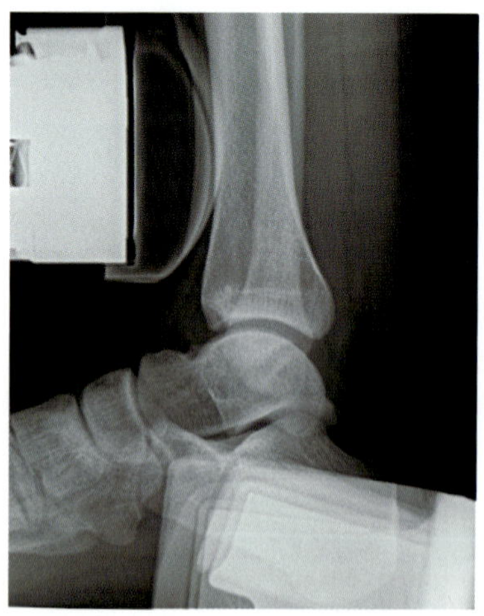

① Tibia (정강뼈)	④ Fibula (종아리뼈)
② Talus (목말뼈)	⑤ Talotibial joint (목말정강관절)
③ Navicular (발배뼈)	⑥ Calcaneus (발꿈치뼈)

3. 무릎관절(Knee joint)

1. 무릎관절 전후방향 촬영 Knee joint AP projection

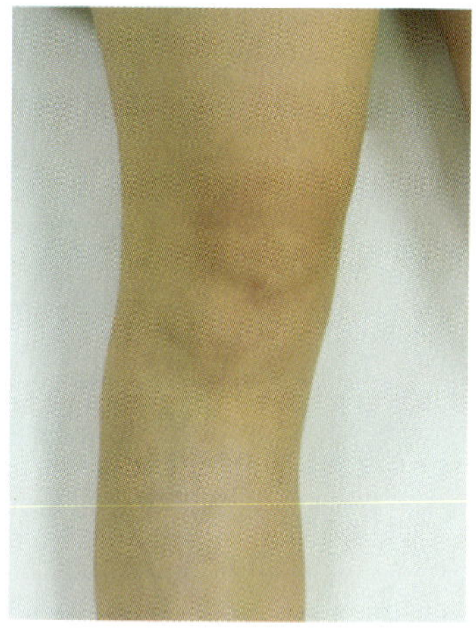

목 적	• 무릎관절의 변형성 질환, 골절, 종양 등의 병변 유무 관찰
자 세	• 앉은 자세 또는 바로 누운 자세 • **IR 중심 : 무릎뼈 꼭지 아래 1 cm 지점** • IR면과 다리의 장축이 평행한 바른 전후 자세
중 심 선	• **무릎뼈 꼭지 1 cm 아래지점을 향해 입사** – **머리쪽 5~7° 입사 : 무릎관절 공간 관찰** – 수직 입사 : 넙다리뼈 · 정강뼈 · 종아리뼈 관찰
영상평가	• **무릎관절사이가 분리 관찰** • **무릎뼈는 넙다리뼈의 중앙에 위치** • **넙다리뼈 · 정강뼈 · 종아리뼈 등의 뼈 밀도가 선명하게 관찰** • **안쪽 · 가쪽 관절공간이 대칭적으로 관찰**

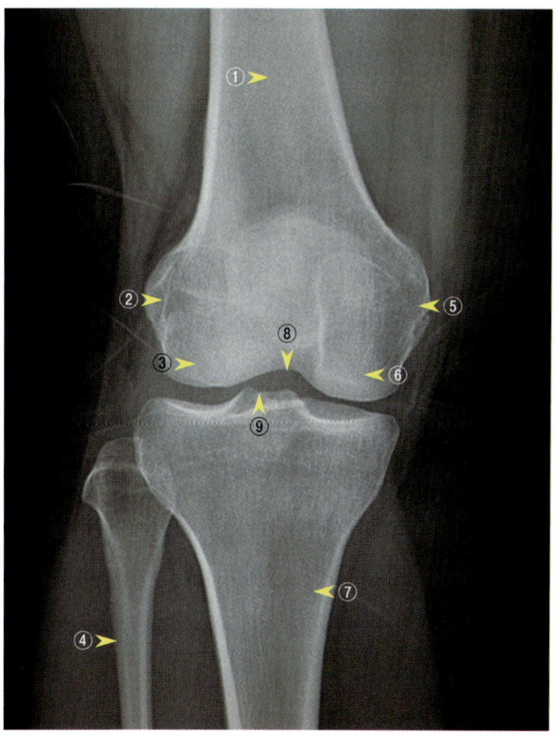

① Femur (넙다리뼈)

② Lateral epicondyle (가쪽위관절융기)

③ Lateral condyle (가쪽관절융기)

④ Fibular (종아리뼈)

⑤ Medial epicondyle (안쪽위관절융기)

⑥ Medial condyle (안쪽관절융기)

⑦ Tibial (정강뼈)

⑧ Intercondylar fossa (융기사이오목, 과간와)

⑨ Intercondylar eminence (융기사이융기)

MEMO

2. 무릎관절 선자세 체중부하 양쪽전후방향 촬영
Knee joint standing weight bearing bilateral AP projection

목 적	• 선 자세에서 양쪽 무릎관절의 관절공간, 반달연골 소실, 퇴행성 관절염, 기형(안쪽·가쪽번짐) 관찰
자 세	• 수직 격자 장치 앞에 전후방향 선 자세 • 무릎을 편 상태에서 IR면에 양 무릎관절 뒷면을 붙임 • IR 중심 : 양 무릎관절 사이 중앙 • 양발에 체중을 균등 안배
중심선	• 양쪽 무릎관절 사이 중앙을 향해 IR면에 대해 수평 입사
영상평가	• 관절염 환자 : 누운 자세 촬영에서 정상적인 관절 공간, 선 자세 촬영에서는 무릎관절 사이가 좁아져 관찰

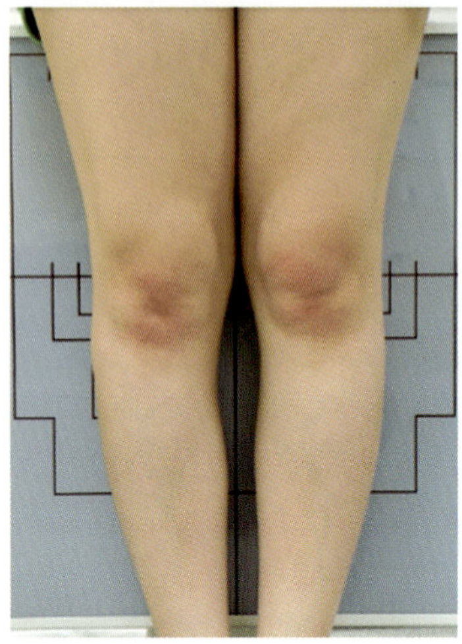

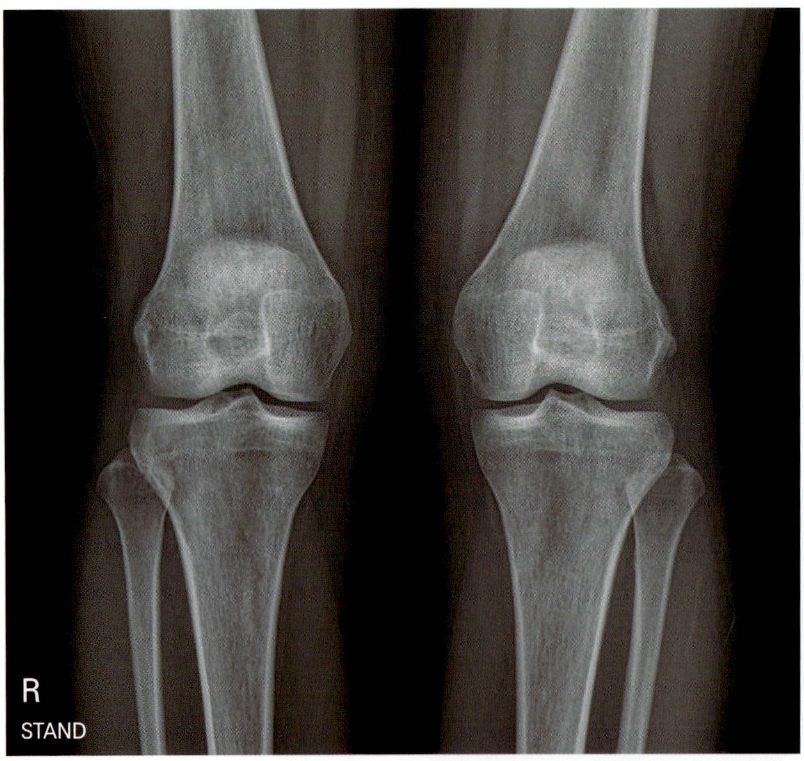

MEMO

3. 무릎관절 선자세 체중부하 후전방향 촬영
Knee joint standing weight bearing PA projection Rosenberg법

목 적

- **변형성 관절염에 의한 무릎관절통, 반달연골(Meniscus) 소실, 관절공간, 불안정성 무릎질환 등의 관찰**

자 세

- 수직 격자 장치 앞에 후전방향 선자세
- IR 중심 : 무릎뼈 꼭지 아래 1 cm 지점
- **IR면에 대해 넙다리뼈 축은 25˚, 다리뼈 축은 20˚ 굽힘**
- 불안정한 자세는 지지봉을 잡아 자세 유지

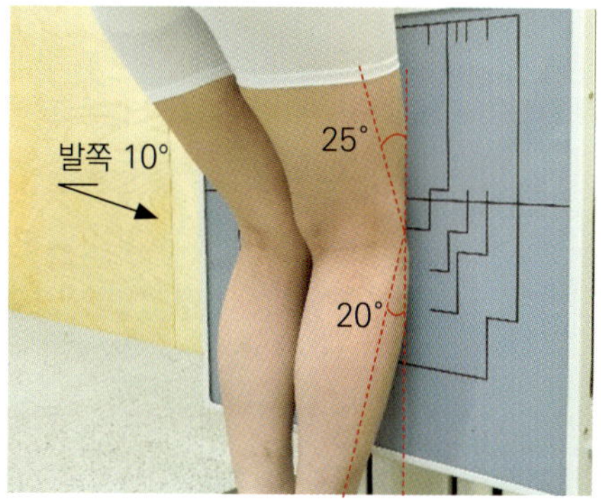

중 심 선

- **양쪽 무릎관절사이 중앙을 향해 IR면에 대해 발쪽으로 10˚ 입사**

영상평가

- 무릎관절이 회전되지 않고 관절공간이 선명하게 관찰
- **한쪽 또는 양쪽을 시행**

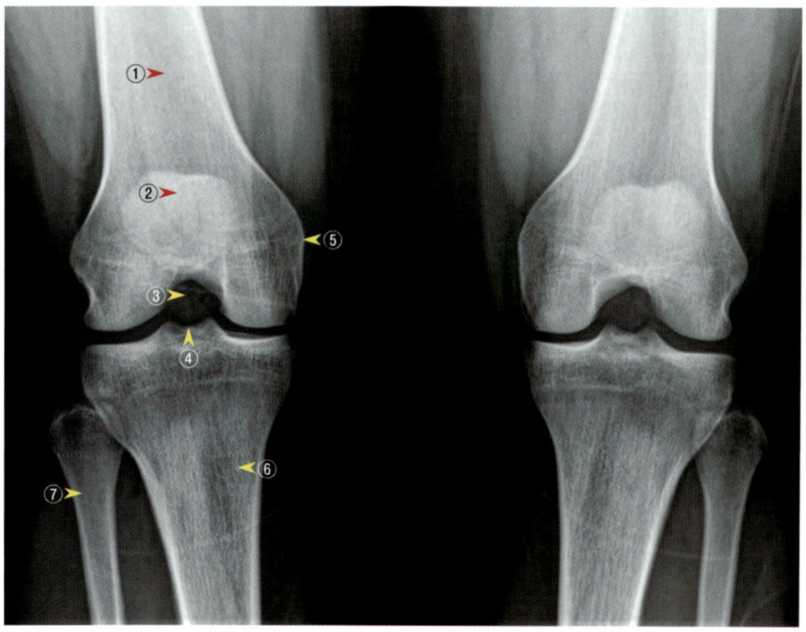

① Femur (넙다리뼈)

② Patella (무릎뼈)

③ Intercondylar fossa (융기사이오목, 과간와)

④ Intercondylar eminence (융기사이융기)

⑤ Medial epicondyle (안쪽위관절융기)

⑥ Tibial (정강뼈)

⑦ Fibular (종아리뼈)

MEMO

4. 무릎관절 측방향 촬영 Knee joint lateral projection

목 적	• 무릎관절의 변형성 질환, 골절, 종양 등의 병변 관찰
자 세	• 검사 측을 아래로 하고 옆으로 누운 자세 • 무릎관절의 바른 측면 자세, 넙다리가 IR면 장축에 평행 • IR 중심 : 무릎관절 중앙 • **무릎을 20~30° 굽히고 무릎 안쪽과 가쪽이 IR면에 수직 (무릎뼈 골절 의심 : 10° 이내로 굽힘)**
중 심 선	• 무릎관절 중앙을 향해 IR면에 대해 **머리쪽으로 5~7° 입사**
영상평가	• **넙다리 안쪽·가쪽 관절융기가 겹쳐 관찰** • **넙다리뼈와 정강뼈의 관절 사이가시 골밀도가 선명하게 관찰** • **무릎뼈의 측면상·넙다리무릎뼈 관절이 열려서 관찰** • **20~30° 굴곡 이유 : 관절 주위의 근육 이완시켜 관절 안을 넓게 관찰 (정강뼈 먼쪽을 고정용구를 이용하여 8° 정도 들어 올린 후 수직 입사 가능)**

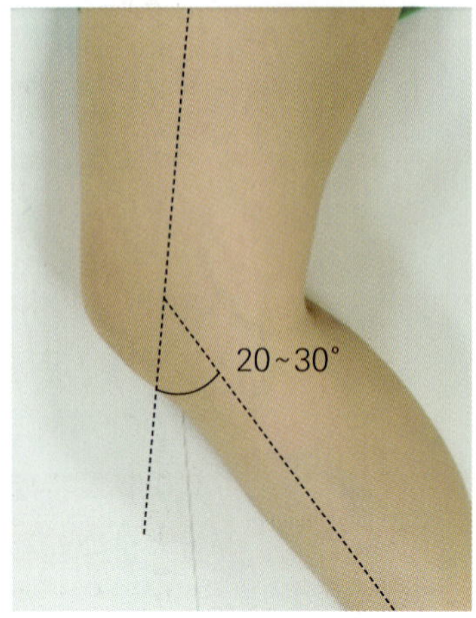

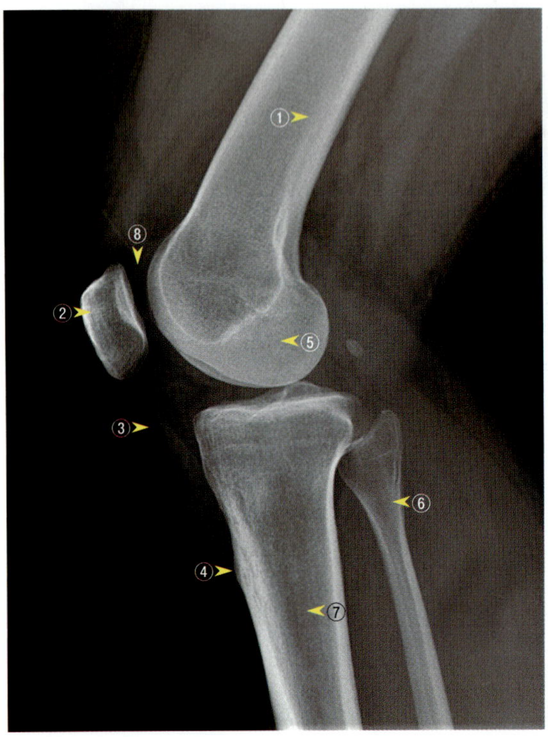

① Femur (넙다리뼈)

② Patella (무릎뼈)

③ Patella ligament (무릎인대)

④ Tibial tuberosity (정강뼈거친면)

⑤ Lateral/Medial condyle (안·가쪽관절융기)

⑥ Fibular (종아리뼈)

⑦ Tibia (정강뼈)

⑧ Femoropatellar joint (넙다리무릎관절)

MEMO

5. 무릎관절 전후내측·외측사방향 촬영
Knee joint AP medial·lateral oblique projection

목 적	• 무릎관절의 변형성 질환, 골절, 종양 등의 병변 관찰
자 세	• IR 중심 : 무릎관절 중앙 • 다리 장축과 IR면의 장축이 평행 • 내측 사방향 검사 : 무릎관절을 안쪽으로 **45°** 돌림 • 외측 사방향 검사 : 무릎관절을 가쪽으로 **45°** 돌림 • 고정용구 사용, 생식선 차폐, 조사야 제한 필요
중 심 선	• **무릎뼈 꼭지 아래 1 cm 지점**을 향해 IR면에 대해 수직 입사
영상평가	• 무릎관절, 몸쪽 정강뼈와 종아리뼈의 관절이 분리 관찰 • 내측 사방향 촬영 – 넙다리뼈와 정강뼈의 **가쪽 관절융기**가 선명하게 관찰 – 무릎뼈 윤곽이 넙다리뼈 **안쪽**에서 관찰 • 외측 사방향 촬영 – 넙다리뼈와 정강뼈의 **안쪽 관절융기**가 선명하게 관찰 – 무릎뼈 윤곽이 넙다리뼈 **가쪽**에서 관찰

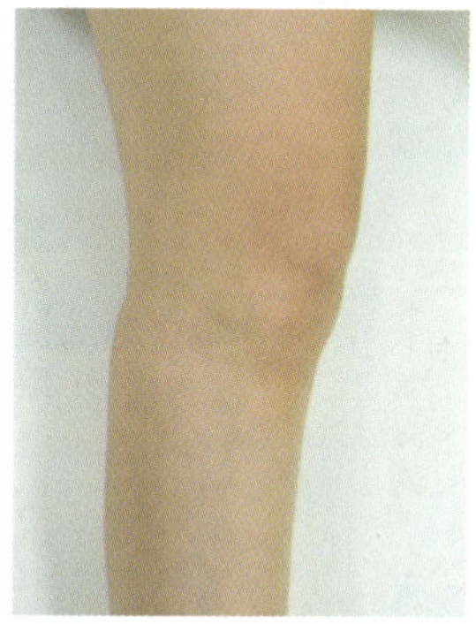

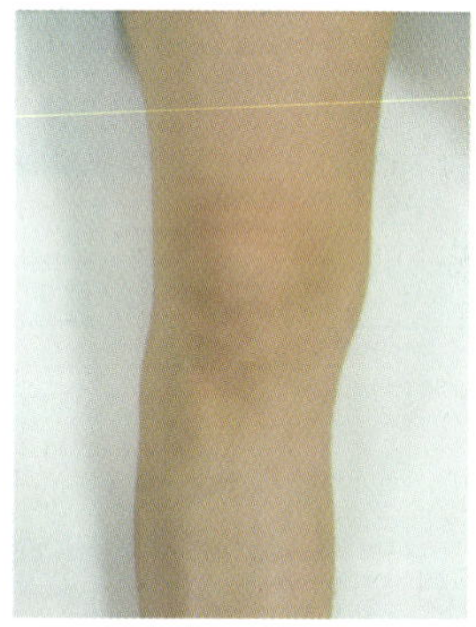

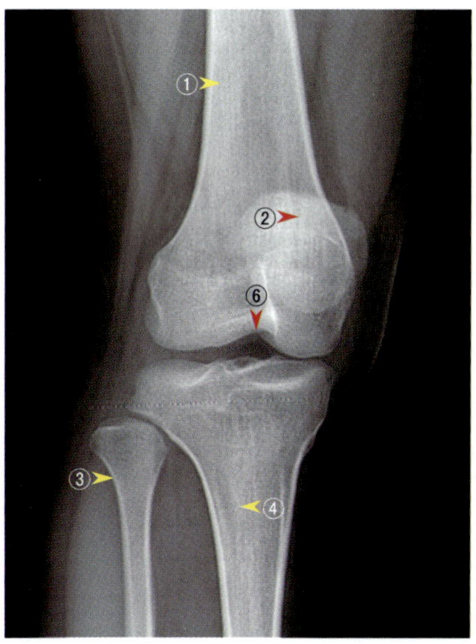

Medial oblique

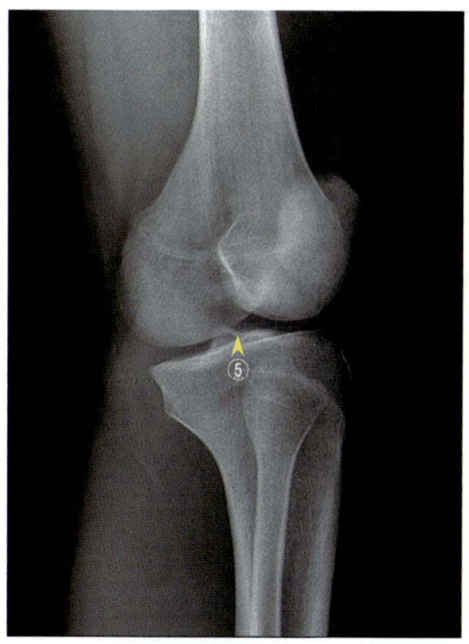

Lateral oblique

① Femur (넙다리뼈)	④ Tibia (정강뼈)
② Patella (무릎뼈)	⑤ Intercondylar eminence (융기사이융기)
③ Fibular (종아리뼈)	⑥ Intercondylar fossa (융기사이오목, 과간와)

6. 무릎관절 전후방향 스트레스촬영
Knee joint AP stress projection　　Valgus · Varus

목 적

- **무릎관절의 인대파열, 단절, 분리 관찰**

자 세

- **Valgus(Eversion, 가쪽번짐, 외반, 벌림, Abduction)**
  - 양다리를 펴고 무릎관절을 IR 중심에 위치, **무릎관절 위 10~15cm 지점의 넙다리를 끈으로 묶어 고정**
  - 양무릎관절 중앙을 IR 중앙에 위치, 양발목을 잡아 가쪽으로 벌림(15pound) 하면서 검사
- **Varus(Inversion, 안쪽번짐, 내반, 모음, Adduction)**
  - 양무릎 사이에 방사선 투과성 고정용구 위치, 무릎관절 위 10~15cm 지점의 넙다리를 끈으로 묶어 고정
  - 양무릎관절 중앙을 IR 중앙에 위치, 양발목을 잡아 안쪽으로 모음(15pound) 하면서 검사

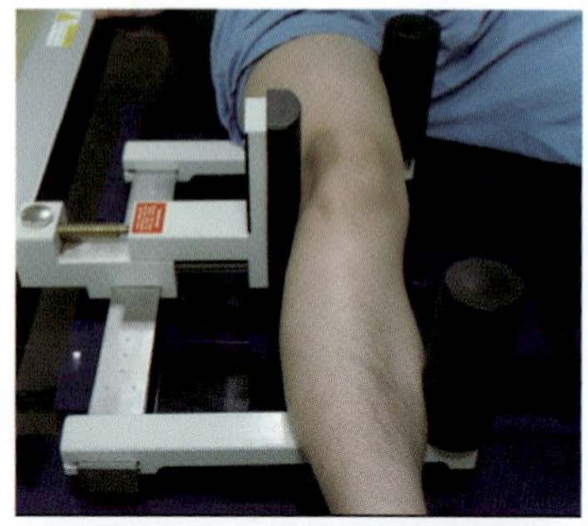

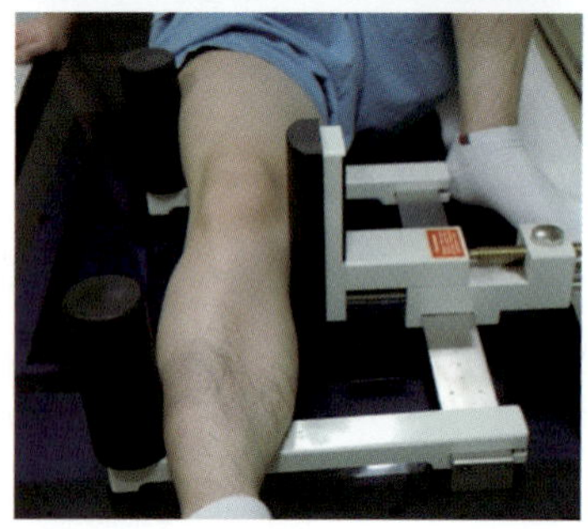

중 심 선

- 무릎관절 사이 중앙을 향해 IR면에 수직 입사

영상평가

- 넙다리뼈 먼쪽 · 정강뼈 몸쪽 · 무릎관절공간 · 안쪽 · 가쪽 관절 공간이 선명하게 관찰
- 스트레스 가하는 행동이 영상에 포함
- 인대파열 정도에 따라 변형된 관절 공간이 관찰
- 움직임에 의한 불선예도가 발생되지 않도록 검사
- Telometer 사용
- **무릎을 20° 정도 굽힌상태에서 검사하면 전 · 후방 십자인대의 영향을 최소화하여 MCL/LCL 관찰 용이**
  - **Valgus : 안쪽 곁(측부)인대(MCL, Medial collateral ligament) 손상 관찰**
  - **Varus : 가쪽 곁(측부)인대(LCL, Lateral collateral ligament) 손상 관찰**

Varus

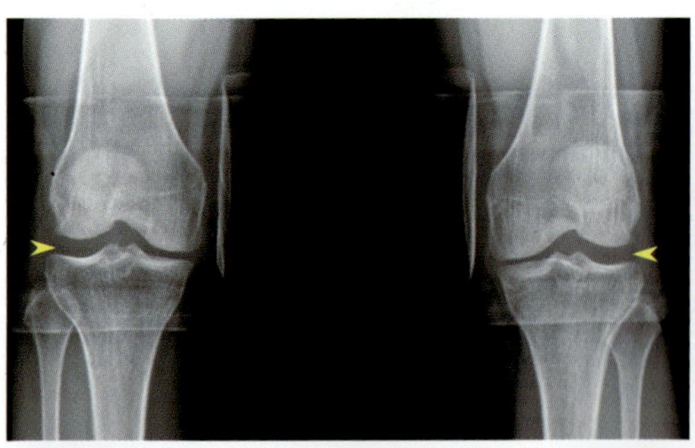

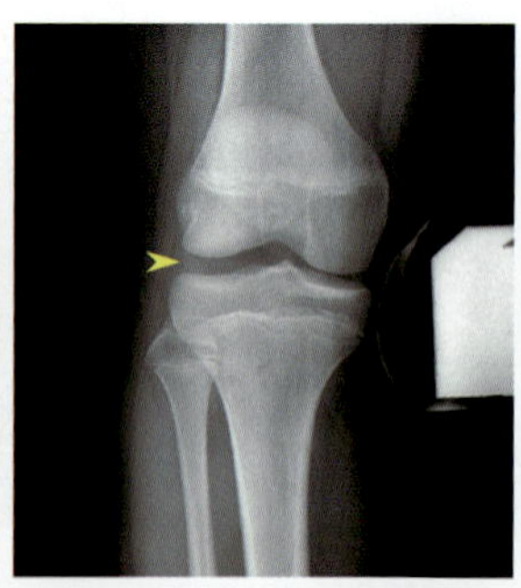

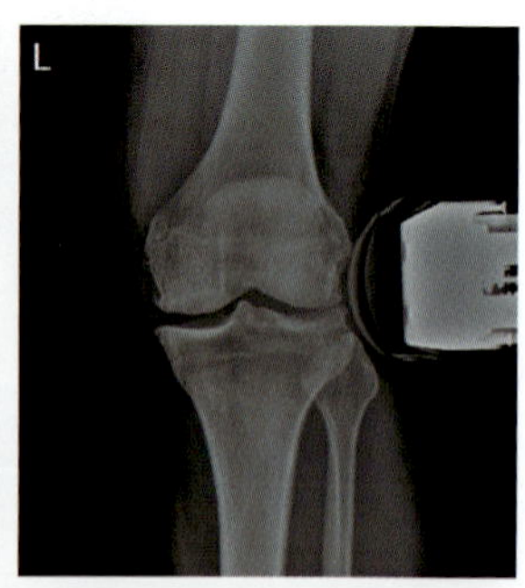

Valgus

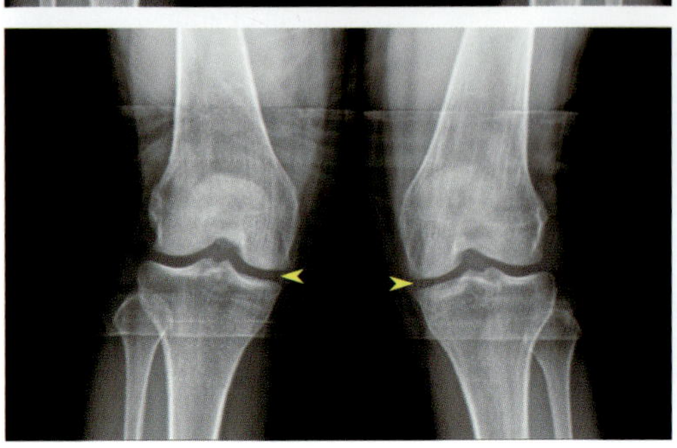

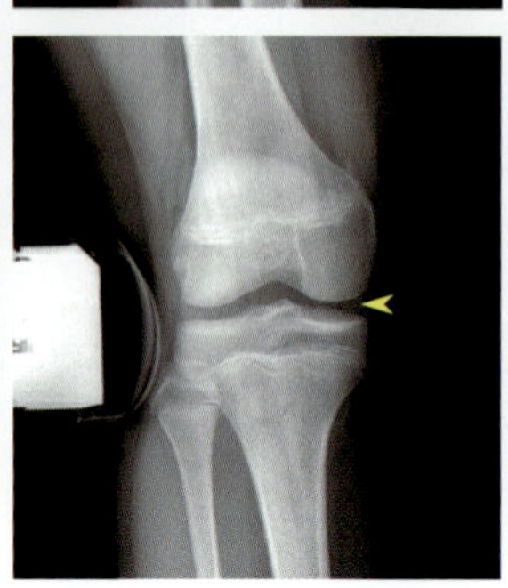

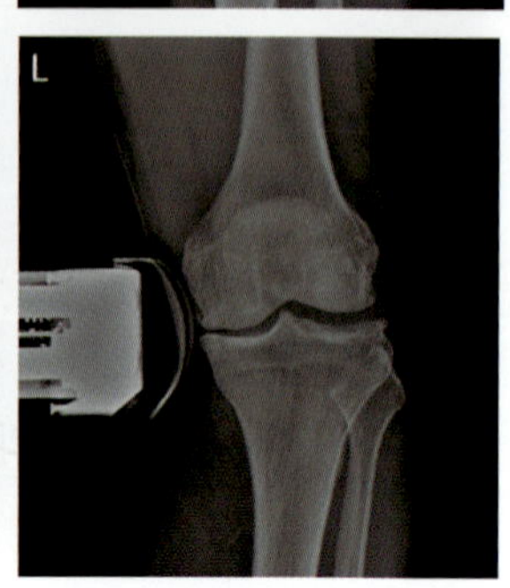

7. 무릎관절 측방향 스트레스촬영
Knee joint lateral stress projection　　Anterior·Posterior draw

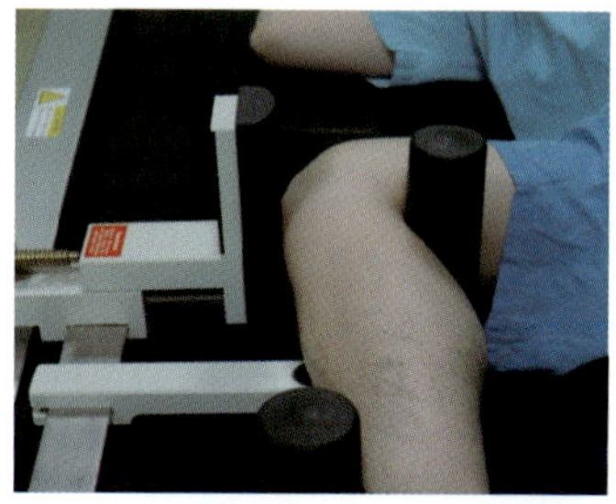

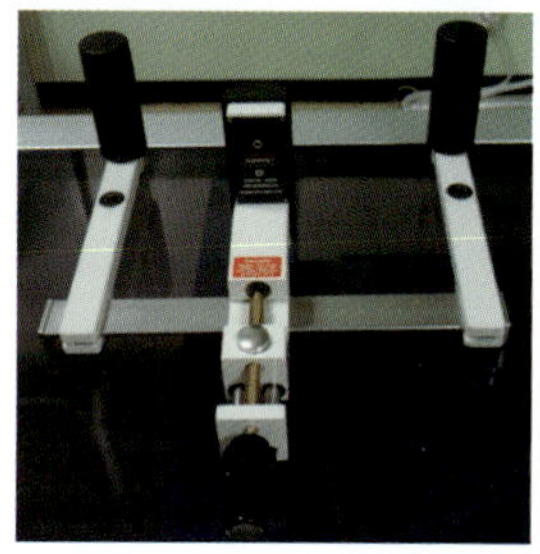

목 적

- **무릎관절의 인대파열, 단절, 분리 관찰**

자 세

- 수직 격자 장치 앞에 검사 측 무릎관절을 IR면에 위치시키고 측면 자세 유지
- **무릎관절을 IR중앙에 위치시키고 90° 구부림**
- **Lachman stress법 : 무릎관절을 10~15° 굽힌 자세에서 스트레스를 가함**
- 검사 측 다리를 잡아 앞쪽 끌어당기기와 뒤쪽 밀어내기 부하와 동시에 검사

중 심 선

- 무릎관절의 중앙을 향해 IR면에 수직 입사

영상평가

- Stress 촬영에서 인대 파열 시 파열 정도에 따라 변형된 관절공간이 관찰
- 움직임에 의한 불선예도가 발생되지 않도록 촬영
- Telometer 사용
  - **앞쪽 끌어당기기(Pull) : 앞십자인대(ACL, Anterior cruciate ligament) 안정성과 손상여부**
  - **뒤쪽 밀어내기(Push) : 뒤십자인대(PCL)의 안정성과 손상여부**
- 1cm 이상 이동이 있으면 손상 의심
- 검사 반대 측과 차이가 앞쪽 끌어당기기 : 6mm 이상(앞십자인대 손상), 뒤쪽 밀어내기 : 3mm 이상(뒤십자인대 손상)

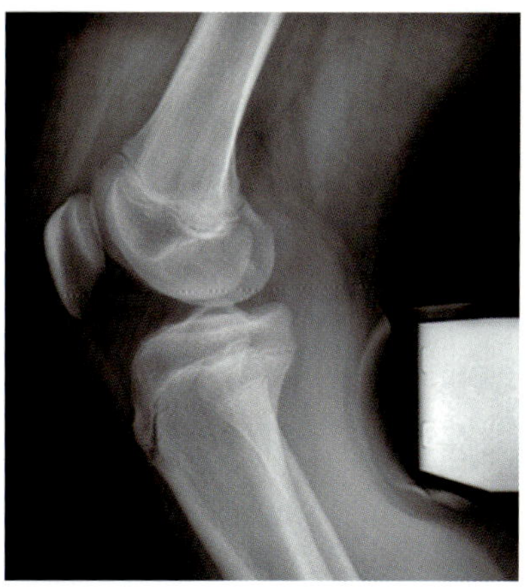

Anterior draw

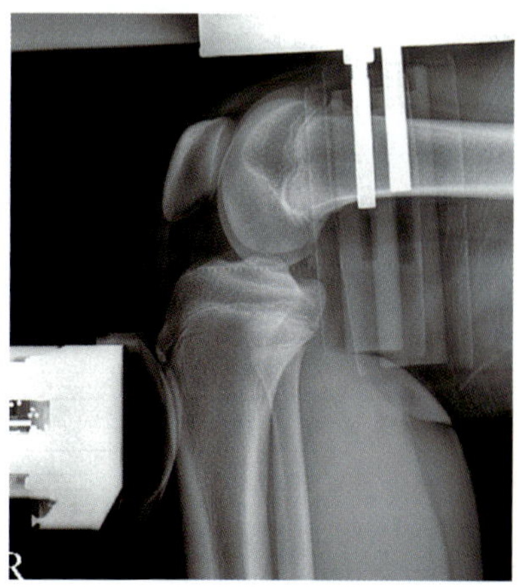

Posterior draw

MEMO

ACL : 무릎관절의 과신전 예방 기능
- **정강뼈 앞융기사이융기(시작)** → 위·뒤로 이동 → **넙적뼈 가쪽 관절융기(끝)**

PCL : 무릎관절의 과굴곡 예방 기능
- **정강뼈 뒤융기사이융기(시작)** → 위·앞으로 이동 → **넓적뼈 안쪽 관절융기(끝)**

4. 무릎뼈(Patella)

1. 무릎뼈 후전방향 촬영 Patella PA projection

목 적	• 무릎뼈의 변위, 골절 등의 병변 유무 관찰
자 세	• 엎드린 자세 • 검사 측 무릎관절 앞쪽면을 IR면에 밀착 후 무릎을 폄 • 무릎뼈를 IR 중앙에 놓고 다리의 장축과 IR의 장축이 평행 • 무릎뼈가 IR면에 평행이 되도록 **다리를 가쪽으로 5° 돌림**
중 심 선	• 무릎뼈의 중앙을 향해 IR면에 수직 입사
영상평가	• **넙다리뼈와 겹친 무릎뼈의 뼈 밀도가 선명하게 관찰** • **Knee AP와 비교 : 1.5~2배 정도 mAs 필요(관전압은 동일)**

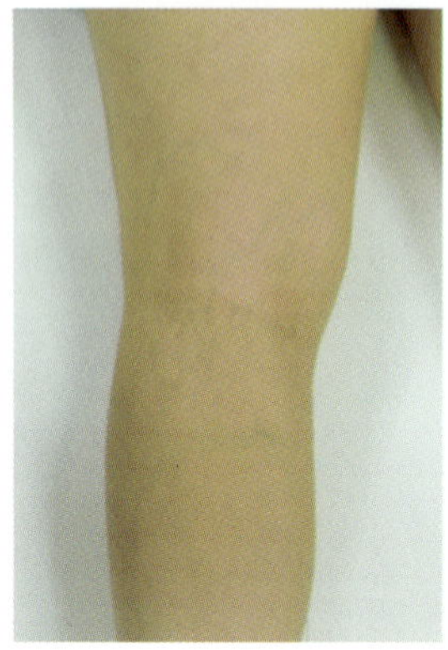

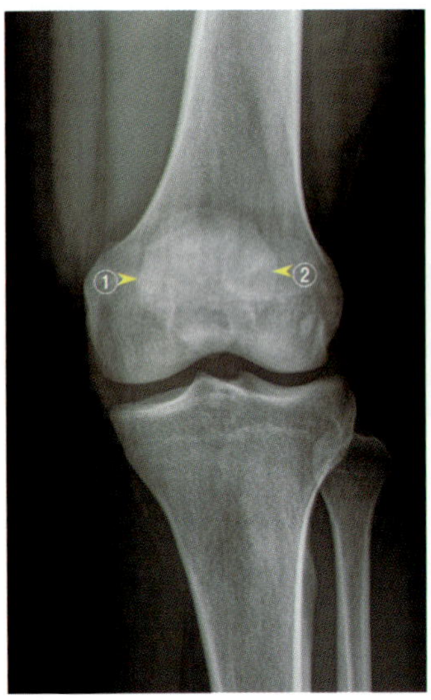

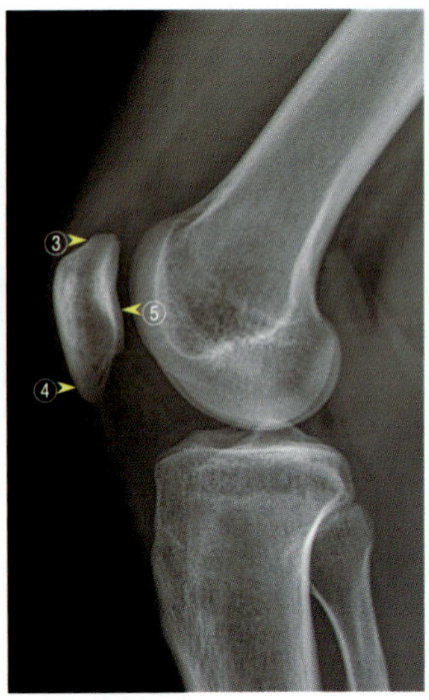

① Medial border (안쪽모서리)

② Lateral border (가쪽모서리)

③ Patella base (무릎뼈바닥)

④ Patella apex (무릎뼈꼭지)

⑤ Articular surface patella (관절면)

2. 무릎뼈 측방향 촬영 Patella lateral projection

목 적	• **무릎뼈의 가로골절**, 무릎넙다리관절 등의 병변 유무 관찰
자 세	• 검사 측을 아래로 하고 옆으로 누운 자세 • 검사 측 무릎관절을 IR 위에 놓고 넙다리뼈 장축이 IR 장축과 평행 • **무릎을 5~10° 굽힌 바른 측면 자세**
중 심 선	• 무릎넙다리관절의 중앙을 향해 IR면에 대해 수직 입사
영상평가	• **무릎넙다리관절 공간이 열리고 안쪽·가쪽 관절융기가 겹쳐서 관찰** • **Knee LAT과 비교 : 관전압을 4~6 kVp 감소(무릎뼈의 과농도 방지)**

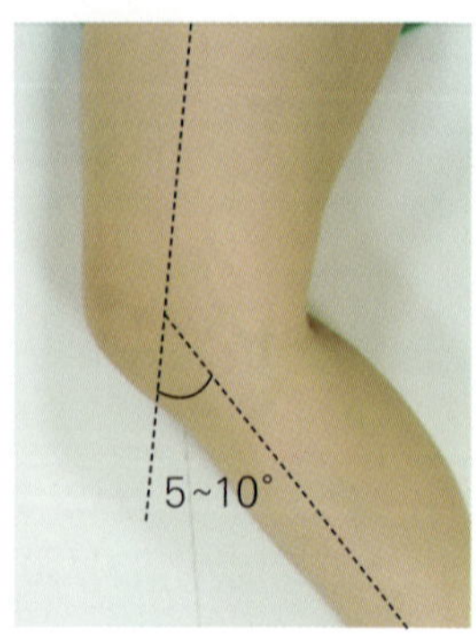

3. 무릎뼈 접선방향 촬영 Patella tangential projection Settegast법

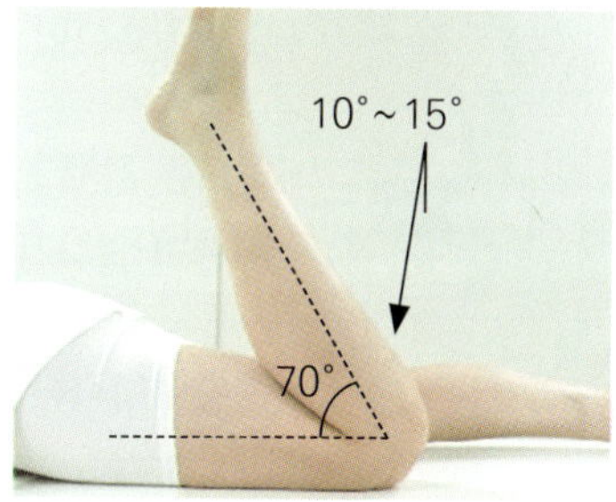

목 적	• **무릎뼈의 세로골절, 변위(탈구·아탈구), 뼈가시 형성, 연골마모로 인한 무릎넙다리관절의 변화 등**
자 세	• **엎드린 자세** 또는 바로 누운 자세 • IR면과 넙다리뼈의 장축이 평행 • **무릎뼈가 IR면에 수직이 될 때까지 굽힘**
중심선	• 무릎뼈와 안쪽·가쪽 관절융기 사이의 관절공간을 향해 수직입사
영상평가	• 무릎뼈·무릎넙다리관절·안쪽·가쪽 관절융기가 선명하게 관찰 • **무릎뼈의 반측면상 관찰** • **무릎뼈의 세로골절 진단 용이(가로골절에 적용 불가)** • **탈구, 무릎넙다리관절의 비정상 상태 관찰** • **융기사이고랑각(BAC), 일치(합동)각(DAO) 측정으로 탈구 및 아탈구의 정도 평가**

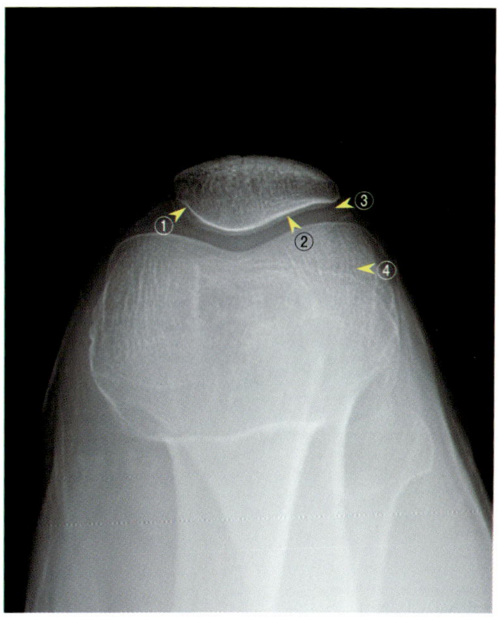

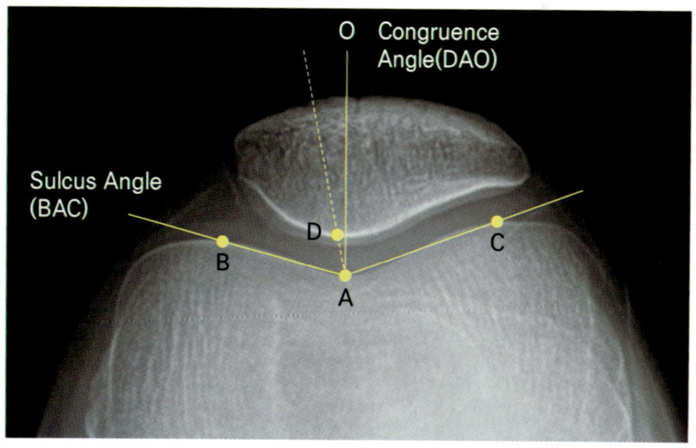

① Medial facet of Patella (무릎뼈 내측면)　③ Femoralpatellar joint (넙다리무릎관절)

② Lateral facet of Patella (무릎뼈 외측면)　④ Lateral epicondyle (가쪽위관절융기)

MEMO

4. 무릎뼈 접선방향 촬영 Patella tangential projection Hughston법

목 적	• Settegast법과 동일
자 세	• **엎드린 자세** • **IR면과 넙다리뼈의 장축이 평행, 무릎과 IR은 55°**
중 심 선	• **무릎넙다리관절을 향해 머리쪽으로 45° 입사**
영상평가	• Settegast법과 동일

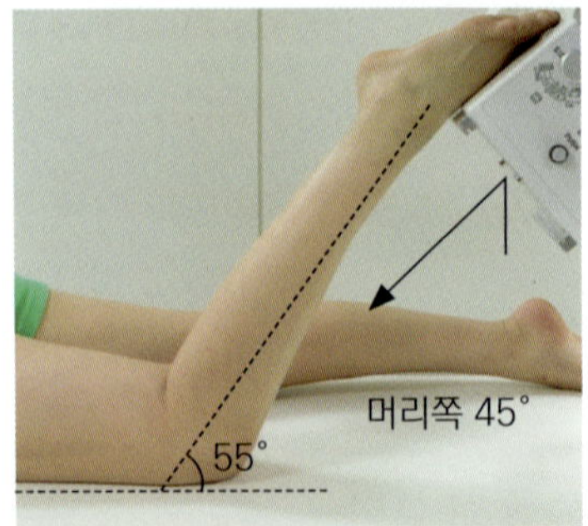

5. 무릎뼈 접선방향 촬영 Patella tangential projection Merchant bilateral법

목 적	• Settegast법과 동일
자 세	• **바로 누운 자세** • 양무릎아래 30 cm 지점에 정강뼈와 수직 되도록 IR을 세움 • **무릎을 구부려 45° 각도로 다리를 지지할 수 있는 고정용구 사용**
중 심 선	• **무릎넙다리관절을 향해 다리쪽으로 60° 입사** (= 수평면에서 다리쪽으로 30° 입사)
영상평가	• Settegast법과 동일

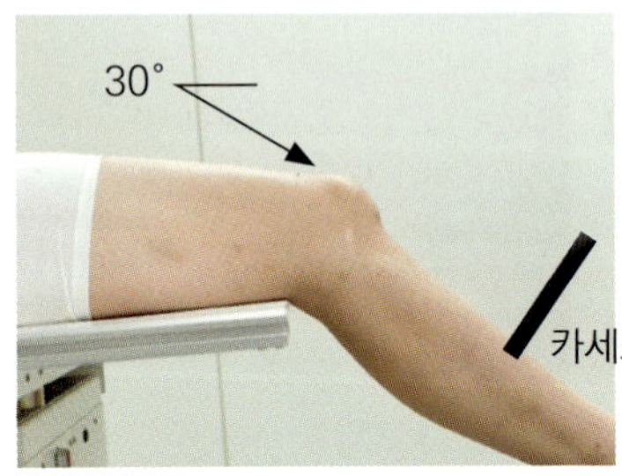

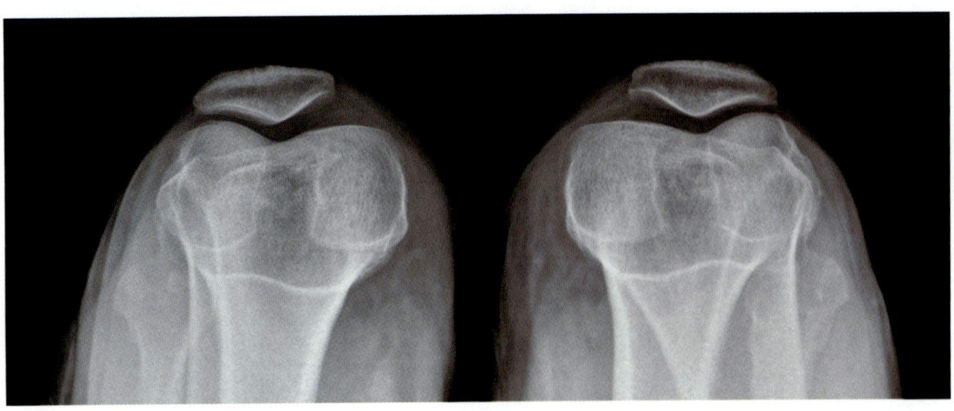

MEMO

5. 융기사이오목(Intercondyloid fosssa)

1. 융기사이오목 전후축방향 촬영 Intercondyloid fossa AP axial projection Beclere법

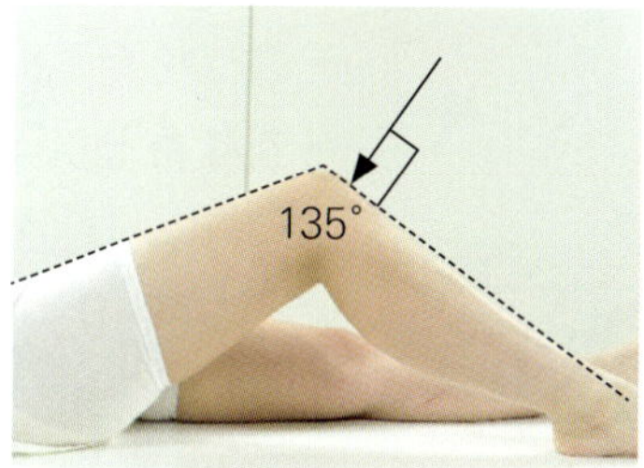

목 적	• **융기사이오목, 융기사이융기, 십자인대기시부 박리골절 등**
자 세	• **바로 누운 자세** • 검사 측 무릎관절 밑에 고정용구를 위치 • **넙다리뼈 장축에 대해 정강뼈가 40~45° 무릎을 구부린 자세 유지** • 무릎관절 중심에 무릎과 고정용구 사이에 평면 또는 곡면 카세트 위치
중 심 선	• **머리쪽으로 무릎관절을 향해 정강뼈 장축에 수직 입사**
영상평가	• 넙다리뼈 관절융기·융기사이결절·무릎관절 공간·융기사이오목이 겹치지 않고 관찰 • **무릎통증이 심한 경우 용이한 방법(곡면 카세트 사용 가능)**

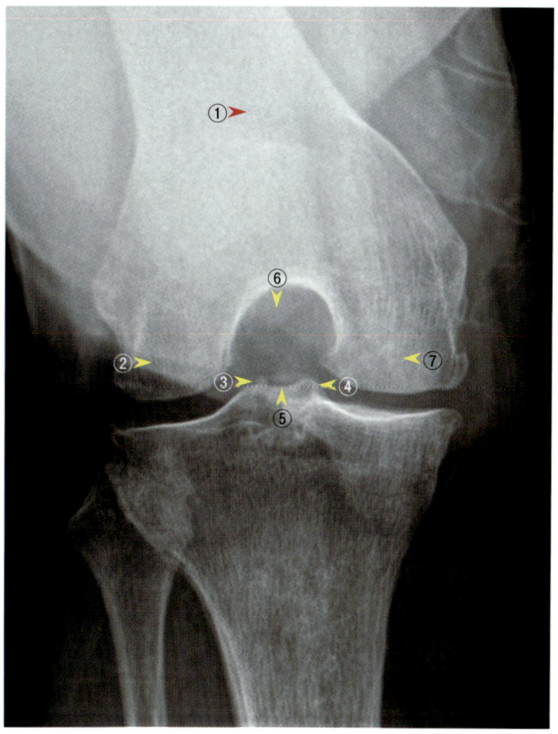

① Femur (넙다리뼈)

② Lateral condyle (가쪽관절융기)

③ Lateral intercondylar tubercle (가쪽융기사이결절)

④ Medial intercondylar tubercle (안쪽융기사이결절)

⑤ Intercondylar eminence (융기사이융기)

⑥ Intercondylar fossa (융기사이오목, 과간와)

⑦ Medial condyle (안쪽관절융기)

MEMO

2. 융기사이오목 후전축방향 촬영
Intercondyloid fossa PA axial projection — Holmblad법

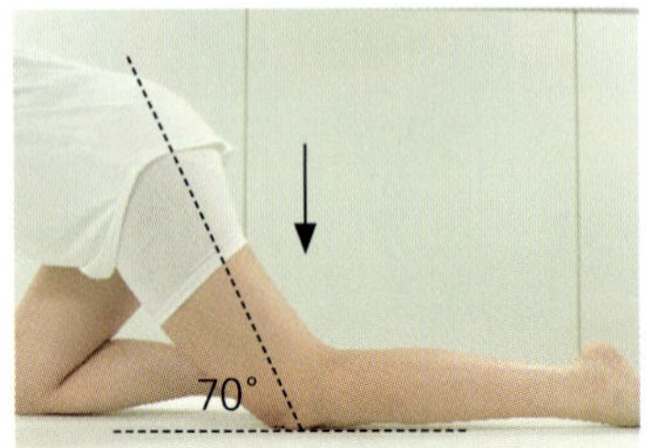

목 적	• Beclere법과 동일
자 세	• **무릎을 꿇고 엎드린 자세** • 검사 측 무릎관절 앞면을 IR중앙에 위치 • **검사 측 넙다리뼈가 IR면에 대해 70° 되는 자세** • 다리쪽 장축은 IR면에 평행
중심선	• **융기사이오목을 향해 IR면에 대해 수직 입사**
영상평가	• 넙다리뼈 관절융기·융기사이오목·무릎관절 공간·융기사이융기가 중복되지 않고 선명하게 관찰

MEMO

3. 융기사이오목 후전축방향 촬영
Intercondyloid fossa PA axial projection — Camp-Coventry법

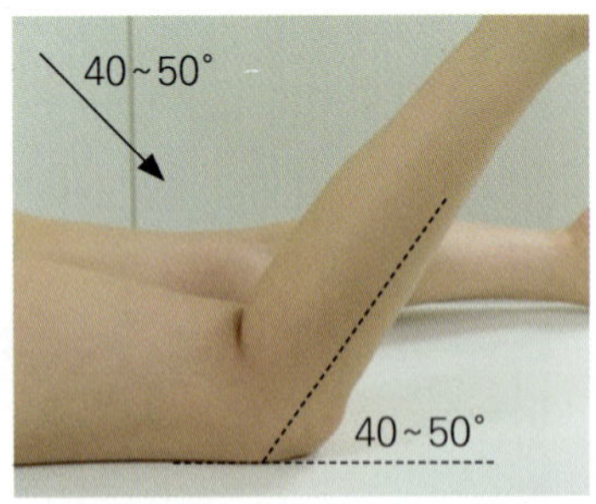

목 적	• Holmblad법과 동일
자 세	• **엎드린 자세** • 무릎관절을 IR중앙에 위치, IR면과 넙다리 장축이 평행 • **무릎을 구부려 다리쪽을 40~50° 되게 발등에 고정용구를 받쳐 올림**
중심선	• 다리의 장축에 수직이 되도록 중심선 설정 – **무릎각도가 40° 이면 다리쪽으로 40° 입사** – **무릎각도가 50° 이면 다리쪽으로 50° 입사**
영상평가	• Holmblad법과 동일

MEMO

6. 넙다리뼈(Femur)

1. 넙다리뼈 전후방향 촬영 Femur AP projection

목 적	• 넙다리뼈 골절, 염증, 종양 등의 병변 유무 관찰
자 세	• 바로 누운 자세 • Heel effect 적용 • IR면과 넙다리뼈 장축이 평행하도록 바른 전후방향 자세 • **넙다리뼈 목이 평행하기 위해 발을 안쪽으로 15° 돌림**
중 심 선	• 넙다리뼈 중앙을 향해 IR면에 대해 수직 입사
영상평가	• 넙다리뼈 전체를 포함하고 뼈 밀도가 선명한 영상 • 엉덩관절과 무릎관절을 포함(필요시 대각선 촬영) • **발을 안으로 15° 회전 이유 : 넙다리뼈 목의 변형(외반) 없이 최대한 넓게 관찰**

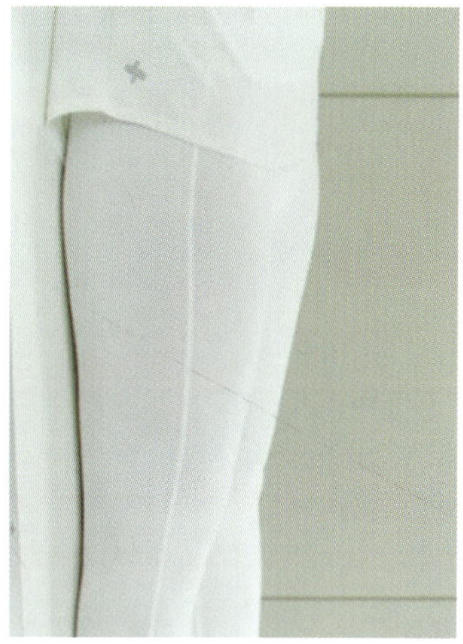

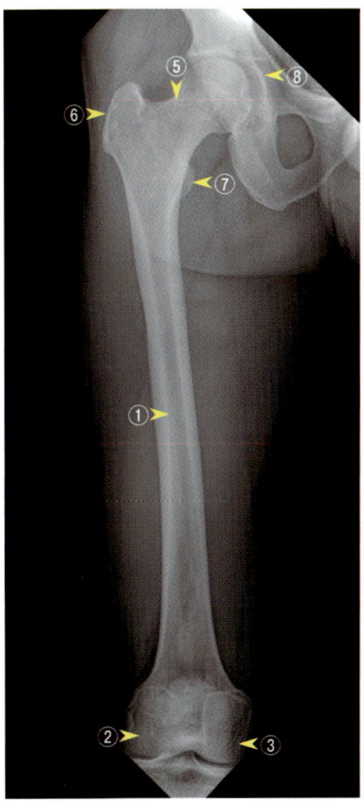

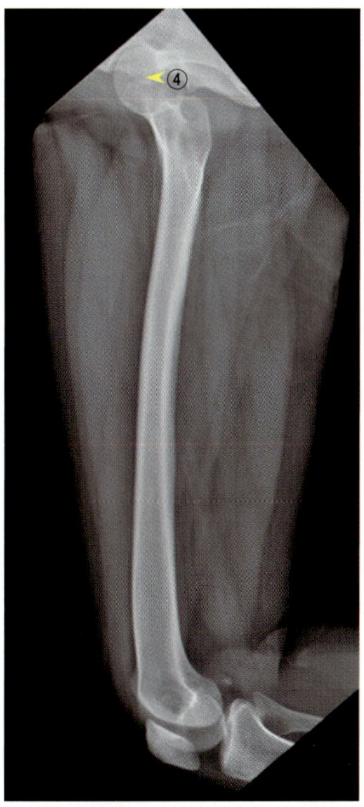

① Femur body (넙다리뼈몸통)

② Lateral condyle (가쪽관절융기)

③ Medial condyle (안쪽관절융기)

④ Femur head (넙다리뼈머리)

⑤ Femur neck (넙다리뼈목)

⑥ Greater trochanter (큰돌기)

⑦ Lesser trochanter (작은돌기)

⑧ Acetabulum (절구)

MEMO

2. 넙다리뼈 측방향 촬영　Femur lateral projection

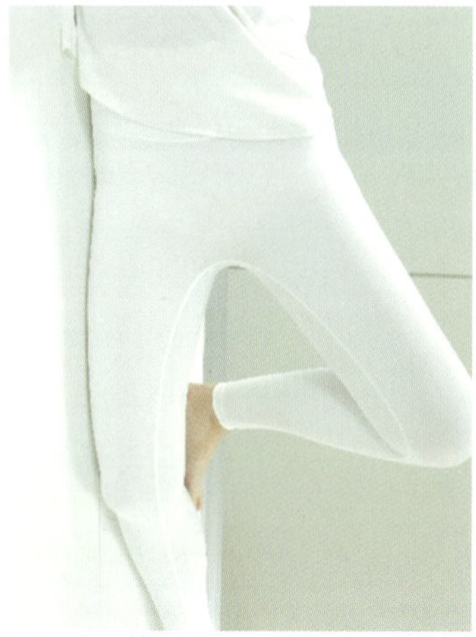

목 적

- 넙다리뼈 골절, 염증, 종양 등의 병변 유무 관찰

자 세

- 검사 측 넙다리를 아래로 하고 옆으로 누운 자세
- 엉덩관절 포함 : 넙다리와의 겹침을 방지하기 위해 골반을 뒤쪽으로 약간 돌림(측면 자세에서 10~15° 뒤쪽으로 회전)
- 무릎관절 포함 : 검사 측 넙다리뼈를 IR면에 평행(골반-측면자세, 무릎-굽힘), 검사 측 무릎뼈는 IR면에 수직

중심선

- 넙다리뼈 중앙을 향해 IR면에 대해 수직 입사

영상평가

- 넙다리뼈 전체를 포함하고 뼈 밀도가 선명한 영상
- 엉덩관절과 무릎관절을 포함(필요시 대각선 촬영)
- 수술 후 촬영 시 인공구조물과 주변 뼈조직과의 관계 관찰되는 조건 설정

3. 상하지 계측 촬영　Scanography, Teleradiography

목 적

- **양측 촬영, 수술 전·후 평가, 길이 계측**
- **정렬상태 평가, 안굽이·밖굽이 평가**

자 세

- **원거리 촬영**
- **하지의 경우 : 체중 부하 선 자세, 전체길이 검사**

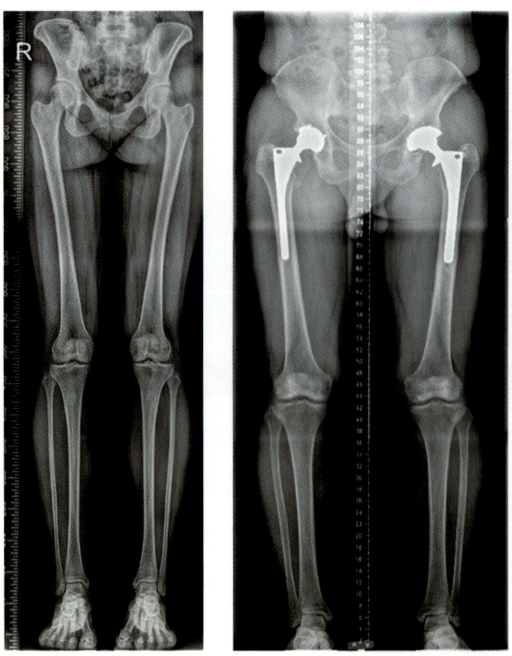

IX Breast

1. 유방촬영장치

구 분	내 용
X선관	• **양극** – **W · Mo** : 1~20 kV의 K각 특성 X선 방출 – **Rh** : 22.3 keV의 K각 특성 X선 방출, 크거나 압박이 곤란한 유방촬영 (Mo에 비해 엑스선 평균 에너지가 높음) – **이중 소초점(0.1~0.3 mm) X-선관**(확대촬영 시 200 μm 이상 공간 해상능) – **음극 · 양극 간 거리 : 일반 촬영 장치의 1/2 정도** • **Heel effect 적용 : 흉벽쪽에 음극을 놓아 음극쪽 X선이 수직 입사되도록 설계** • **방사창 : Be(1.0 mm, 저에너지에 대한 엑스선 흡수 감소)** • **부가필터 : Mo(0.03 mm, 고에너지 성분 제거), Rh, Al** • **저관전압 : 20~30 kVp**
압박장치 (Compression device)	• 재질 : 1 mm 두께의 플라스틱(유방두께 1 cm 감소당 40% 선량감소) • **유방과 IR간 거리 단축 : 기하학적 불선예도 감소** • **유방 두께 감소 : 산란선(피폭선량) 감소, 선예도 증가, 대조도 증가** • **움직임에 의한 불선예도 방지** • 유방이 평탄해져 균일한 X선 감약 • 대조도가 크고 관용도가 좁은 필름 사용 가능으로 화질 향상 • 중복된 음영 감소로 병소 묘출이 향상
자동노출 제어장치(AEC)	• 유방의 불균질한 밀도와 일정 농도의 대조도 영상 획득 어려움으로 AEC 필요 (적정한 노출을 자동으로 조절, 영상 수용부 아래 위치)
격자(Grid)	• **Non grid technique 적용** • 유방촬영 화질 좌우 인자 – 선예도 – 대조도 : 흡수차(두께, 밀도, 원자번호), 선질(초점물질, 관전압, 총여과), 산란선(조준기, 압박, 공기층, 격자) • 최근 해상력, 대조도(산란선 제거) 향상을 위해 Grid 적용(선량은 증가) • 운동학적 불선예도 방지법 : 짧은 노출시간, 적절한 압박 • 기하학적 불선예도 방지법 – 소초점 사용 – 초점-피사체간 거리 증가 – 피사체-영상수용체 거리 감소
조준기 (Collimator)	• 사각 Collimator는 필름 모양과 일치 (유방의 모양을 따르는 것 보다 판독 용이)

구 분		내 용

정도관리

항목·주기

주기	항목	주기	항목
매일	• 레이저 프리터 관리	년	• 시준 점검
	• 모니터 청소		• 해상도 점검
매주	• 판독실 화경		• 자동노출장치 점검과 재현성
	• Flat field calibration		• 인공물 점검
매월	• Visual check list		• 관전압 정확도와 재현성
	• MTF measurement		• 선질 점검
분기	• 판독용 모니터 관리		• 평균유선선량 측정
	• **임상영상 점검**		• 방사선 출력률
	• 재촬영 분석		• 판독대와 방의 조도 측정
반기	• 촬영용 모니터 점검		
	• 유방압박장치 점검		
	• **표준팬텀을 이용한 시험**		

표준팬텀영상평가

- 사진농도, 대조도, 균일성, 화질의 변화 억제, 최적 화질을 유지 목적으로 평가
- 유방조직 등가물질(유방실질 50%, 지방 50%)인 4.2 cm 두께의 유방 팬텀
- **Film 광학농도 : 1.4 이상**
- **평균 유선선량 : 3 mGy 이하**
- 모조병소(섬유소·석회화 그룹·종괴)를 넣어 유방촬영장치의 성능평가에 이용
- **섬유소 6개 중 4개, 석회화 그룹 5개 중 3개, 종괴 5개 중 3개 이상이 관찰**

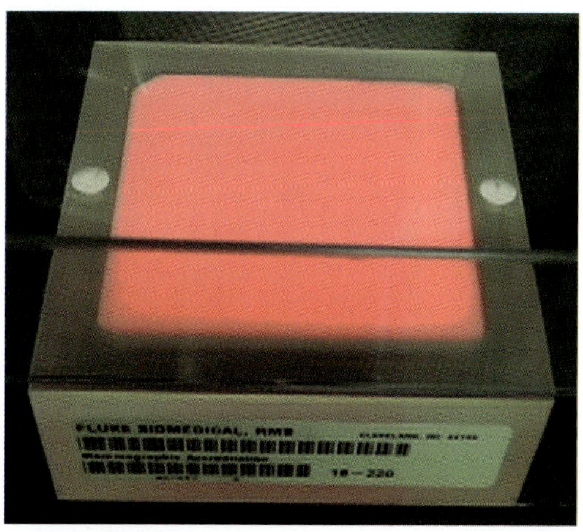

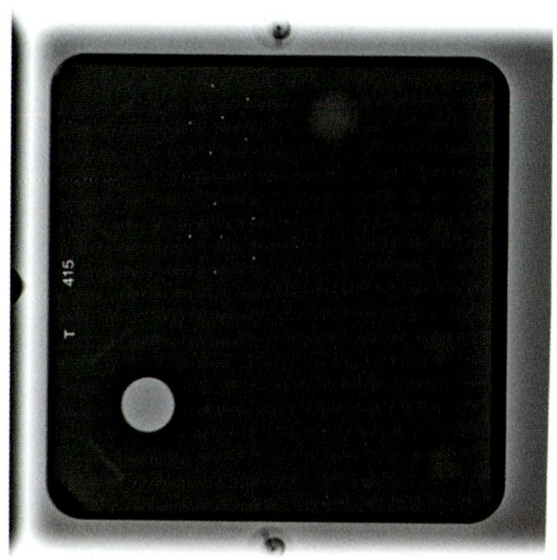

임상영상평가

- 밀도가 낮은 유방(fatty breast)과 밀도가 높은 유방(dense breast) 영상 각각 1부씩을 “임상영상평가표”로 평가
- 평가 : 각각 60점 이상

2. 유방촬영법(Mammogaphy) : 기본촬영(Standard view)

1. 상하방향 촬영 Craniocaudal projection CC-view

목 적	• 유방의 양성(섬유샘종, 낭포, 엽상종양) 및 악성(유방암) 질병의 유무 관찰
자 세	• 촬영 장치와 마주 보고 유방 전체를 카세트에 밀착 후 젖꼭지를 카세트 중앙에 위치 • 얼굴을 검사 반대 측으로 향하게 하고 흉벽은 촬영대 외연에 밀착
영상평가	• **유방의 내측조직 · 젖샘뒤지방 · 큰가슴근이 포함** • **젖꼭지가 측면상으로 관찰** • **유방의 안쪽조직을 많이 포함하는 촬영법** • **유방상부의 후방부분 관찰이 어려운 단점**

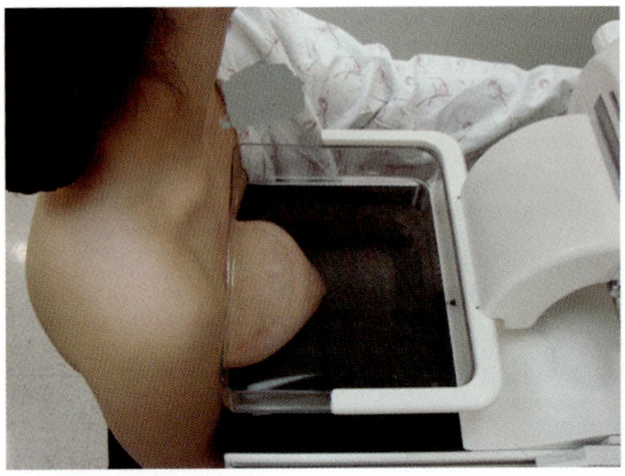

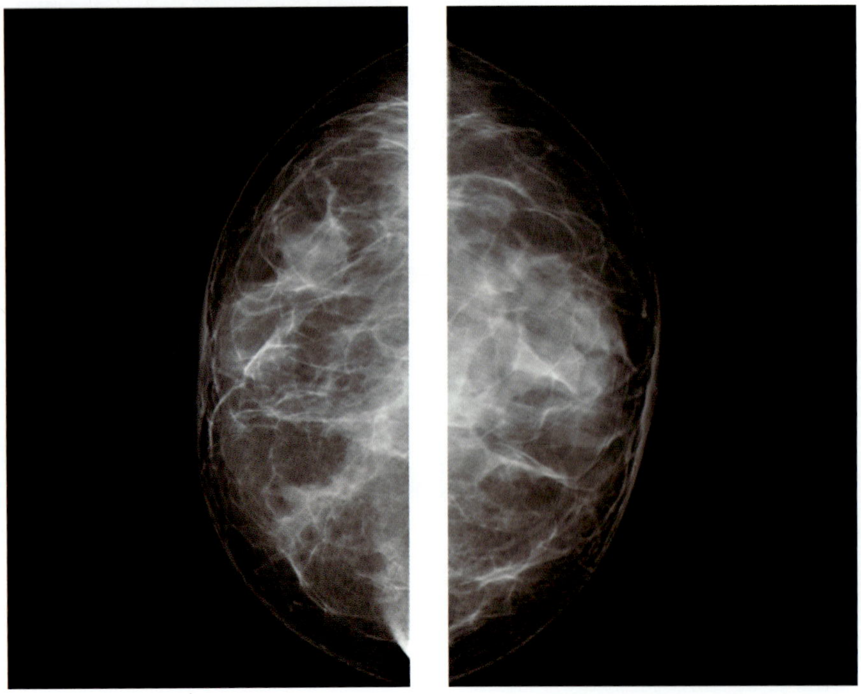

2. 내외사방향 촬영 Mediolateral oblique projection MLO-view

목 적	• 유방의 양성(섬유샘종 · 낭포 · 엽상종양) 및 악성(유방암) 질병의 유무 관찰
자 세	• 겨드랑이를 촬영대 상연에 넣고 유방 전체를 앞쪽으로 끌어냄 • 카세트에 겨드랑이 · 가슴근 · 젖샘아래 조직을 가능한 많이 포함 • 수평면에 대해 40~60° 범위 내에서 유방 주변 근육 형태에 따라 각도 부여
영상평가	**• 큰가슴근이 유두선 아래까지 포함되고 젖꼭지는 정측면상 관찰** **• 유방밑주름(Inframammary fold)이 펼쳐져서 관찰** **• 유방이 쳐지지 않고 충분히 당겨서 촬영** **• 유방조직(상부외측영역, 겨드랑이 꼬리 등)을 가장 많이 포함시킬 수 있는 촬영법** **• 상부외측영역 묘사 우수하나 유방 내측의 후 · 하방부 관찰이 어려운 결점**

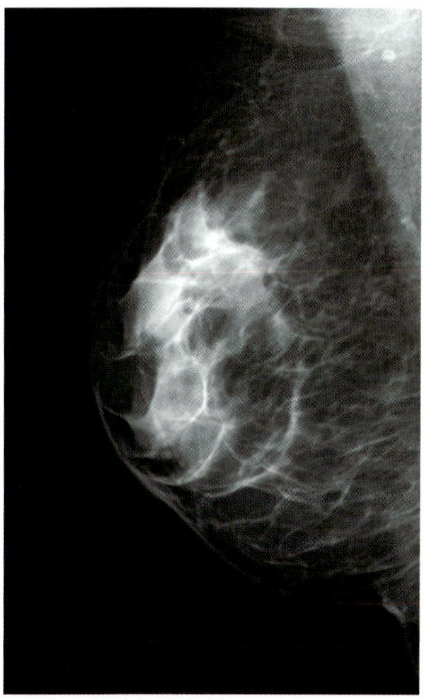
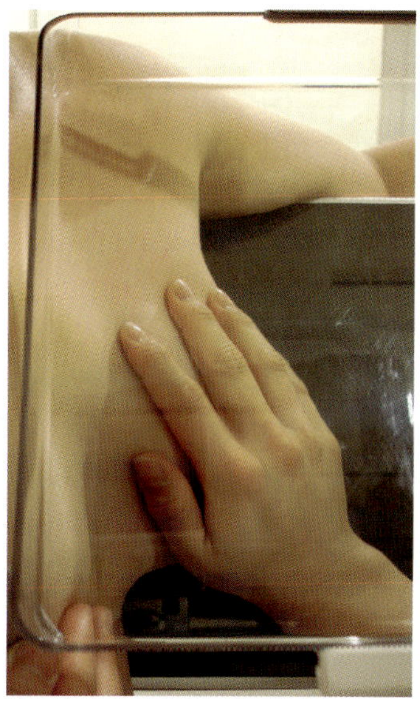
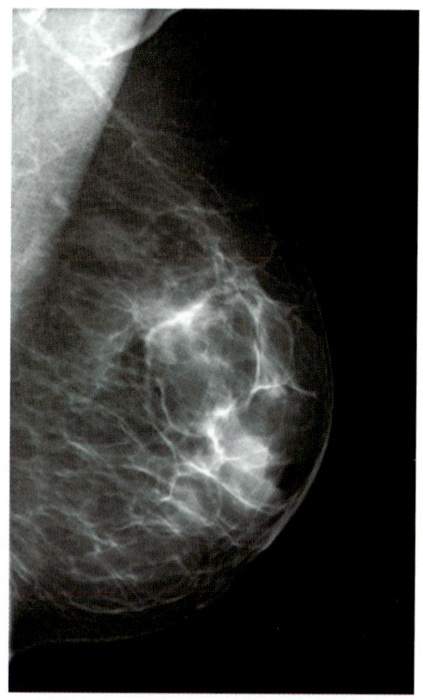

MEMO

3. 유방촬영법(Mammogaphy) : 추가촬영(Additional view)

1. 내외측방향 촬영 Mediolateral projection ML-view

목 적	• 유방의 양성 및 악성 질병의 유무 관찰 • 미세석화 유무 관찰
자 세	• 검사 측 상지를 촬영대의 상연에 놓고 유방 외측부를 카세트면에 밀착 • 유방이 카세트면 중앙에 위치, 젖꼭지도 측면상에서 중앙에 위치 • 검사 반대 측 유방은 외측으로 끌어내어 촬영 측 유방을 가리지 않게 함
영상평가	• 젖꼭지가 측면을 향하고 젖샘 후극이 영상에 포함 • 유방 후방 외측 부분이 포함되지 않는 단점 • MLO검사가 어려운 흉부외과 수술 후, 비정상적으로 움푹 들어간 복장뼈 환자에 적용 • 유방 실질(Parenchyma)을 관찰하고자 하는 경우 적용

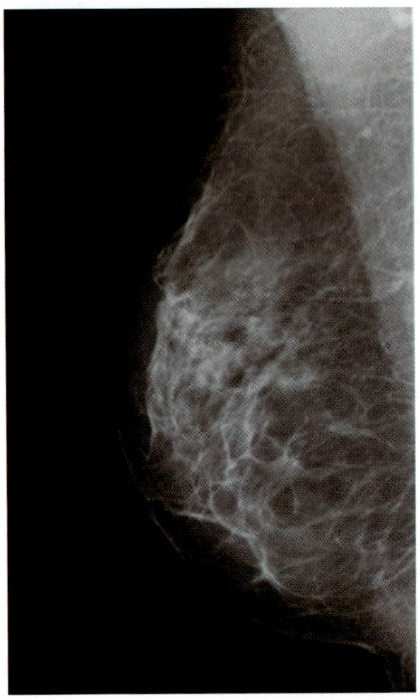
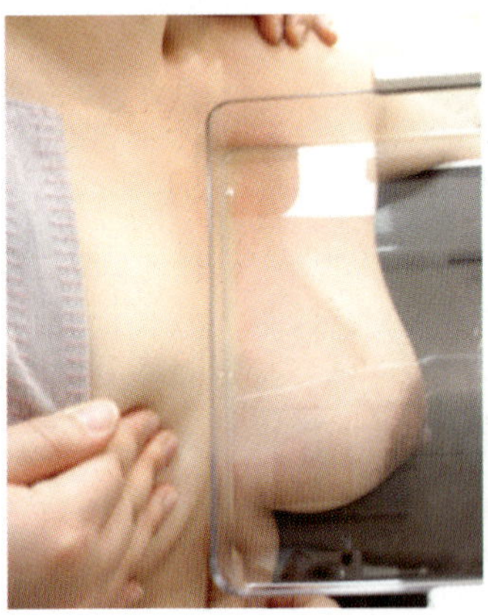
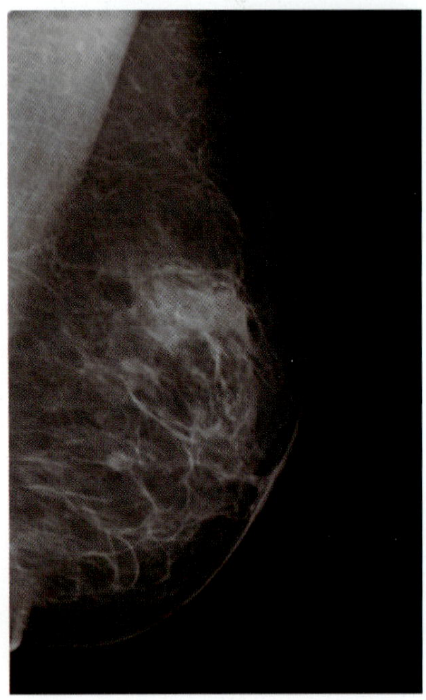

MEMO

2. 유곡 촬영　Double breast projection　Valley view, Cleavage view

목 적	• 양쪽 유방 안쪽 병변이 의심, 사방향 검사에서만 병변이 관찰될 때 시행 • **양쪽 유방 사이의 깊은 곳에 위치한 병소 관찰**
자 세	• 방사선사는 손바닥으로 환자의 유방 아래 주름을 받쳐 최대한 유방 안쪽 조직을 앞쪽으로 당겨 카세트 포함, 유방 안쪽 조직은 가슴벽에 대해 90° • 관심 유방 반대 측으로 환자 머리를 돌리게 하고 카세트 세로면에 몸 지지
영상평가	• MLO상에서 의심스러운 병소가 있으나 CC 상에서 보이지 않을 때 촬영

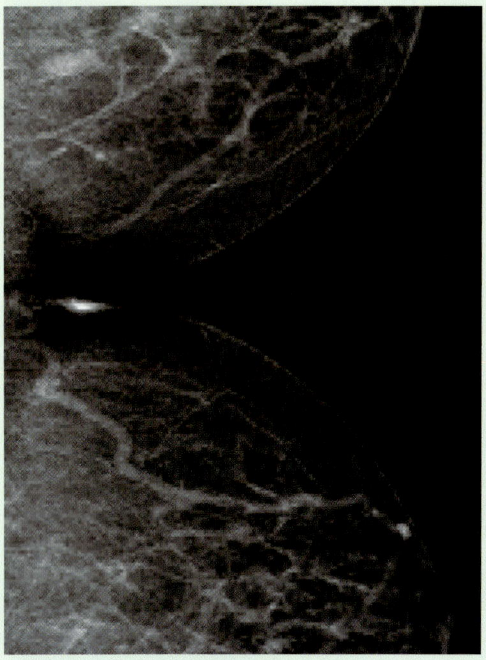

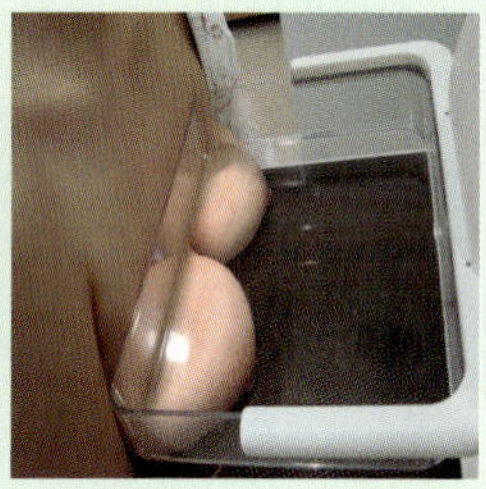

유곡 촬영

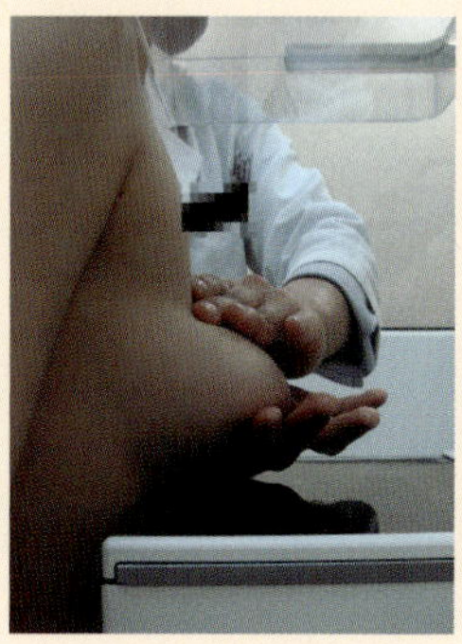

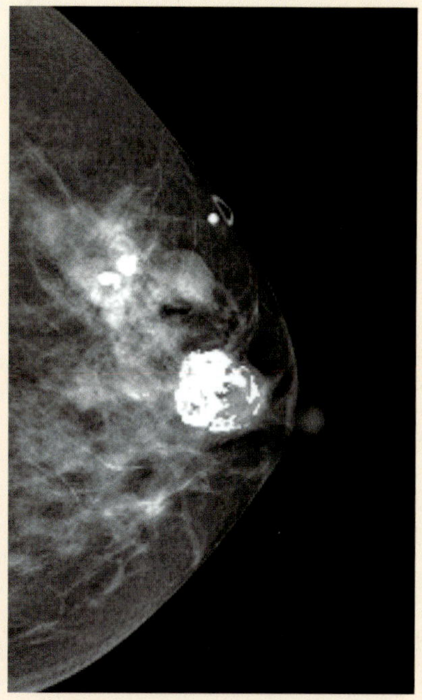

비틀림 촬영

3. 비틀림 촬영　Roll projection

목 적	• **정상 유방구조물의 겹침을 방지, 삼각모양의 유방영상을 획득**
자 세	
영상평가	• 상·하방향 병소의 겹침이 예상될 때 시행 • 비트는 방향은 목적에 맞게 시행하고 방향 표식이 필요

4. 접선방향 촬영 Tangential projection

목 적	• **촉진이 되는 병소가 젖샘조직 주위에 있어 불명확할 때** • **석회화 병변이 유방 실질 조직이 아닌 피부 가까이에 존재하는 경우 시행**
자 세	• 비투과성 작은 납, 쇠구슬(Marker)을 병소부위에 붙임 • Marker(병소부분)가 카세트 중심에 오도록 하여 젖꼭지와 평행
영상평가	• **Marker**의 음영이 카세트 지지대면에 투영되도록 촬영

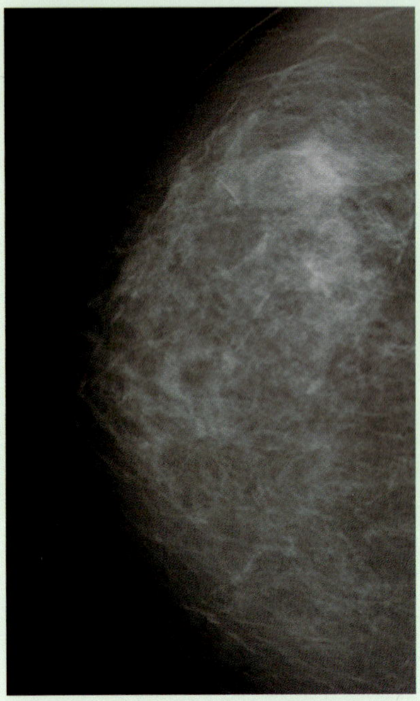

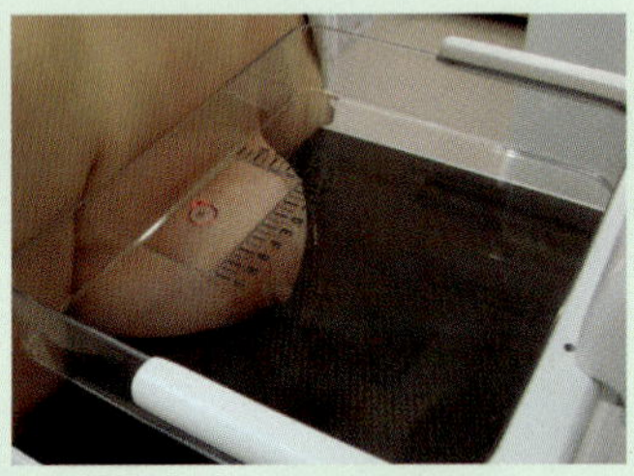

접선방향 촬영

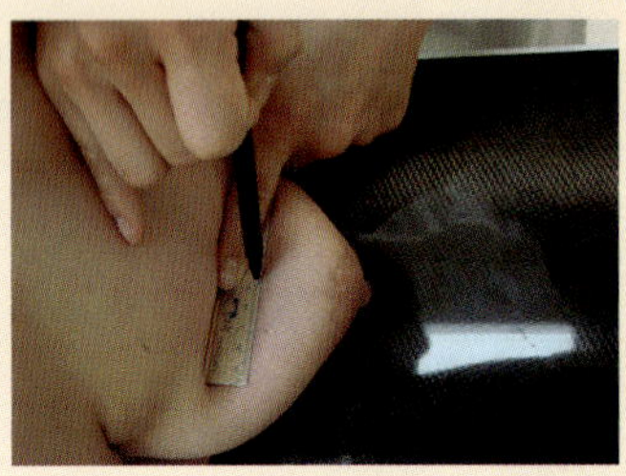

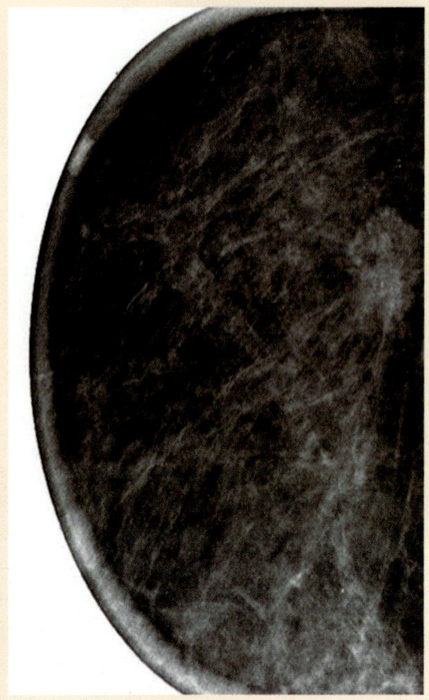

부분압박 촬영

5 부분압박 촬영 Spot compression projection

목 적	• **관심 부위**에 대해 **소형 압박판**을 사용하여 부분적인 압박 영상 획득 • 이상 부위 주위 조직과의 중복이 작아져 종괴 가장자리 상태 관찰이 용이
자 세	• 부분 압박 부위에서 젖꼭지까지 거리를 측정하여 유방 위에 표시
영상평가	• 유방 후면의 작은 종괴 진단에 효과적 • 확대촬영과 병행

6. 확대 촬영 Magnification projection

목 적	**• 기본촬영에서 잘 관찰되지 않는 부위를 확대하여 병변 유무의 확진** **• 미세석회화 감별, 조직생검 또는 작은 유방에 적용**
자 세	**• 조사선량이 많아 조사야 최소화 필요(산란선 감소)** **• 기하학적 불선예도 감소 : 소초점(0.1 mm) 사용** **• 확대율 1.5배** **• 긴 노출시간 : 공기층과 미소초점(0.1~0.2 mm)을 사용하기 때문**
영상평가	• Grid 미사용(air gap으로 인해 산란선 감소)

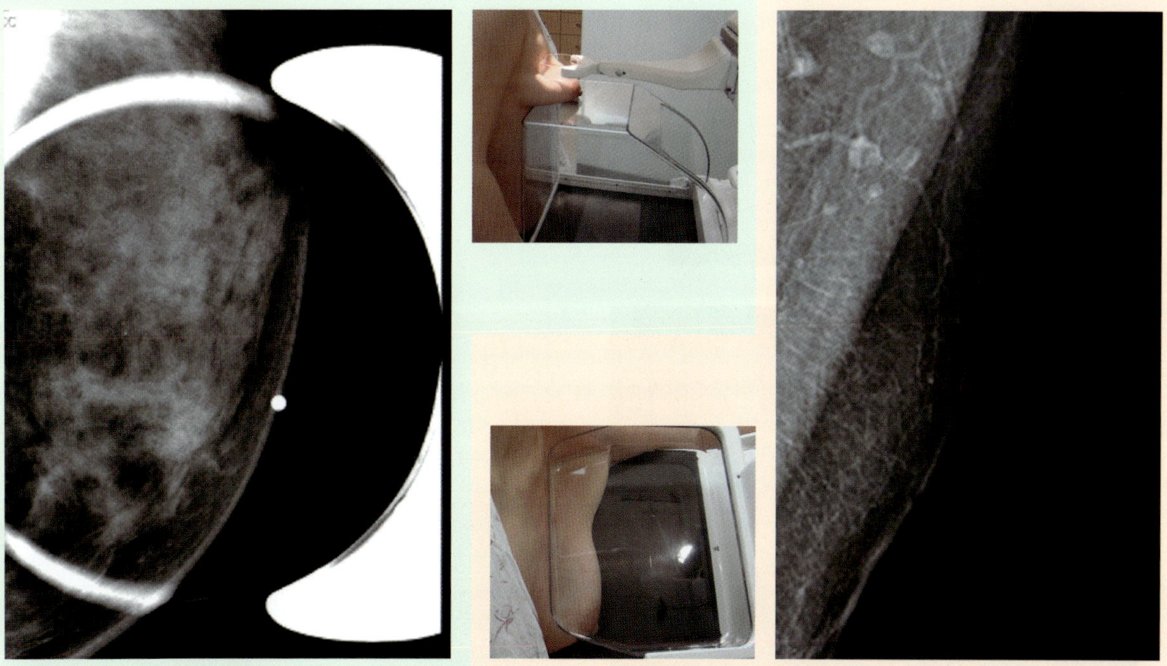

확대 촬영　　겨드랑 촬영

7. 겨드랑이 촬영 Axillary tail projection Cleopatra view

목 적	• 겨드랑림프절과 가슴 양측의 연부조직 관찰
자 세	**• 유방의 외측면 1/3 정도가 영상에 포함되도록 검사** • 확대촬영 • 높은 관전압 필요 : 가슴의 연부조직 투과를 위해
영상평가	• MLO상에 겨드랑이 부분에 병소가 보일 때 시행

8. 보강첨가물 분리 촬영
Implant displacement projection　　Eklund technique

목　적	• 보강첨가물과 분리시켜 강한 압박으로 더 많은 유방조직 관찰
자　세	• 기본 검사와 보강첨가물 분리 검사 시행 : Both CC · MLO • 기본 검사 : 수동노출 조건(보강첨가물 포함) • 보강첨가물 분리 검사 : 자동노출 또는 수동노출(보강첨가물 불포함)
영상평가	• 기본검사(보강 첨가물 포함) + Eklund view(보강 첨가물 불포함)

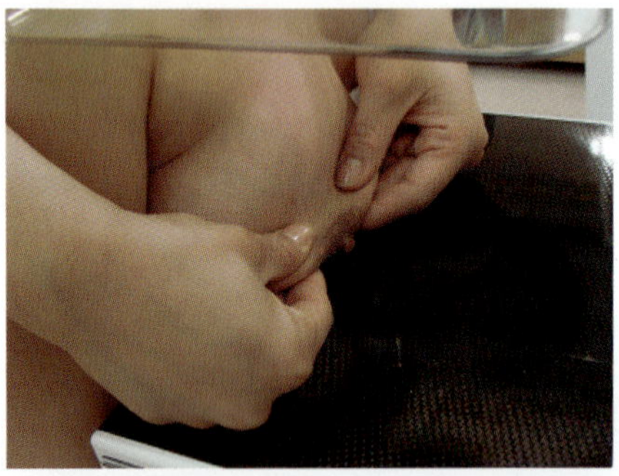

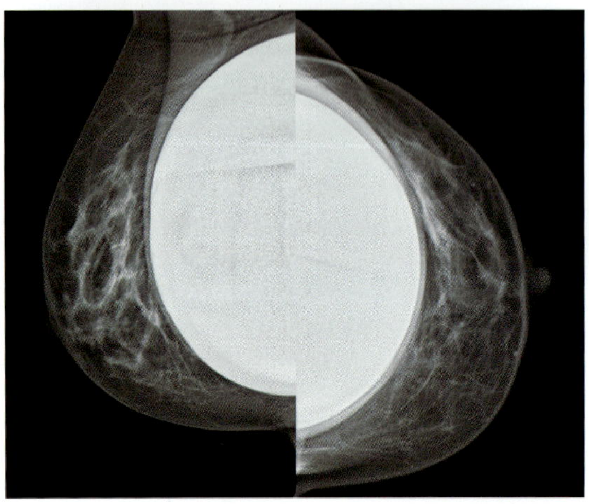

보강첨가물 분리 촬영

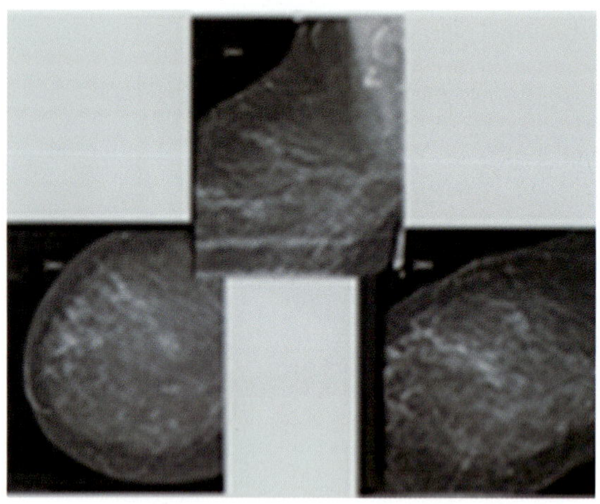

모자이크 촬영

9. 모자이크 촬영　　Mosaic projection　　Cleopatra view

목　적	• 큰 유방을 분할하여 촬영
자　세	
영상평가	

4. 중재적 시술

1. 위치잡이 촬영 Needle localization projection

목 적	• 미세석회화, 비촉지성 병소에 대한 위치표시 방법 • **Hook wire(갈고리모양)를 이용, 위치를 표시 후 최소 조직을 절제하는 중재적 시술법**
자 세	• 유방변형을 최소화 • 초기 유방암에 시행
영상평가	

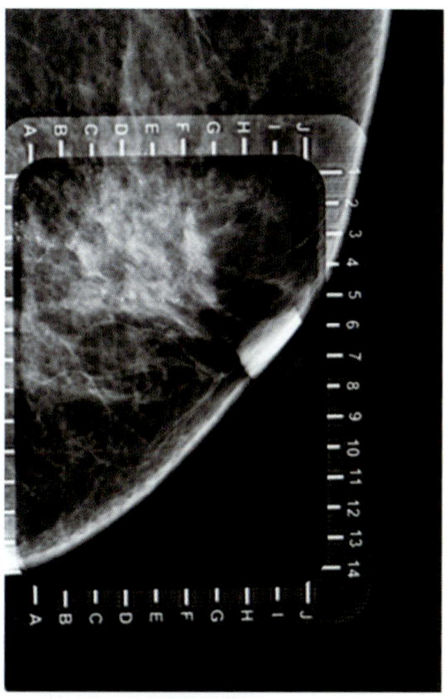

① Grid paddle을 이용하여 촬영한 영상

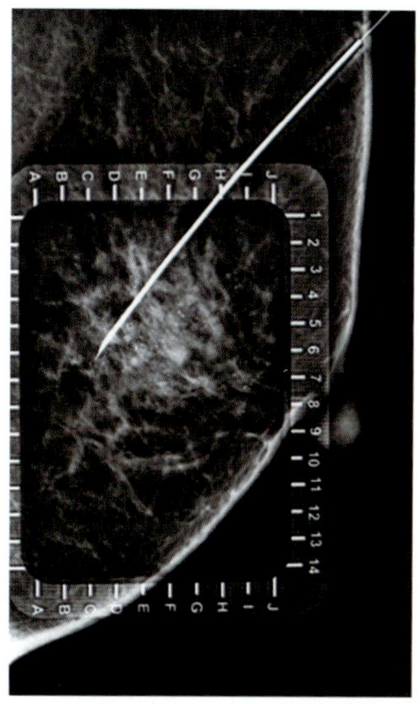

② Needle 위치를 확인하기 위한 영상

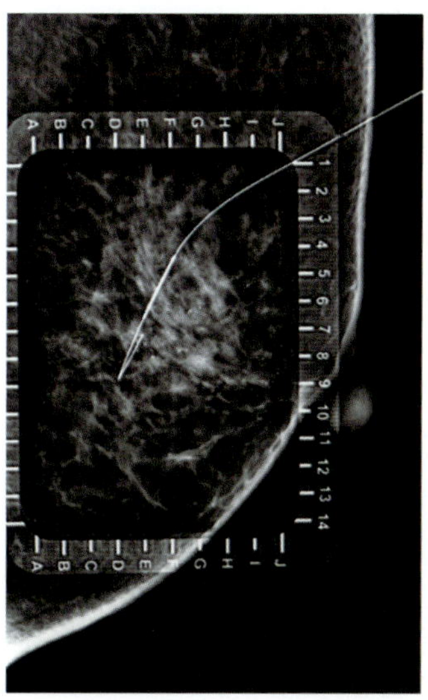

③ Needle 제거 후 Wire만 촬영한 영상

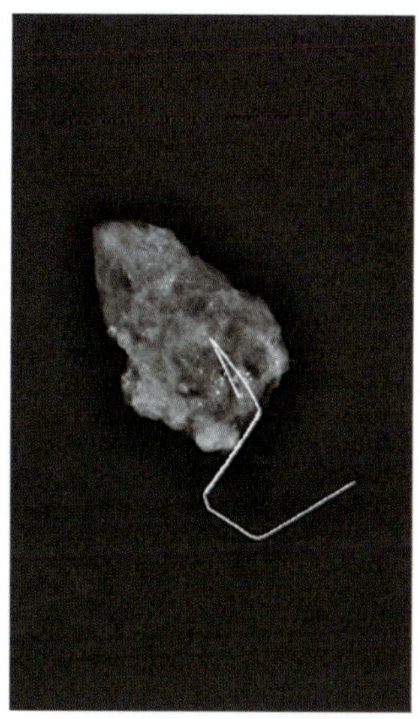

④ Specimen 영상

2. 유관조영 촬영 Galactography Ductography

목 적	• **젖꼭지에 수용성 조영제를 주입하여 조영제 흐름을 영상화(압박 촬영 시행하지 않음)**
자 세	• 조영제 주입 후 기본 유방 검사(CC, MLO)
영상평가	• 비수유 중에 유두를 통해 출혈이나 이상 유즙분비가 있을 시 유관(duct) 검사

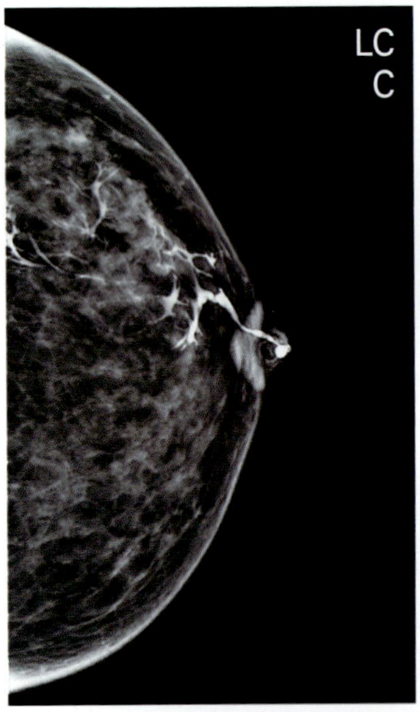

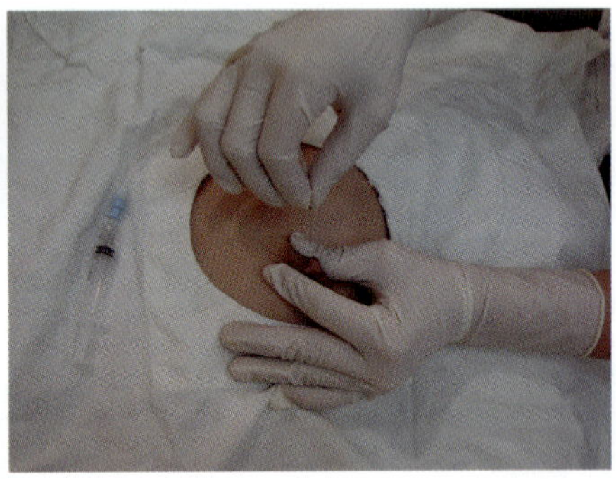

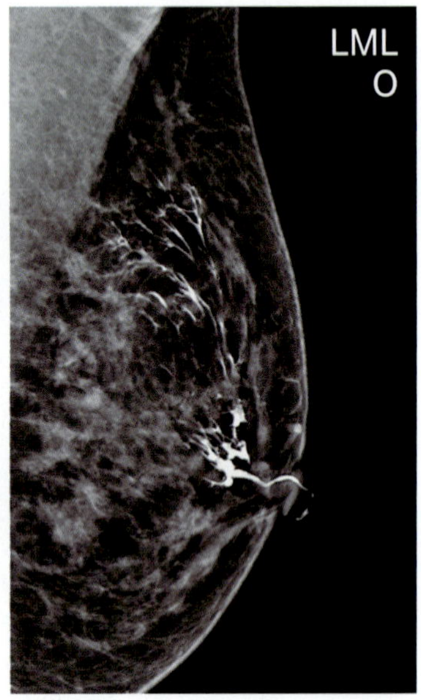

3. 정위 유방절개 생검술 Stereotactic mammotomy biopsy

목 적	• **비촉지 병소, 미세석회화 조직검사에서 위치잡이 검사** • 입체적인 병소 위치(X·Y·Z) 설정으로 높은 정확도 • 오차 최소화, 흉터 감소, 짧은 검사 시간 장점
자 세	
영상평가	

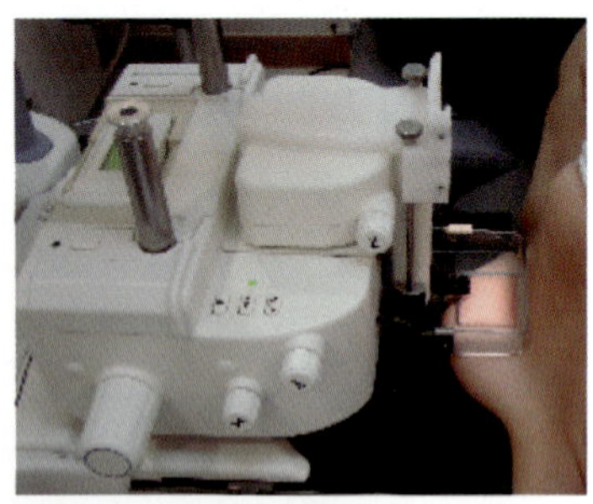

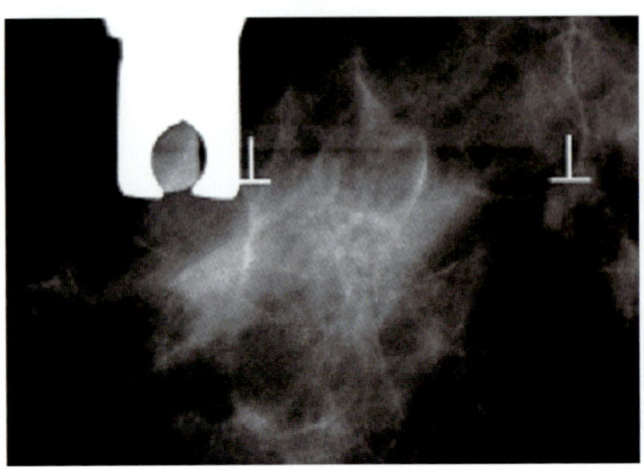

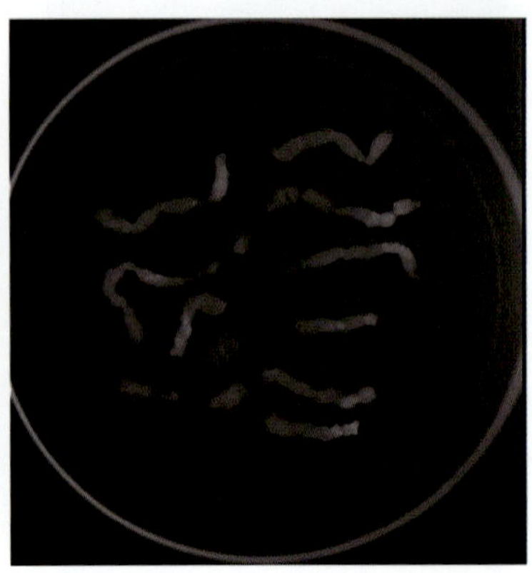

X

Other

1. 치아(Teeth)

1. 구내 촬영

치아뿌리끝 촬영 (Periapical radiography)

• **평행촬영**
- 치아 축과 IR이 평행
- 초점-IR간 거리를 증가시켜 평행선속을 이용한 검사
- 치아 장축과 IR에 직각으로 중심선 입사
- 영상 왜곡이 최소화된 검사

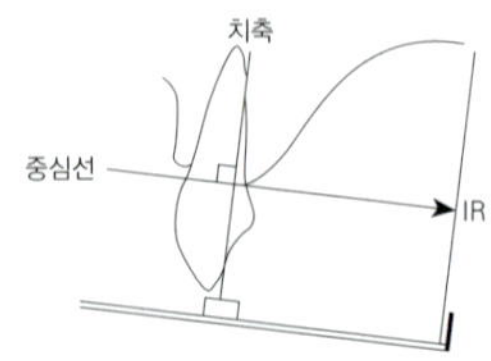

• **등각촬영**
- IR이 치아에 근접하여 치아 실제 길이와 동일한 영상
- 입천장이 낮은 환자에 적용 가능
- 치아에 대해 중심선이 사방향 입사되므로 치아 영상이 왜곡

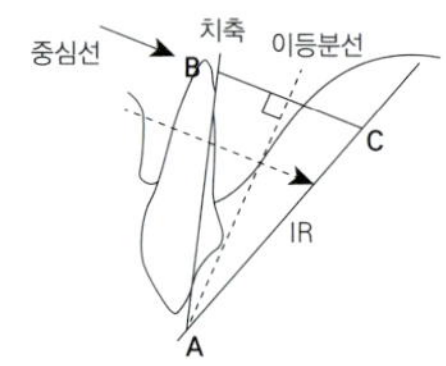

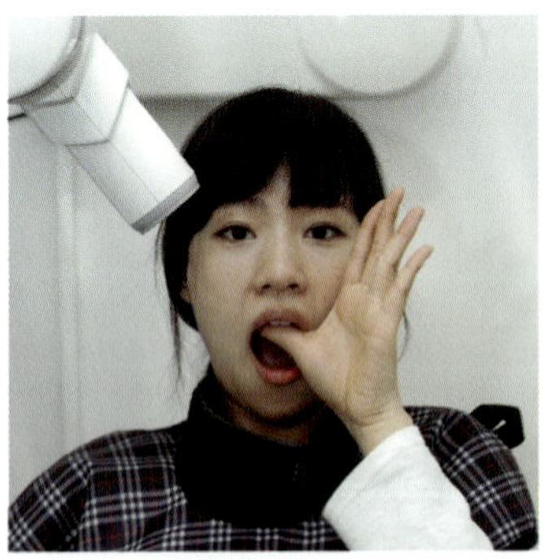

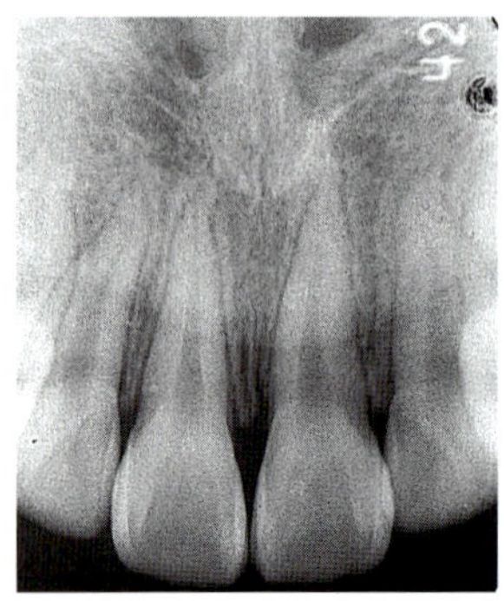

교익촬영 (Bitewing radiography)

• 상하 치아의 치관 및 이틀뼈능선을 한 번에 검사
• 전용 날개가 붙은 IR을 입에 물고 검사
• 중심선 : 교합평면에 대해 발쪽 5~10° 입사
• 치아우식증·우식 보철물의 적합상태·이틀뼈의 흡수 등 관찰

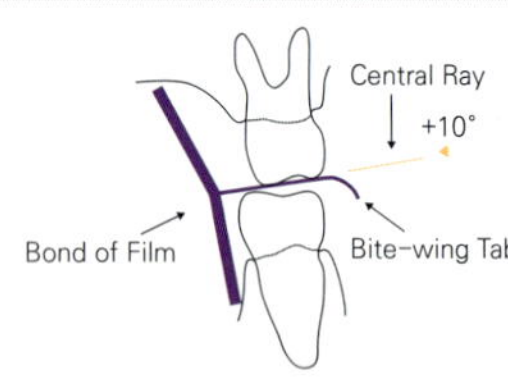

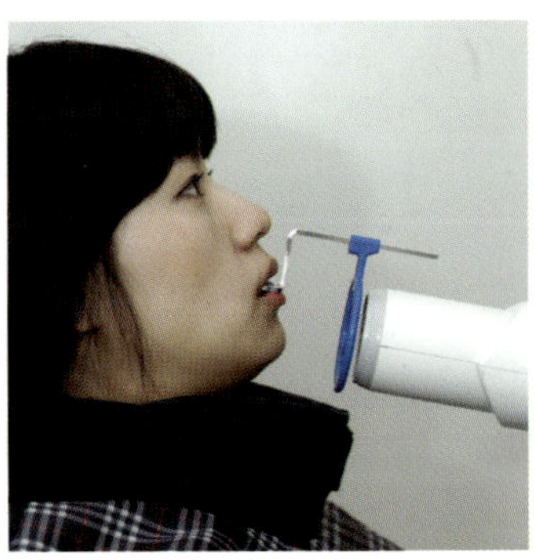

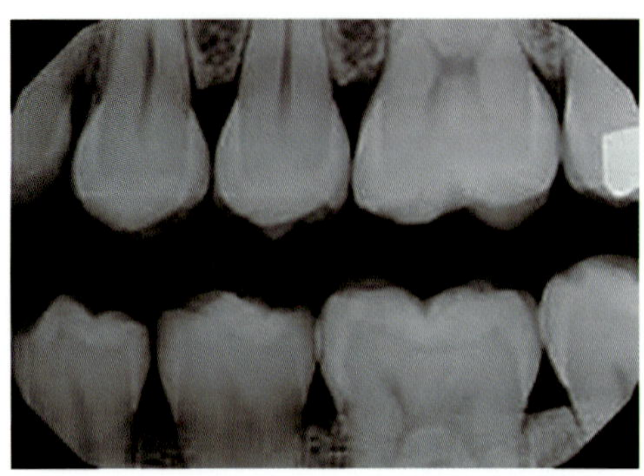

교합촬영 (Occlusal radiography)

- 교합용 필름을 입에 물고 치아 위·아래턱을 검사
- 구강 바닥의 연부조직 등 전반적인 구강구조 파악
- 큰 병소나 주변 구조물과의 관계 파악
- 매복치·과잉치의 위치 확인
- 개구 불능환자의 구강 상태 파악
- 필름 삽입 방향 및 입사각도 : 목적, 병변에 따라 다양

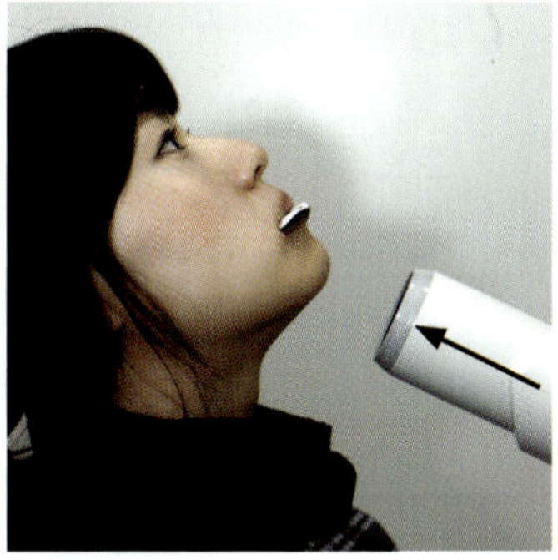

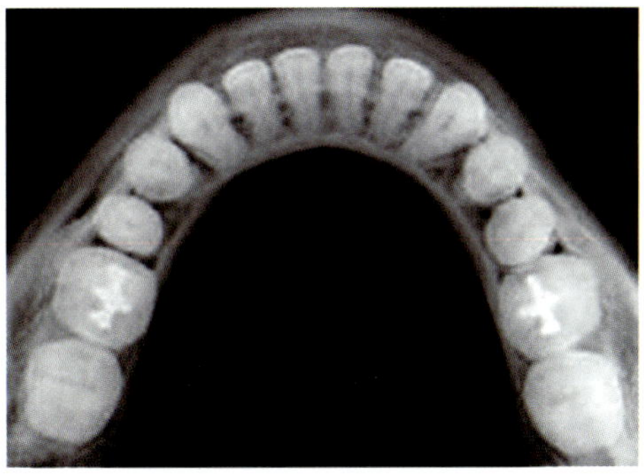

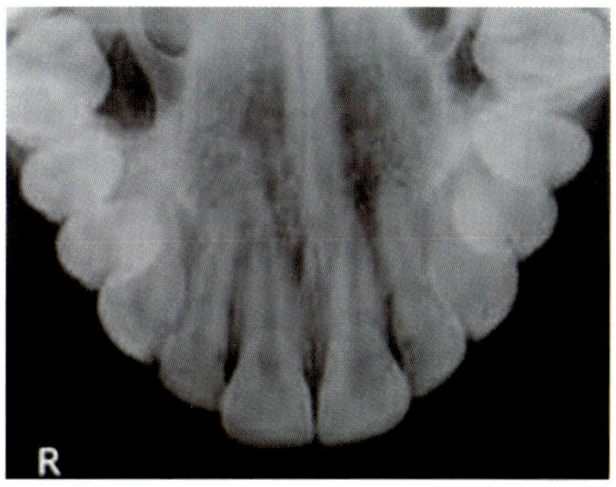

MEMO

2. 구외 촬영

파노라마 촬영 (Panoramic radiography)

- **표준촬영**
  - **광범위한 병소(안면구조의 연속된 상, 전체 이틀활(dental arches)을 관찰) 평가**
  - 앉거나 선 자세에서 **IOML이 지면에 평행**
  - 중심선 : 교합면에 대해 머리쪽으로 5~8° 각도로 입사되도록 기계적으로 설정
  - Slit beam 사용 : 피부선량 감소
  - 장시간 노출(10~20초)로 움직임에 의한 불선예도 발생 가능
  - 개구 불능, 무 치아 환자에 적용 가능
  - 구내 촬영에 비해 낮은 선예도
  - 턱관절의 기능 평가 불가
  - 평면 또는 곡면 카세트 사용
  - 장치 회전 중심축에 가까울수록 정확한 영상 획득
  - 상층(focal trough) : 파노라마 촬영에서 구조물을 명확하게 나타나는 입체적인 곡선부 또는 상의 단면(구조물의 상을 명확하게 형성하는 부위)

- **특수촬영**
  - 파노라마 촬영 원리를 이용하면서 상층의 위치나 형태를 변화시켜 턱관절, 위턱굴, 위·아래턱뼈 등 특정 부위의 단층 영상 획득

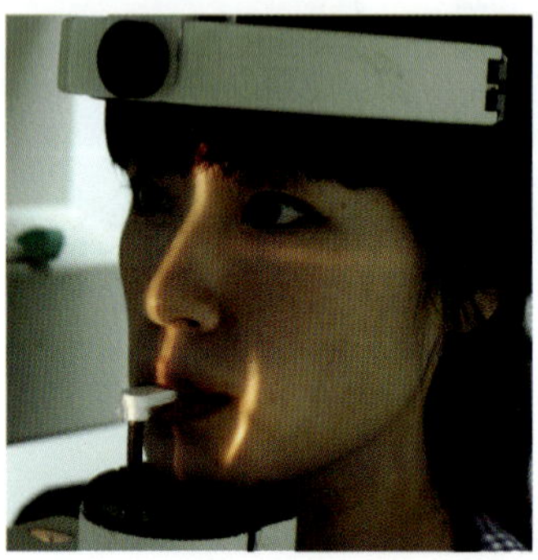

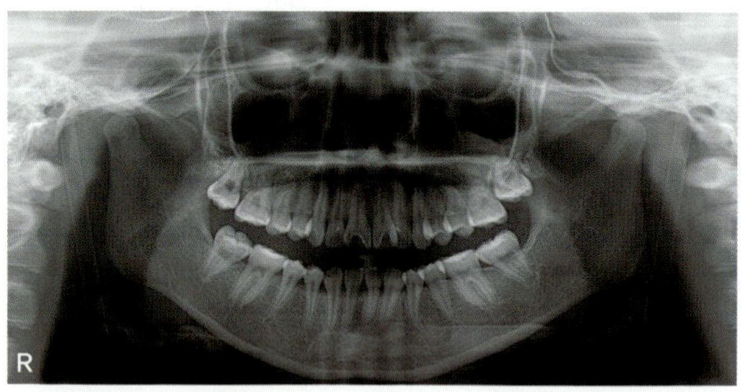

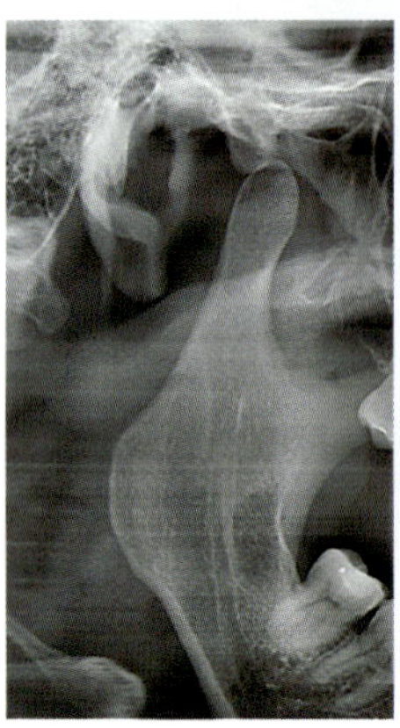

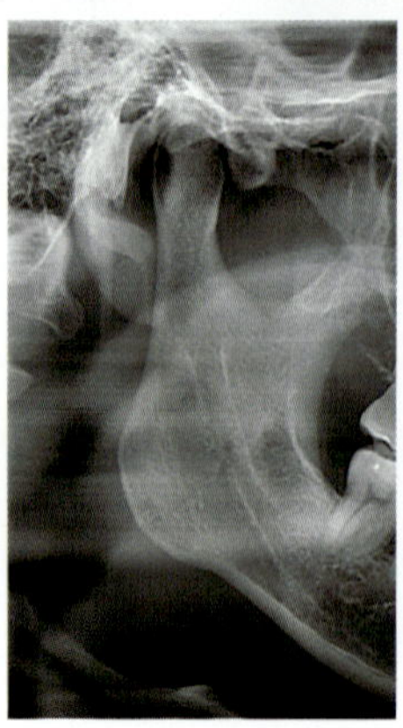

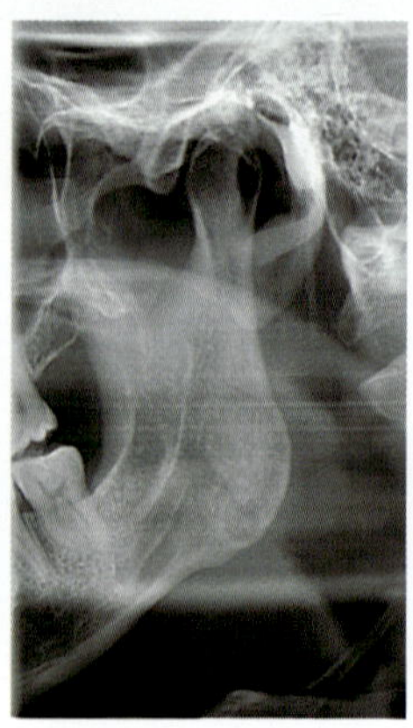

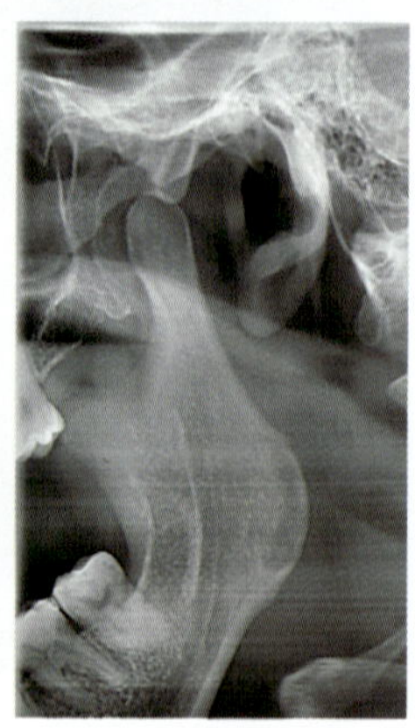

2. 적외선 체열 영상(Digital infrared thermal imaging, DITI)

1. 적외선 체열 영상법(DITI)

원 리	• **인체에서 발생되는 열(적외선, 8~1ㄴ2 μm)을 검출한 영상으로 질병을 진단하는 방법**
대 상	• 신경계 질환 : 허리통증, 디스크, 말초신경손상, 편두통, 뇌졸증 등 • 심혈관계 질환 : 동맥염, 혈전증 등 • 이비인후과계 질환 : 부비동염, 턱관절질환 • 비뇨생식기계 질환 : 고환정맥류 • 암 : 유방암, 갑상샘암, 전이성암 • 근골격계 질환 : 관절염, 근건막증후근, 수술전후 통증 확인 등
전 처 치	• 금주, 금연 • 탈의 후 10분간 체온 안정이 필요 • 안정 중 병소부위 자극, 통풍, 냉난방기 가동 중지

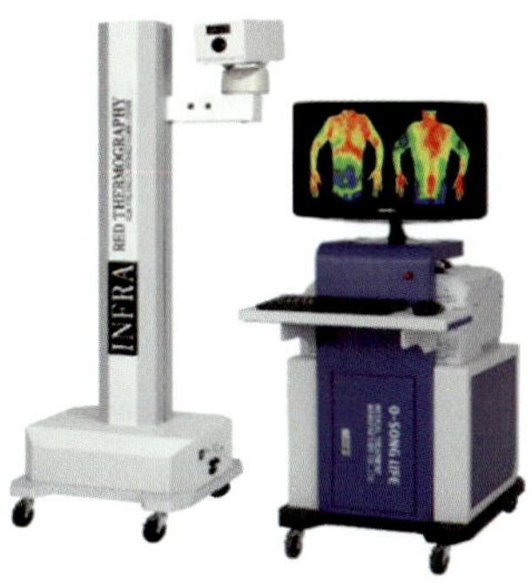

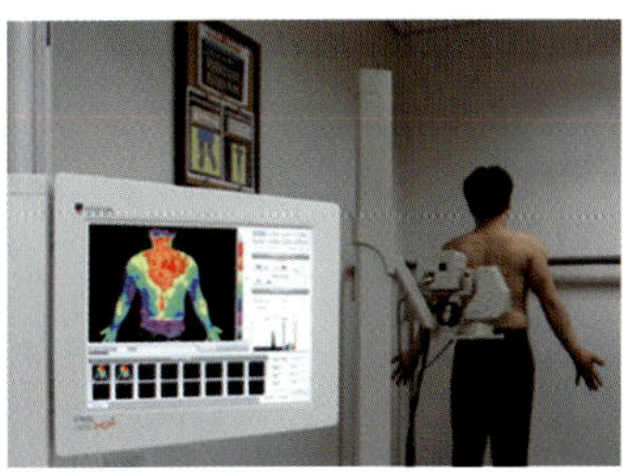

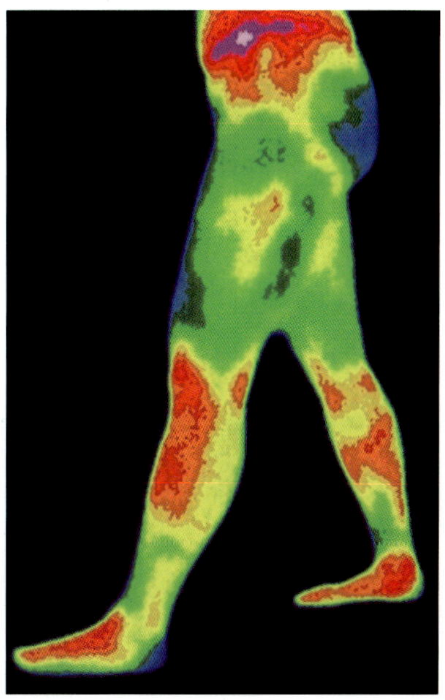

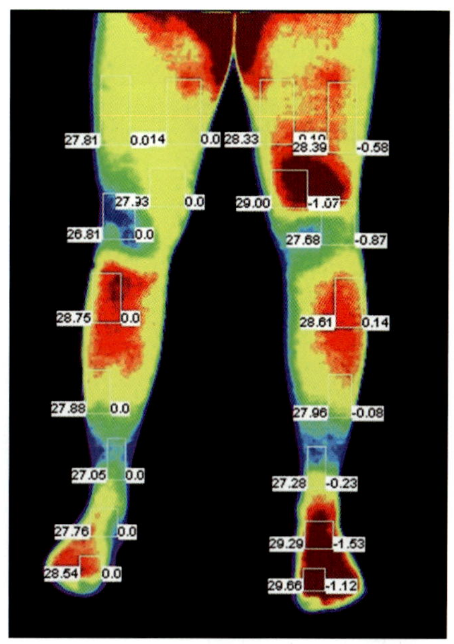

MEMO

3. 골밀도 측정(Bone mineral densitometry, BMD)

1. 이중에너지 X선 흡수측정법 DEXA(Dual energy x-ray absorptiometry)

목 적		• 뼛속 무기질(칼슘) 감소로 쉽게 골절되는 골다공증의 진단 및 치료 효과 판정 • 골절의 위험성을 사전에 진단하고 뼈의 대사성 질환의 경과 판정에 활용
종 류		• 이중에너지 정량 전산화단층법(DEQ CT) • 정량적 초음파 검사법(Quantitative ultra sound, QUS) • 단일광자 흡수측정법(Single photon absorptiometry, SPA) • **이중에너지 X선 흡수측정법(Dual energy X-ray absorptiometry, DXA)**
원 리		• 두 광자에너지(인체구조의 불균일성에 의한 오차를 최소화) 사용하여 인체 특정부위 뼈 밀도를 측정하고 뼈의 단위면적에 대한 뼈 밀도로 표시
방 법		• **허리뼈 : 정면 · 측면 계측(L2 ~ L4)** • **넙다리뼈 : 정면 계측**
결 과	T-score	**골량이 가장 많은 젊은 연령의 골밀도와 비교한 값** = (환자의 측정값 - 젊은 집단의 평균값) / 표준편차
	Z-score	**동일 연령대의 평균 골밀도와 비교한 값** = (환자의 측정값 - 동일 연령집단의 평균값) / 표준편차
	WHO 기준	T-score ≥ −1.0 : 정상 −2.5 > T-score > −1.0 : 골감소증 T-score ≤ −2.5 : 골다공증

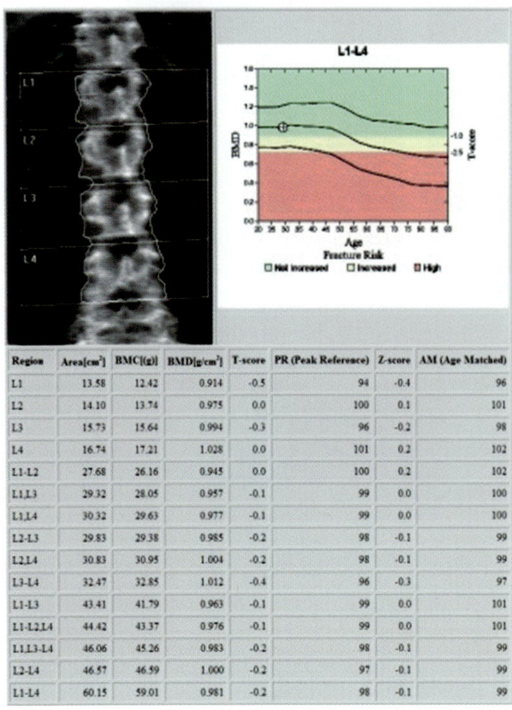

Region	Area[cm²]	BMC[(g)]	BMD[g/cm²]	T-score	PR (Peak Reference)	Z-score	AM (Age Matched)
L1	13.58	12.42	0.914	-0.5	94	-0.4	96
L2	14.10	13.74	0.975	0.0	100	0.1	101
L3	15.73	15.64	0.994	-0.3	96	-0.2	98
L4	16.74	17.21	1.028	0.0	101	0.2	102
L1-L2	27.68	26.16	0.945	0.0	100	0.2	102
L1,L3	29.32	28.05	0.957	-0.1	99	0.0	100
L1,L4	30.32	29.63	0.977	-0.1	99	0.0	100
L2-L3	29.83	29.38	0.985	-0.2	98	-0.1	99
L2,L4	30.83	30.95	1.004	-0.2	98	-0.1	99
L3-L4	32.47	32.85	1.012	-0.4	96	-0.3	97
L1-L3	43.41	41.79	0.963	-0.1	99	0.0	101
L1-L2,L4	44.42	43.37	0.976	-0.1	99	0.0	101
L1,L3-L4	46.06	45.26	0.983	-0.2	98	-0.1	99
L2-L4	46.57	46.59	1.000	-0.2	97	-0.1	99
L1-L4	60.15	59.01	0.981	-0.2	98	-0.1	99

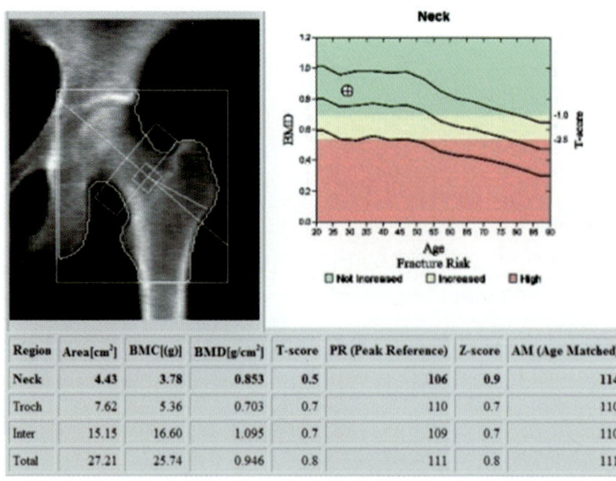

Region	Area[cm²]	BMC[(g)]	BMD[g/cm²]	T-score	PR (Peak Reference)	Z-score	AM (Age Matched)
Neck	4.43	3.78	0.853	0.5	106	0.9	114
Troch	7.62	5.36	0.703	0.7	110	0.7	110
Inter	15.15	16.60	1.095	0.7	109	0.7	110
Total	27.21	25.74	0.946	0.8	111	0.8	111

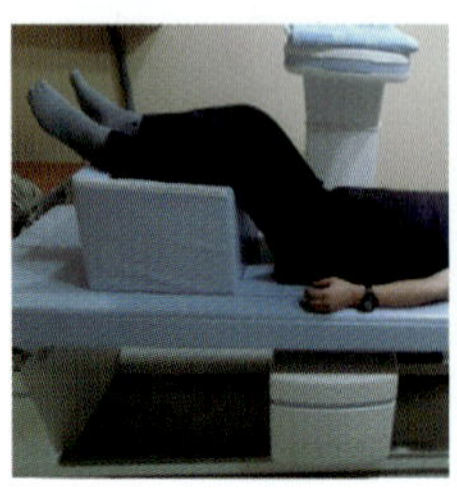

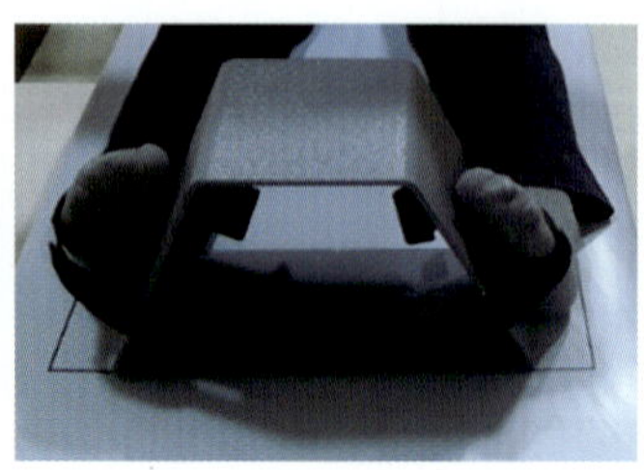

방사선사 국가시험 교과목

구분	시험과목			문제(110)
1교시	의료관계법규			20
	방사선이론	기초	방사선물리	9
			전기전자개론	9
			의료영상정보	10
		취급	방사선계측	9
			방사선장치	9
		장애방어	방사선생물	9
			방사선관리	9
		기초의학	인체해부	9
			인체생리	9
			공중보건	8

구분	시험과목			문제(90)
2교시	방사선응용	영상진단 기술학	방사선영상	19
			투시조영검사	6
			심맥관 및 중재술	6
			초음파기술	11
			CT	9
			MRI	9
			핵의학기술	15
			방사선치료	15

구분	시험과목		문제(50)
3교시	방사선실기	영상진단기술	8
		투시조영	4
		중재시술 및 혈관	5
		CT	5
		MRI	5
		초음파	6
		핵의학	7
		치료학	7
		품질관리	3

판 권
소 유

방사선영상진단기술

2024년 9월 05일 초판인쇄
2024년 9월 10일 초판발행

지은이 : 의료융합방사선기술연구회
펴낸이 : 이상태
펴낸곳 : 청구문화사
주 소 : (03706) 서울특별시 서대문구 성산로11길 15
전 화 : 02-332-0541(代)
전 송 : 02-337-9577
등 록 : 1990년 11월 2일 제9-247호

가격 28,000원

ISBN 978-89-5616-941-5 93510

※ 저자와의 협의 하에 인지 부착을 생략합니다.
※ 낙장이나 파본은 교환해 드립니다.
※ 본 도서의 무단복제나 전재를 법으로 금합니다.